全国普通高等医学院校护理学专业规划教材

社区护理学

供护理学（专科起点升本科）、助产学
及相关专业使用

主　编　张喜琰　姚志翠

中国协和医科大学出版社
北　京

内容提要

本教材是“全国普通高等医学院校护理学专业规划教材”之一，系根据本套教材的编写指导思想和原则要求，结合专业培养目标和本课程要求的教学目标编写而成，内容涵盖了社区护理相关理论、社区护理常用的工作方法、社区和家庭健康管理、社区重点人群及居家患病人群的健康保健、社区中医护理等。此外，本教材还增加了教学课件、思维导图、能力测试等数字资源，丰富了教材内容，增强了线上和线下教学的联动性，以提升学生学习的主动性和积极性。

本教材主要供护理学专业（专科起点升本科）使用，也可作为助产学等专业学生学习使用的参考书。

图书在版编目（CIP）数据

社区护理学／张喜琰，姚志翠主编．-- 北京：中国协和医科大学出版社，2024.11

全国普通高等医学院校护理学专业规划教材

ISBN 978－7－5679－2390－4

Ⅰ.①社…　Ⅱ.①张…②姚…　Ⅲ.①社区－护理学－医学院校－教材　Ⅳ.①R473.2

中国国家版本馆 CIP 数据核字（2024）第 092228 号

主　　编　张喜琰　姚志翠

策划编辑　沈紫薇

责任编辑　魏亚萌

封面设计　邱晓俐

责任校对　张　麓

责任印制　黄艳霞

出版发行　**中国协和医科大学出版社**

（北京市东城区东单三条 9 号　邮编 100730　电话 010－65260431）

网　　址　www.pumcp.com

印　　刷　三河市龙大印装有限公司

开　　本　889mm×1194mm　1/16

印　　张　15.5

字　　数　380 千字

版　　次　2024 年 11 月第 1 版

印　　次　2024 年 11 月第 1 次印刷

定　　价　54.00 元

全国普通高等医学院校护理学专业规划教材
建设指导委员会

周谊霞（贵州中医药大学）
郑琳琳（辽东学院）
孟红英（江苏大学）
赵　冰（沈阳医学院）
赵丽萍（中南大学）
姜兆权（锦州医科大学）
韩　琳（兰州大学）
裘秀月（浙江中医药大学）
臧　爽（中国医科大学）

全国普通高等医学院校护理学专业规划教材
评审委员会

编者名单

主　编　张喜琰　姚志翠

副主编　刘　玉　李　悦　杨莉莉　温桂敏

编　者　（按姓氏笔画排序）

冉秦琴（江汉大学）

刘　玉（南京医科大学康达学院）

李　悦（牡丹江医科大学）

杨　鑫（沈阳医学院）

杨莉莉（浙江中医药大学）

张敏锐（青岛滨海学院）

张喜琰（沈阳医学院）

陈爱灵（中南大学湘雅二医院）

赵　晶（佳木斯大学）

姚志翠（河北中医药大学）

康立新（沈阳医学院）

温桂敏（锦州医科大学）

出版说明

党的二十大报告提出，“推进健康中国建设”“把保障人民健康放在优先发展的战略位置”。在这一发展战略下，护理工作的范畴从个体向群体，从医院向家庭、社区、健康服务机构扩展，促进健康、预防疾病、协助康复、康养照护已成为护理专业实践的目标。专业实践领域的扩展和社会需求的源动力，驱动了人才培养的提速。20 多年来，高等护理教育的规模迅速扩大，为了不断满足基层医疗卫生机构对高水平、高素质应用型人才的需求，我国大幅提升了护理学专业专升本招生规模。人才培养规模的快速提升，使得依托高质量、有权威的教材对教学活动进行规范，成为现阶段护理学专业专升本教育最为现实的需求。

教材是体现教学内容和方法的载体，在人才培养中起着至关重要的作用。加快推进护理学专业专升本教材体系建设，全面提升教材建设水平，是推动护理学专业建设、护理教育高质量发展的重要基础，是进一步深化护理教育教学改革、提高人才培养质量的重要环节。

为打造适应时代要求的精品教材，中国协和医科大学出版社联合全国 40 多所医学院校和医疗单位，开创性地组织了本套全国普通高等医学院校护理学专业规划教材（专科起点升本科）的编写工作。来自全国医学院校和医疗单位的 300 余名从事护理教育教学的教师、学者和临床一线护理工作者、管理者，秉承着护理学专业教材应体现终身教育的理念，在教材建设中对标一流，结合相关国家政策、行业标准，同时，立足当前国内护理学发展实际，紧密结合并充分体现当今护理事业及相关产业发展水平，融合思政内容，进行探索研究，悉心编撰。

本套教材涵盖护理学专业专升本课程共计 24 门，定位清晰、特色鲜明，具有如下特点。

一、全国首套成体系的护理学专业专升本教材

本套教材作为全国首套针对普通高等医学院校护理学专业（专科起点升本科）的规划教材，坚持“系统思维，明理致用”的编写理念，结合护理学专业专升本人才培养目标定位，找准教材重点、亮点和突破点，特色鲜明。

二、与时俱进，紧紧围绕需求导向

经过长期发展，高等护理学专业教材建设形成了鲜明的专业特色和质量品牌，在教材编写过程中，我们努力做到既遵循教学规律，又适应行业对人才的要求，主动对标健康中国战略需求，突出时代性与先进性，充分满足社会发展对护理学专业人才素质与能力的要求。

三、坚持立德树人，融入课程思政

把立德树人贯穿于教材编写的全过程、全方面，发挥中医药文化育人的优势，指导学生树立正确的世界观、人生观、价值观。

四、突出“三基五性”，注重内容严谨准确

遵循教材编写的“三基五性”原则。三基，即基本知识、基本理论、基本技能；五性，即思想性、科学性、先进性、启发性和实用性。教材编写充分考虑学科间的交叉与融合，注重理论与实践的结合，突出护理学专业专升本特点。

五、加强数字化建设，丰富拓展教材内容

发挥信息化技术的优势，数字赋能教材，以适应现代教育的需求。在纸质教材的基础上，强化数字化教材开发建设，融入更多实用的数字化教学素材，如教学课件、简述题、案例题及自测题等，丰富拓展教材内容。

在编写过程中，我们得到了教材建设指导委员会和教材评审委员会的大力支持和指导帮助，各位编者充分地展现了认真负责的精神，不辞辛劳，在宏大的护理学专业体系中梳理关键知识点，以帮助学生更快、更好地掌握护理学专业核心知识，在此，出版社深表谢忱！教材编写力求概念准确、内容新颖完整、理论联系实际，尽管力臻完善，但难免有不足与疏漏之处，请广大读者批评指正，使教材日臻完善。

前 言

党的二十大报告指出："教育是国之大计、党之大计。培养什么人、怎样培养人、为谁培养人是教育的根本问题。育人的根本在于立德。全面贯彻党的教育方针，落实立德树人根本任务，培养德智体美劳全面发展的社会主义建设者和接班人。"在新时代、新形势下，党和国家高度重视职业教育，培育高素质的职业人才，对加快建设高质量教育体系、加快推进教育现代化，具有非常重要的意义。

"社区护理学"这门课程，在落实培养我国医疗卫生事业合格的建设者和接班人方面，发挥着举足轻重的作用。

当前，社区护理面临着诸多挑战和机遇。一方面，随着人口老龄化和慢性病患者的增多，社会对社区护理的需求日益旺盛；另一方面，医疗新技术的涌现也为社区护理提供了更广阔的发展空间。我国社区护理经历了漫长的发展历程，从过去的社区卫生服务，到现在的全面健康管理，它不断适应着社会发展和人民健康需求的变化。

本教材适用于护理学（专科起点升本科）、助产学及相关专业，编写中注重医学教育教学特色，以社会、职业岗位需求为导向整合规范教材中内容，编者希望通过对社区护理学的深入探讨，帮助学生了解社区护理的相关概念、原则和工作方法，掌握社区护理的实践技能，为今后提升社区护理的整体水平打下基础。同时，编者也希望通过本教材的出版，能推动社区护理学的发展和创新，为社会健康事业的发展作出贡献。

本教材共分为十章，涵盖社区护理学的基本理论、实践技能、案例分析等多个方面。编写过程中注重理论与实践相结合，通过生动的案例和实用的技巧，帮助学生理解社区护理学的理念和实践意义；同时增加了前沿知识和发展趋势的链接，使学生能紧跟时代步伐，把握我国社区护理的发展动态。

本教材的编写得到了众多专家、学者和同行的支持与帮助，在此表示诚挚的感谢。本教材由来自沈阳医学院、河北中医药大学、锦州医科大学、牡丹江医科大学、浙江中医药大学、南京医科大学康达学院、佳木斯大学、青岛滨海学院、江汉大学、中南大学湘雅二医院共十所院校的十二位教师合作编写。编者均从事一线教学，其将自己多年教育教学经验的积累汇集在书稿中。在此，对参与本教材编写工作的全体老师表示衷心感谢！

展望未来，相信社区护理学将在医疗卫生事业发展中继续发挥重要作用，衷心希望本教材能够为学生带来实质性的帮助和收获，让我们一起为社区护理事业的进步贡献力量。

编 者

2024 年 4 月

目 录

第一章　绪　　论

教学课件

学习目标

1. 素质目标

（1）具备社区护士在维护和促进社区及居民健康作用中的素养。

（2）具有良好的职业素质和高度的责任感。

2. 知识目标

（1）掌握：社区、社区卫生服务、社区护理的概念，社区卫生服务、社区护理的特点，社区的分类、构成要素和功能。

（2）熟悉：社区护理的功能，社区护士的工作内容，社区护士的角色和能力要求，社区护理伦理学规范。

（3）了解：社区的发展，发展社区护理的意义。

3. 能力目标

能够运用社区护理基本理论，对社区人群开展健康教育和健康促进工作。

案例

【案例导入】

一名4岁的男孩在父母的陪伴下到社区卫生服务站进行免疫接种。社区医生在进行常规检查时，看到他的手上、脚踝处有红色的疹子。医生在咨询孩子的父母时获悉，最近3天男孩总是哭叫，不停地用小手去抓，结果导致红疹处有多处抓伤，孩子母亲给孩子用了可的松药膏，但身上的疹子却越来越严重。

当社区护士观察到孩子皮肤上的红疹时，立刻对孩子实施针对性的护理措施，并向他的母亲提供了相关医疗建议。此外，这位社区护士也在思考一些关键的问题：家里是否有其他人也有同样的症状出现？孩子有没有去过幼儿园？这段时间内，社区里有没有其他的孩童也呈现相同的情况？如果存在这种情况，那么过去几个月内的这些案例是否具有相似之处？引发皮疹的可能致病因素又有哪些呢？

【请思考】

(1) 从患儿个人及其家庭护理的角度，社区护士能从这个案例中得出什么可能的结论？

(2) 从社区的角度，该案例中是否存在需要社区护士予以解决的公共卫生问题？

【案例分析】

随着社会经济的推进，人们对生活品质的要求不断提高。与此同时，工业化、城市化和人口老龄化的加速，导致与生态环境和生活方式相关的健康问题日益严重。为了满足公众健康需求，我国的卫生服务体系正在发生深刻变革，特别是重点发展社区卫生服务，已成为卫生体制改革的必然趋势，社区卫生服务在方便民众就医、促进全民健康等方面发挥着越来越关键的作用。

第一节　社区概述

一、社区的概念与分类

（一）社区的概念

社区（community）一词来源于拉丁语，意为以一定地理区域为基础的社会群体，是构成社会的基本单位，并与人们的生活和健康有着密切的关系。

各个国家与地区对于社区的理解存在着各自的特点和区别。我国社会学家费孝通于20世纪30年代将“社区”一词引入我国，他认为：“社区是若干社会群体（家族、氏族）或社会组织（机关、团体）聚集在某一地域里所形成的在生活上相互关联的大集体。”

世界卫生组织（World Health Organization，WHO）提出，社区是由共同地域、价值或利益体系所决定的社会群体。这些群体的成员彼此了解、交流互动并且对对方产生影响，在特定的社会架构中展现他们的社交规则、互动关系和社会价值观等，同时承担并履行着他们各自的责任和义务。一个代表性的社区，其人口数量在10万～30万，面积在5000～50 000平方公里。

我国的城市社区一般由街道办事处管辖，人口数量一般在3万～10万；而农村则按乡镇和村进行划分，人口数量一般在2万左右。

（二）社区的分类

按照不同的划分标准，可以将社区分为不同的类型。

1. 按地域特点划分　依据地理环境特性对社区进行分类，社区可以分为城市社区、农村社区和城镇社区。城市社区是处于城市地区、以从事非农业生产活动为基本特征、人口相对集中的社区；农村社区是处于农村地区、以从事农业生产活动为基本特征、人口相对分散的社区；城镇社区拥有较小的规模且人口密度也相对较低，这种类型的社区是联结城市社区和农村社区的中间环节，起到了桥梁的作用。按照地理环境特性的方式去划分社区，有助于针对每个社区的具体情况进行评估和采取相应的健康干预策略，同时也能基于社区需求，调动社区居民参与到预防和治疗活动中，并有效运用现有资源推动健康促进工作。

2. 按功能目标划分 依据功能目标对社区进行分类，社区可以分为生活社区和功能性社区。生活社区是以居民居住、生活为主的社区，是社区护理服务的工作对象；功能性社区是有特定的目的和功能的社区，如学校社区、工厂社区等，是青少年和劳动力人群聚集的场所，他们可以选择集中居住或分散居住，但是在特定的时间段内，他们会汇聚在一起，以实现共同目标，功能性社区也是社区护理服务的工作对象。

二、社区的构成要素与功能

（一）社区的构成要素

社区由不同要素组成，这些要素之间相互作用、相互联系，构成复杂的社会系统，社区是社会的基本组成单位。

1. 人 社区的存在是以人群为基础，人是构成社区的第一要素。人口要素涵盖了人口规模、结构与分布情况。具体来说，人口规模代表着社区人群的数量；人口结构揭示出社区人群的特征，如年龄分布、性别比例、婚配状况、教育水平、职业选择及宗教信仰等；人口分布描述的是社区人群的分布规律及其地理位置特性。

2. 地域 地域是社区存在的基础，也是构建社区的关键因素。从广义层面上，社区地域包括了地理空间和社会空间；从狭义层面上，地域则是指社区的地理界限、覆盖范围及自然环境特征等。

3. 生活服务设施 生活服务设施是居民共同生活所需的基础条件，包括教育、医疗、商业、娱乐、交通和通信等设施。

4. 人群的同质性 社区居民通常具备相似的文化特征，遵守相同的行为和道德规范，同时也有着相对一致的利益、需求和共同的问题，因此形成了统一的社会意识、行为准则、生活方式、文化传统和群体认同。

5. 管理机构和制度 街道办事处、居委会和派出所是社区管理机构，这些机构的职责是负责处理社区公共事务，并制定社区相关制度。管理机构和制度是保障社区公众利益和工作生活有序运行的基础设施。

综上所述，人和地域是构成社区的最基本要素；生活服务设施、人群的同质性、管理机构及制度是社区成员间相互联系的桥梁。

（二）社区的功能

社区承担着满足居民需求和管理的职责，而实现这些职责需要社区居民的参与和集体努力，以解决他们共同的问题，并满足他们的需求。

1. 生产、消费、分配功能 社区是社会的缩影，在社区里人们不仅进行生产活动和物资消费，还可以对某些物品和资源进行分配，以满足社区居民的基本需求。

2. 社会化功能 每个人都生活在社区中，社区的文化习俗、价值观念及意识形态等，都使在他们的成长、成熟、发展过程中受到潜移默化的影响，并帮助他们实现社会化进程。

3. 社会控制功能 社区通过制定相应的规章制度、管理条例、社会公约等政策，对社区居民的行为进行规范，以此来遏制和阻止不道德和违法的行为。这样做的目的是保护社区环境，维护社区生活的秩序，并确保居民的利益共享。

4. 社会参与功能 社区中的各种组织机构，如老年活动中心、青年儿童休闲场地和其他团队单位，会定期地举行多种形式的活动，这不仅提升了社区成员的生活品质，同时也提供给他们交流互动的空间，从而增强了社区居民的凝聚力，并提高了他们对整个群体的认同度。

5. 相互支援功能 在社区中对妇女、儿童、老年人、残疾人及慢性病患者等群体给予协助。设置如养老服务中心、儿童救助站、养老院和幼儿园等多种社会福利设施，以满足当地民众对于健康保障、休闲活动和互帮互助的需求。

知识拓展

完整社区

“完整社区”概念最早由吴良镛院士提出。社区本身是一个社会学概念，人是城市的核心，社区是人最基本的生活场所，社区规划与建设的出发点是基层居民的切身利益。不仅包括住房问题，还包括服务、治安、卫生、教育、对外交通、娱乐、文化公园等多方面因素，既包括硬件又包括软件，内涵非常丰富，应是一个“完整社区（integrated community）”的概念。

2014 年，《福建省人民政府关于实施宜居环境建设行动计划的通知》中对“完整社区”进行了详细界定：在城市社区里要有一个综合服务站、一个卫生服务站、一个幼儿园、一片室外活动场地、一套完善的市政设施、一套便捷的慢行系统。同时，社区还必须外观整治达标、公园绿地达标、道路建设达标、市政管理达标、环境卫生达标；社区里的组织队伍要完善，社区服务要完善，共建机制要完善，环境更要优美温馨舒适。

2020 年 8 月，住建部等 13 部门联合发布《关于开展城市居住社区建设补短板行动的意见》，附件“完整居住社区建设标准（试行）”中指出，完整居住社区是指为群众日常生活提供基本服务和设施的生活单元，也是社区治理的基本单元。若干个完整居住社区构成街区，统筹配建中小学、养老院、社区医院、运动场馆、公园等设施，与十五分钟生活圈相衔接，为居民提供更加完善的公共服务。

第二节　社区卫生服务概述

一、社区卫生服务的概念

1999 年，国家发布的《关于发展城市社区卫生服务的若干意见》（卫基妇发〔1999〕第 326 号）中，将社区卫生服务（community health services，CHS）定义为：“社区卫生服务是社区建设的重要组成部分，是在政府领导、社区参与、上级卫生机构指导下，以基层卫生机构为主体，全科医师为骨干，合理使用社区资源和适宜技术，以人的健康为中心、家庭为单位、社区为范围、需求为导向，以妇女、儿童、老年人、慢性病患者、残疾人等为重点，以解决社区主要卫生问题、满足基本卫生服务需求为目的，融预防、医疗、保健、康复、健康教育、计划生育技术服务等为一体的，有效、经济、方便、综合、连续的基层卫生服务。”社区卫生服务是政府保障基本公共卫生服务与基本医疗服务而提出的一项重要举措，是为了不断提高国民健康素质、促进社会公平、维持稳定、构建和谐社会的重要手段，是坚持与落实社区卫生服务公益性、落实国家保障基本医疗服务、维护健康权利的体现。发展社区卫生服务遵循卫生服务低成本和高效益的卫生发展要求。与医院服务相比，社区卫生服务更强调工作目标是预防疾病、促进健康；主要任务是完成基本医疗和基本公共卫生服务；服务对象以群体为中心，不仅包括患者，还包括健康人群、亚健康人群、高危人群等；服务场所主要在社区和家庭。

二、社区卫生服务的对象、特点与工作内容

（一）社区卫生服务的对象

社区卫生服务机构提供基本公共卫生服务和基本医疗服务，以社区、家庭和居民为服务对象，以妇女、儿童、老年人、慢性病患者、残疾人、贫困居民等为服务重点，服务的核心是以积极主动的态度去实施并通过家庭访视等方法来完成工作。此外，还包括针对各种常见疾病的治疗及相关的健康管理活动。根据居民健康状况和卫生服务需求，可将社区卫生服务人群分为五类。

1. 健康人群 健康人群的特点：①身体健康，即身体结构完好和功能正常；②心理健康，即正确地认识自我，正确认识环境和适应环境；③良好的社会适应能力，即可以有效融入社会群体并在其中发挥自身的适应力，使得个人的行动符合社会的规则；④道德健康，即能够根据社会的行为标准来控制和引导自身的行为。随着人们越来越注重健康问题，健康人群会逐渐成为社区医疗服务的核心目标。面对健康人群，社区卫生服务工作应该把重点放在预防上，提供健康指导，提高他们的健康观念。

2. 亚健康人群 亚健康人群指身体处在健康到疾病的过渡阶段的人群，他们的生理功能有所衰弱，且存在着心理上的失衡现象，这一状态既可向疾病发展亦可向健康逆转，也被称为第三状态。其特点为机体活力降低、反应能力减退、适应能力下降以及工作效率低下等。由于这类人群常无法意识到自己身处亚健康状态，也没有获得医疗界的认定，因此社区卫生服务工作更应该重视他们的潜在健康问题，提供适当的预防保健服务。

3. 高危人群 高危人群是指明显存在某些健康危险因素的人群，其疾病发生的概率明显高于普通人群。健康危险因素是机体内、外环境中存在与疾病发生、发展及死亡有关的诱发因素，如不良的生活习惯、工作场所的风险或者家庭相关隐患等。针对这类人群，社区卫生服务工作需要通过开展定期体检以尽早识别潜在的风险，同时提供关于疾病的相关知识，保持密切的跟踪和管理。

4. 重点人群 重点人群是指由于各种原因需要在社区得到特殊保健服务的人群，如0~6岁儿童、孕产妇、老年人及残疾人等。社区卫生服务工作需要针对特定的健康需求提供相应的

医疗护理，例如，儿童保健侧重于新生儿、婴幼儿、学龄前期的儿童及辖区内托幼机构的儿童；妇女保健侧重于婚前、孕前、孕产期及围绝经期妇女及常见妇科疾病预防和筛查；老年人保健侧重于疾病预防和自我健康管理等。

5. 患病人群 是指患有各种疾病的人群，如慢性病患者、康复期患者、传染病患者，严重的精神障碍患者等。对这类人群社区卫生服务工作包括定期开展疾病管理、家庭访视、居家护理及健康教育等服务活动。

（二）社区卫生服务的特点

1. 公益性 社区卫生服务机构提供公共卫生服务和基本医疗服务，不以营利为目的，具有公益性质，并以“人人享有初级卫生保健”为目标来构建卫生服务体系。

2. 主动性 社区卫生服务以社区、家庭、人群及个人为服务对象，服务重点是社区妇女、儿童、老年人、慢性病患者、残疾人及贫困居民，服务方式以主动和上门服务为主。

3. 综合性 社区卫生服务的目标在于提升社区居民的整体健康状况。服务涵盖领域广泛，除了基础医疗保障外，还包含预防、康复、健康教育以及健康促进等，且覆盖生理、心理和社会层面。

4. 连续性 社区卫生服务始于生命的准备阶段直至生命结束，服务不仅涵盖了人生的不同阶段和疾病的发生与发展全程，而且会随着每个周期的变化和每一个病程的不同需求来调整，提供个性化服务。

5. 可及性 为了更好地满足社区居民的需求，社区卫生服务在服务内容、时间、费用和地点等方面更方便和贴近社区居民。确保居民不仅在消费方面负担得起，而且方便就医就诊。社区卫生服务机构应当提供的基本医疗服务、技术性服务以及基本药品保障等现均妥善开展。

6. 协调性 社区卫生服务是社区服务系统的一部分，要求社区卫生服务人员有效地运用社区内、外部的资源以达成健康目标。此外，由于其涵盖了多个领域的专业团队，例如社区的全科医师、护理人员、康复师、营养师及社区工作人员等，因此有必要确保这些团队间的交流与合作顺畅无阻。

（三）社区卫生服务的工作内容

我国的社区医疗服务主要由公共卫生服务和基本医疗服务两部分构成。

1. 公共卫生服务 公共卫生服务包括以下几个方面：卫生信息管理，即根据国家规定收集、报告辖区有关卫生信息，开展社区卫生健康诊断，建立和管理居民健康档案，向辖区街道办事处及有关单位和部门提出改进社区公共卫生状况的建议；健康教育，即普及卫生保健常识，实施重点人群及重点场所健康教育，帮助居民逐步形成有利于维护和促进健康的行为方式；传染病、地方病、寄生虫病预防控制，包括疫情报告和监测，协助开展结核病、性病、艾滋病、常见传染病及地方病、寄生虫病的预防控制，有效实施预防接种，配合开展爱国卫生工作；慢性病管理，包括开展高危人群和重点人群慢性病筛查，以及实施重点慢性病病例管理，如高血压患者健康管理、2 型糖尿病患者健康管理、结核病患者健康管理等；精神卫生服务，即实施精神病社区管理，定期为社区居民提供心理健康指导；妇女保健，包括提供婚前保健、孕前保健、孕产期保健、围绝经期保健，开展妇女常见病预防和筛查；儿童保健，包括开展新生儿保健、婴幼儿及学龄前儿童保健，协助管辖区内托幼机构进行卫生保健指导；老年保健，指导老年人进行疾病预防和自我保健，定期开展家庭访视，提供针对性的健康教育；另外，还包括残疾人康复指导和康复训练，中医药健康管理，计划生育技术咨询、指导，协管管辖区内的突发公共卫生事件，以及政府卫生行政部门规定的其他公共卫生服务等。

2. 基本医疗服务 主要包括常规疾病的诊断和治疗，诊断明确的慢性病治疗，社区现场应急状况救护，家庭访视、居家护理等家庭医疗护理服务，康复护理服务，转诊服务，政府卫生行政部门批准的医疗项目等。鉴于中国的社区卫生服务的特点，需要将中医元素融入这些公共卫生活动和服务中去，以发挥其独特的优势和特性。

知识拓展

互联网＋医疗健康

2018 年 4 月 28 日，国务院发布《关于促进“互联网＋医疗健康”发展的意见》（国办发〔2018〕26 号），明确指出健全“互联网＋医疗健康”服务体系包括七大方面。此文件基本界定了互联网医院的概念和服务范围。

文件提出鼓励医疗联合体内上级医疗机构借助人工智能等技术手段，面向基层提供远程会诊、远程心电诊断、远程影像诊断等服务，促进医疗联合体内医疗机构间检查检验结果实时查阅、互认共享。

2018 年 7 月 10 日，国家卫生健康委员会联合国家中医药管理局发布《关于深入开展“互联网＋医疗健康”便民惠民活动的通知》（国卫规划发〔2018〕22 号），明确要求运用互联网信息技术，改造优化诊疗流程，改善患者就医体验。鼓励发展互联网医院，在确保医疗质量和信息安全的前提下，积极为患者在线提供部分常见病、慢性病复诊服务，以及随访管理和远程指导，逐步实现患者居家康复，不出家门就能享受优质高效的复诊服务。

2022 年 11 月，国家卫生健康委员会联合国家中医药管理局和国家疾控局发布《“十四五”全民健康信息化规划》（国卫规划发〔2022〕30 号），将深化“互联网＋医疗健康”服务体系作为“十四五”期间八大主要任务之一。提出了“互联网＋家庭医生签约服务”“互联网＋妇幼健康”“互联网＋医养服务”“互联网＋托育服务”“互联网＋营养健康”“互联网＋护理服务”“互联网＋心理健康服务”“互联网＋药学服务”等新模式，构建覆盖全人群、服务全生命周期、提供全流程管理的医疗卫生服务管理体系。

第三节 社区护理概述

一、社区护理的概念

社区护理（community nursing）是由护理学和公共卫生学理论综合而成，用以促进和维护人群的健康。它的主要职责是将人群和其生存的环境视作一个整体，使用健康促进、健康维护、健康教育、管理、协调和连续性照顾，直接对社区内个体、家庭、群体和环境进行护理，使全民达到健康。

社区护理与公共卫生、职业卫生、社会公益服务、社会医学等有共同特征，即都是从社区出发，以保护和促进社区人群健康为基本目的。美国公共卫生学会（American Public Health Association，APHA）将社区护理定义为：社区护理是将公共卫生及护理学理论相结合，用以促进和维护社区人群健康的一门综合性学科。

社区护理涵盖了三个主要领域，即促进健康、保护健康、预防疾病及残障。促进健康的活动包括指导社区居民养成良好的生活习惯，如合理膳食、适当运动、戒烟限酒、心理平衡；保护健康即要保证社区居民不受有害物质（如不洁净的食物和水源）的影响，防范社区内存在的环境风险（如空气污染、噪声污染、家居装饰带来的污染），同时严禁公共场合吸烟等行为；预防疾病及残障旨在防止疾病和伤害的发生及减少并发症，例如控制传染病的传播，向糖尿病患者进行健康宣教，开展交通安全等相关领域的宣传工作，定期检查各类常见病和地区性的流行病等。

我国将社区护理定义为：社区护理是综合应用护理学与公共卫生学的理论与技术，以社区为基础，以人群为对象，以服务为中心，将医疗、预防、保健、康复、健康教育、计划生育等融于护理学中，并以促进和维护人群健康为最终目的，提供连续性、动态和综合的护理服务。

二、社区护理的特点与功能

（一）社区护理的特点

1. 以健康为中心 社区护理的核心目标是推动和保障社区人群的整体健康，预防性医疗护理服务与基础医疗护理服务在这个过程中具有相同的重要性。

2. 以社区人群为对象 社区护理的基本对象是社区人群，包括健康人群和患病人群，同时也包含他们生活所需要的社会环境。为了有效地提升健康状况，社区护士需要了解并评估他们的健康水平，熟悉其日常生活习惯、文化、教育水平及职业与生活环境等方面的特点，从而找出影响整体健康的主要因素。

3. 社区护士具有高度自主性 社区护士在社区护理中经常需要独自前往家庭进行各项护理工作，如家庭访视、居家护理等，因此必须有很强的独立工作能力和高度自主性。

4. 多部门密切合作 社区护理的任务和目标决定了，社区护士不仅需要与卫生服务人员紧密协作，还需要与社区居民以及社区内的行政、企业、教育等各类机构的相关人员进行紧密配合，只有多部门共同协作，才能实现促进健康的目的。

5. 服务内容具有综合性 在社区护理中，社区护士需要面对不同的人群，他们的健康状况各异且受众多复杂因素的影响。因此，社区护士需要选择综合全面的方法来处理这些问题，包括促进健康、维护健康、预防疾病、长期照护及实施健康管理等。

（二）社区护理的功能

1. 促进社区、家庭和人群健康 社区护理以促进社区、家庭和人群健康为主要目标，在促进社区、家庭和人群健康的过程中发挥着重要作用。通过社区评估发现社区存在的健康问题，协助相关部门做好社区健康促进工作，消除威胁社区和居民健康的影响因素，如传染病疫源、水源污染、空气污染及有害垃圾的处理等，以确保社区环境安全。评估家庭存在或潜在的健康问题，并给予针对性的护理、指导、帮助或支持。根据社区人群不同的年龄、性别、健康状况、疾病类型等，为各类人群提供所需的护理服务、转诊及社会资源利用的指导，为促进社区人群健康负责。

2. 为社区居民提供综合护理服务 与临床护理不同，社区护理是将医疗、预防、保健、康复、健康指导等融为一体，向社区居民提供综合护理服务。社区护士在日常社区护理工作中，需要给社区的所有居民提供护理服务，协助他们尽早识别出可能对身体健康造成威胁的问题及其相关风险，并且采取相应的措施来防止或降低疾病的发生。此外，社区护士也能够利用手头的现有资源，为居民提供健康咨询和指导，从而提高居民的健康意识，提高他们的健康观念。

三、社区护理的发展与现状

（一）国外社区护理的发展与现状

1. 欧、美等国家和地区社区护理的发展与现状

（1）英国社区护理：起源于英国的社区护理有着悠久的历史和丰富的经验积累。随着时间的推移，它逐渐形成了各种专业的社区护理人员，如地段护士、全科护士、健康访视护士、学校保健护士、职业保健护士等不同领域的社区护理人员。这些专业社区护理人员通常具备本科及以上学历水平，并经过严格的专业训练与考核后才能上岗。他们的基础课程学习时间在三年或三年以上，且在结业后还需要再接受为期一年的临床实践技能的学习，提升自己的实际应用能力和临床决策能力，以便更好地胜任今后的工作和满足服务对象的需求。

经过长时间的发展与演变，如今英国已构建出一套结构完整且功能齐全的社区护理服务系统，包括完备的人才储备、充裕的资金支持、深厚的文化内容底蕴和服务质量保证等方面。如今，英国社区护理服务形式主要有如下三种。①教区护理（district nursing）：是英国社区护理服务的主要形式，主要针对高血压、糖尿病等慢性病患者及活动受限的患者提供出院后护理、居家护理、保健中心护理等服务。②健康访视（health visiting）：主要针对社区儿童、孕产妇、老年人等重点人群提供家庭访视、儿童及老年人巡诊、产前保健、疾病预防和健康教育等服务，为 75 岁以上老人提供疾病筛检、卫生指导、心理劝慰等专业化的指导。③学校护理服务：主要是对在校学生进行卫生保健、健康维护及健康促进等。英国社区护理的理念是以社区和居民为服务对象，关注生理、心理、社会及环境等因素对健康和疾病的相互影响，同时协助相关专业人员、社会团体组织等部门，根据社区管理的要求，开展一般性和特殊性的诊疗护理服务，如家庭保健、妇幼保健、老年保健、精神病保健、健康教育等。

（2）美国社区护理：美国社区护理也具有悠久的历史，并形成了其完整的系统。在 20 世纪 70 年代，随着公共卫生领域的不断扩大和迅速发展，社区护理发展成了独立的体系。如今，超过一半的社区护士具有本科学位或更高等级的教育背景，社区护理工作全部由具有丰富临床经验及本科以上学历的注册护士承担。

在美国，公共卫生护理和家庭护理是主要的社区护理工作。基本的服务形式如下。①社区护理服务中心（community nursing center）：是美国社区护理的主要服务方式，主要以社区居民为服务对象，为居民提供有关健康促进和疾病预防的护理服务。内容包括预防保健、健康

促进、家庭健康护理、妇幼保健、常见疾病的基本治疗和护理、康复护理等。服务对象可以到护理服务中心来，社区护士也会定期进行家庭访视。美国社区护理服务中心隶属于医院或护理教育机构（学院式社区护理服务模式），也有由私人企业家负责管理。②老年服务中心（nursing home）：针对无法负担或者只能承担有限医保费用的老年人，设立了养老院式的居住场所。这些老年人绝大多数健康状况相对稳定，且能独立生活。社区老年服务中心会为他们的生活提供娱乐、休闲、消费等活动。③临终关怀中心（hospice）：在临终关怀中心，给即将离世的人们专门准备了“安宁疗养”，这里汇集了专业的医护人员队伍及社区人员共同对他们给予关爱，并帮助他们的最后时光过得舒适和有尊严。④社区诊所（clinic）：即为基层医疗机构，它们的功能比较单一，但对于基础性的健康管理有着不可替代的作用。

（3）德国社区护理：德国在其发达且完整的医疗保健体制下，拥有相对完备的医疗系统。社区护理是德国卫生系统的核心部分，大约有一半的注册护士参与其中。要成为一名德国社区护士，需要先完成至少三到四年的专业教育学习，其后需要进行为期一年的家庭护理实习，在通过国家的资质考核并获得社区护士认证之后，还需要积累两年以上的社区护理工作经验才可正式上任。

公共部门组织及私人共同参与德国社区护理的服务建设的资助，其中包括政府、宗教团体、私人等。服务的对象主要针对老年群体、儿童、手术后的患者、慢性病患者及残疾人等；其提供的服务范围涉及慢性病的预防、个人的健康管理以及康复治疗护理等方面的工作。德国的社区家庭护理工作十分严谨，比如，当社区护士按照医疗机构或者家庭医生的医嘱去完成护理工作的时候，如果发现需要调整药物的使用剂量，他们必须立即通过电话向相关医疗人员咨询，并在社区护理病历中作记录，而且在德国，每个州都有相同的标准化的社区记录护理病历。如今，德国已经拥有了一个较为健全的社区护理的管理体系和规章制度，并且还设定了完整的评估标准和准入门槛，社区护理产生的费用，是由医保公司、护理保险公司或是个人承担。各州的护理技术监控委员会也会定期地对社区护理服务机构进行检查和审核。

（4）澳大利亚社区护理：在澳大利亚，社区卫生服务的运行主要依赖于私人行医的方式，借此来向当地居民提供基础医疗保障，这种方式被称作初级保健或者全科医学服务（general practice）。那里的社区卫生服务主要可以分为两大类别，约占总数 1/3 的机构是由独立的社区卫生服务中心构成，其余部分则是由大型医疗机构所掌控。

澳大利亚的社区护理模式有多种形式：皇室社区护理、社区中心护理、私人照护、临终护理、精神服务及老年护理等。其社区护理服务内容主要包括口腔卫生、烟酒及其他毒品禁戒服务，家庭与社区保健，土著居民的医疗卫生服务，精神心理医疗卫生服务，公共卫生服务，性传播疾病的公共卫生，家庭重症患者的护理等。同时，澳大利亚的社区护理也是医疗机构的一部分，是针对医疗机构提供的持续性的延续服务。如果在医院住院患者的状况已经相对稳定但是还未恢复完全，患者会被转移至社区接受进一步的照顾。每一个社区都设有专门的护理服务中心，由所属的专业人员管辖区内的患者换药、发放口服剂、注射、向癌症晚期患者提供镇痛药等医疗行为，并协助无法独立行动的患者购买物品或做一些基本的家务工作。

2. 亚洲地区社区护理的发展与现状

（1）日本社区护理：伴随着日本经济发展进程的是其社区护理事业的进步与壮大。作为医疗体系的重要角色之一，它对日本社会产生了深远的影响。为了成为一名合格的社区护士，学员首先需要通过国家设立的社区护士执业资格考试，获取相关证书后才可以开始他们的社区护理职业生涯。日本一些大学为护理学专业本科学生开设了社区护理类课程，在他们四年的本科学习过程中，除了常规的理论和实践课程之外，学生若选择社区护理类课程，可在完成学业、参与国家护士执业资格考核的同时，报名参加同级别的社区护士执业资格考核，从而实现毕业时持有双证。然而，仅有大学或专科学校的护理学位并不能够使毕业生直接进入社区护理领域，他们还需要到特定的教学机构接受一年的社区护理专项训练，并在成功通过国家社区护士执业考试之后，方可正式开启社区护理的工作之旅。从医疗机构转向社区工作的护士同样也需要经过半年的健康管理课程及继续医学教育学习，同时取得社区护士资质，进而才能拥有合法从业权限。另外，根据日本护理协会的规定，作为访视护士（即类似于国内的居家护理人员），至少应具有五年的护理工作经验。

日本的社区护理机构主要有政府提供的社区护理，医疗机构设立的社区护理，民间企业、财团法人资助的社区护理和由民间组织开设的护理机构等不同形式。社区护理服务的形式主要有两种：一是提供公共卫生护理服务的保健所和保健中心；二是提供居家护理服务的访问护理中心。①公共卫生护理服务：服务对象主要包括个人、家庭、群体和社区。社区卫生服务人员在各都、道、府、县所属的保健所和保健所所辖的市、街、村保健中心工作，属于国家公务员范畴。工作内容包括针对社区人群的健康体检、健康咨询、健康教育、访问指导等保健工作，针对妇女、儿童的预防接种、育婴指导等妇幼保健工作，针对残疾人的福利服务，以及针对社区整体的如环境卫生、自来水的监测等。②居家护理服务：进行居家护理的访问护士要求具有护士执照，并具备五年以上护理工作经历。服务对象主要包括有护理需求的居家疗养者及其家庭成员。居家护理的护士在隶属于医院、财团、企业、个人等开设的访问护理中心工作，中心会定期派遣居家护士到患者家中进行居家护理。工作内容包括疾病护理、康复指导、饮食搭配、日常生活照顾、谈话、咨询、协调家庭成员之间的关系、协助家庭利用家庭内外资源等。

（2）韩国社区护理：自 20 世纪 60 年代起，韩国就开始推动其社区卫生服务的发展进程，其中涵盖了诸如精神心理护士、家庭护士和母婴健康保健护士等多种角色定位的家庭护理人员。而全国范围内的护理人员中，大约有 1/4 属于社区护士。入职条件：必须具备护理学专业高等教育的背景，并具有一定的实践经验，需要在专门的教育培训机构接受为期半年至一年的专业技能训练，且经考核之后方可取得由政府认证颁发的资质证书。此外，提供居家照顾服务的社区护士则须至少拥有十年的工作年限，并且对相关领域进行了深入的学习研究，即便国家执业资格考试合格后，每年还需要参加十二小时的继续教育学习。

韩国的社区护士主要在保健所和保健诊所、职业卫生护理机构以及家庭护理机构工作。按照地方自治的不同，韩国的保健分为大都市型、中小都市型和农村型郡保健所三种类型，其中农村型郡保健所数量最多，占总数的 60.5%。大都市型保健所包括保健行政科、行政指导（教育）科、医药科、社区保健科和保健教育科，社区保健科主要提供老年人的健康促进和社区康复服务，保健教育科负责健康促进、母子保健和计划生育等任务。社区保健科和保健教育科的职责主要由护士承担。保健所的护士分为全科护士（RN-generalist）和保健、家庭护理、精神护理领域的开业护士（RN-nurse practitioner）。

由保健所负责社区基本的卫生服务工作，医护人员会主动向有健康需要的居民伸出援手，并针对他们的需求给予相应的支持，或通过家庭访视对社区健康的居民和居家患者提供帮助。保健所的主要职责是在管辖区域内为所有居民提供健康服务，如婴幼儿的健康检查和健康指导、计划免疫与预防接种、孕妇孕期和分娩后的保健指导，以及计划生育等。此外，还涵盖了慢性病的预防控制、残疾人的康复治疗、口腔卫生保健、健康维护及健康促进等方面的工作。

韩国的家庭护理有两种模式：一种是以社区为基础的家庭护理，另一种则是以医疗机构为基础的家庭护理。前者是由保健所执行并由非营利性质的社会组织提供支持，后者则是在医疗机构内开展的一系列家庭护理活动。韩国家庭护理的范围广泛，涵盖了以下几个方面：健康评估、健康咨询、定期的体检及实验室检测、特殊的护理措施、体育锻炼指导、精神心理指导、外科术后的伤口处理、排泄管理以及药物的使用管理等。这些服务的目标人群包含：患有慢性病的患者、刚完成手术且需要延续护理的患者、孕产妇及其新生儿、康复期患者以及六十五岁以上的老年患者。

（二）我国社区护理的发展与现状

根据《2022 中国卫生统计年鉴》的数据，到 2021 年底，中国的城市社区卫生服务中心拥有约 23.7 万社区护士，占社区卫生专业技术人员总数的 34.7%，医护比例为 2.5∶1。这些在职的社区护士主要由本科及大专学历的人员构成，占比分别为 33.0% 与 45.3%，其中 96.5% 的社区护士具有中级及以下专业技术职称；而乡村基层医疗单位中的社区护士也已达到了 42.5 万人，他们占乡镇卫生院人员总数的 28.5%，其医护比例为 3∶1，但他们中更多的是具有大专及以下学历，占到了 82.0%。由此可见，当随我国对基层卫生服务的愈加重视，社区卫生服务人员在人员配置、学历等诸多方面，都有较为明显的提升，但就目前的我国社区护理的飞速发展和对人才的需求方面来看，仍不能完全满足社区护理的发展需要。

我国的社区护理服务涵盖了患病人群和健康人群。其提供的护理服务主要内容包含：建立居民健康档案，健康宣教，健康促进，计划免疫与疫苗接种，针对妇女、儿童和青少年、老年群体的健康管理、针对慢性病患者、残疾人、传染病患者及精神障碍者提供的保健与护理等。此外，社区医护会为居家患者提供各类诊疗和护理服务。尽管中国社区护理服务已经取得显著进步，但是仍然面临一些挑战，例如，社区护理服务的覆盖面有限，公众对于社区护理认知度不高，社区护理服务范围有限，社区护理的管理体系尚待完善，缺少明确的标准和评价体系，社区护士的综合水平还有待提升等。

我国香港、澳门和台湾地区在社区护理服务方面起步较早、发展较快。目前，香港的社区护理工作是在社会服务联会和社区护理委员会的指导和支持下进行的。香港医疗保健系统相对完善，不仅有政府管理下的全民免费医院和私人开设的自费医院、诊所，还有独具特色的养老院。香港社区护理的服务范围主要包括两类：一类是基础护理，包括监测体温、血压、脉搏，伤口护理和拆线，药物服用和注射管理，导管护理，个人卫生和饮食指导，血液标本采集，康复运动指导等；另一类是专科护理，涵盖各种造口护理，产妇和婴儿护理，连续性腹膜透析护理，糖尿病、肺结核患者护理，老年专科护理，临终关怀等。对于出院的慢性病患者，如慢性心力衰竭、脑卒中康复期患者等，提供家庭访视护理。同时，社区护士还为居民提供健康教育、心理护理、职业健康护理等服务。

在澳门地区，社区护士不仅负责个人的健康护理照顾，也肩负起健康管理、倡导健康的行动、普及健康知识、领导健康团队等多项职责。他们的工作地点包括了社区卫生服务中心之外的其他多个地方，比如校园、幼儿园、工厂、养老院等。社区护士的主要工作还有：处理突发情况下的急救任务，把急重症患者转诊至相关医院救治并且跟踪其进展；对慢性病患者实施保健护理；实施疫苗接种方案，保证药品供应充足；对于不能亲自前往社区卫生服务中心接受帮助的患者，会到家里为其提供必要的服务。此外，他们还要对社区居民进行健康状态的评估，收集社区居民健康资料，例如生活习俗、居住环境卫生、人口分布、疾病发病率等信息，以正确评估社区居民的健康水平，以便及时发现个体、家庭和社会的健康问题。社区护士还会指导居民改善不健康的行为方式，比如鼓励抽烟的人戒烟、限制饮酒者的酒精摄入量等，让他们积极寻求健康的生活模式，并自愿参加社区的公共卫生项目。

在台湾地区，作为基础公共卫生服务的核心环节之一的社区护理工作，对基层健康保障和医疗服务起着关键作用。卫生所作为最基本的健康医疗机构，其职责主要是执行基层健康管理与医疗服务，涵盖了以下几项工作内容：日常诊疗、疫苗注射、妇女儿童保健、计划生育指导、老年人疾病防控、流行病学研究、卫生知识普及、校园健康维护、生态环境保护及食品安全监管等。

四、社区护理伦理

（一）社区护理的伦理规范

社区护士应遵守护理伦理学的基本原则，包括尊重原则、不伤害原则、有利原则和公正原则。这四项护理伦理原则，在社区护士实际工作中，不仅能为他们在做临床伦理决定时提供正确指引，也能确保他们充分保护患者的权益并平衡患者与医护人员的需求。

与医院的临床护理相比，社区护理工作更具特殊性，也更易引发一系列法律和道德的挑战。例如，如何保障独居老人的知情同意权，或者当社区护士单独外出工作时可能会遭遇风险等。若未能充分理解并妥善解决这类问题，将会严重影响社区护理工作的质量，进而增加医患或护患间的冲突，以及可能经常需要应对诸如医疗纠纷、医疗事故、医疗差错、医疗突发事件、患者家属的不合作、违约、信息泄露、违反药物管理法规和医疗保健法律法规等相关的问题。

为防止在社区护理服务过程中可能出现的道德难题，需要持续优化与社区卫生服务相关的法律法规，提高对法律的认识并积极推广普及法律知识，进一步健全社区护理工作的体系和管理流程，加强对社区护理人员人际交往能力和沟通技能的教育培训。此外，社区护士需要具备高度的工作责任感和敬业精神，始终保持尊重患者的人权和人格，坚持公平地对待每一个患者，不断提升自身的职业修养。

（二）社区护理的伦理难题

针对社区护理工作中的普遍性伦理问题，社区护士只要坚持遵守自主、有益、无害、公平以及知情同意等医学伦理基本原则，同时严格恪守职业操守，就能作出正确的且合乎伦理的选择。然而，因为当代社会价值观多元化，以及医学道德与现代科技关系的复杂性，社区护士经常面临具有争议性的伦理问题，这导致他们会处于道德判断上的困境中，即伦理难题，这使得他们无法作出正确的伦理决断。当面对一个问题时，出现两种或多种相互矛盾的解决方案，而每种解决方案均符合相应的伦理原则，致使社区护士难以作出伦理上抉择，此时的伦理问题称之为社区护理伦理难题。社区常见的护理伦理难题，可依据其产生原因分为三种类型，即原则间冲突型、效果间冲突型及原则与效果间冲突型。

1. 原则间冲突型伦理难题 社区护士在工作中必须遵守的医学伦理基本原则不仅包括普遍性的伦理原则，如诚实、守信，还包括具有职业特征的道德标准，如有益、无害、公平、知情同意等，这些原则会在不同的工作情境下发挥作用。例如，公平原则被用于确保医疗资源的合理配置；知情同意原则能使患者充分了解自身的健康状况并作出治疗选择。但是在日常的工作中，当社区护士按照某项伦理原则来执行任务时，可能会违背另一项伦理原则，进而引起两者的矛盾，使社区护士无法顺利地作出决定。例如，社区护士为了避免给患有癌症的患者带来痛苦而隐瞒其真实情况，但这会损害患者的知情同意权，让他们无法对自己的剩余生命作出合理的安排。在这种情况下，社区护士同时面临着保护隐私和维护患者利益的责任，所以无论如何去处理这类问题，都可能破坏另一种伦理原则。

2. 效果间冲突型伦理难题 效果是指护理实践所导致的实现各种利益的结果，涵盖了诸如健康利益、物质利益、精神利益等。这些利益既包括患者的利益，也包括其家庭成员、社会公益及医务人员自身的利益。在社区护理工作中，由于经常存在着多方的利益关系，因此这类伦理难题变得更加实际且复杂化，使得社区护士作出任何一种决策都可能损害患者、家庭成员或者社会公益的利益。比如，当一名癌症晚期患者决定停止进一步的医疗干预，并打算用节省下来的钱供他的妻子度过余生时，而他妻子的意愿却是继续治疗她的丈夫直至生命终结。在此情境下，若社区护士拒绝治疗计划，则会对患者的生存利益与家属的情感利益造成损害；反之，若是选择继续治疗计划，又会对患者的精神利益及家属的物质利益造成损害。如何作出最佳的选择，这是社区护士必须面临和解决的伦理难题。

3. 原则与效果间冲突型伦理难题 原则是一种先有的、固定的模式，而遵守该原则所产生的效果，与具体的时间、环境等有密切的关系。在实际护理工作中，有时会遇到一些特殊的境况，此时，如果遵循应当遵守的原则可能不会导致好的结果，而好的结果却可能要求放弃先行确立的道德规范。例如，一位有三年病史的精神病患者在接受社区护士家访时，他对护士说要杀他的前女友（一年前，在他和前女友刚刚分手时，也曾经说过此类话，但未实施）。出于对患者隐私保密的义务，护士没有马上将此事告知其前女友，首先做的是马上联系专科医院。但最终的结果却是在该患者即将住进医院时杀了他的前女友。在类似境况下，如果护士告知精神病患者女友将损害患者隐私权，而不告知则又有可能造成不良后果，此时即出现了遵循原则与其所导致结果间的矛盾冲突。

以上三类伦理难题只是一种相对分类，在工作中，每个伦理道德行为都包含了伦理原则与结果的关系，所以，在社区护理工作中常会需要处理以上不同种类的困境混合在一起的情况。当面临众多复杂的伦理挑战时，社区护士必须通过系统化的思考，并深入理解其背后的伦理问题，再作出更合理、有效的伦理决策。只有这样，社区护士才能在工作中平衡好各个方面的关系，作出对患者、家属和社会最有益的选择，以防止不良影响的发生。

第四节 社区护士

一、社区护士的基本条件

根据国家卫生部2002年发布的《社区护理管理的指导意见（试行）》文件精神，以下是对于“社区护士”这一角色的界定及其必备资质的规定。

1. 具有国家护士执业资格并经注册。

2. 通过地（市）以上卫生行政部门规定的社区护士岗位培训。

3. 独立从事家庭访视护理工作的护士，应具有在医疗机构从事临床护理工作5年以上的工作经历。

二、社区护士的工作内容

1. 提供社区健康护理服务 对社区的健康状况和影响其健康的因素进行评估与管理，提出社区存在的健康问题，并采取适当的干预手段以推动社区的健康。

2. 提供个人和家庭健康护理服务 通过家庭访视和居家护理等工作方式，深入社区家庭，不仅对家中患病或存在健康问题的个体进行照顾和健康宣教，也通过对家庭整体的关注，对家庭全面的健康进行照顾。

3. 进行重点人群的预防保健指导 主要关注社区重点人群的日常生活状态和健康状况，通过开展定期的健康检查、家庭访视、居家护理等工作，为社区的妇女、儿童、老年人及慢性病患者提供建议、参考，协助他们预防疾病、促进健康。

4. 实施健康教育 健康教育的对象包括群体和个人。通过举办健康教育讲座、发布宣传资料、录制健康科普视频等多样方法对社区居民进行健康教育。教育范围可涵盖疾病预防、健康促进、疾病康复等多方面内容。

5. 开展居家慢性病患者、残疾人和精神障碍者的管理工作 对于已经确诊的家庭成员给予基本或者专业的医疗照顾，协助全科医师对他们的疾病发展状况进行延续性护理，开展慢性病的预防和控制、饮食的健康指导、精神心理健康照护等宣教活动，并向他们及其家人提供护理及心理支持。

6. 开展计划免疫与预防接种工作 参与并按时完成社区儿童的免疫工作，做好免疫接种的执行和管理工作。确保所在辖区范围内的社区儿童，顺利完成国家计划免疫程序。

7. 开展定期健康检查工作 做好健康检查的组织、管理以及协助医生诊疗的工作，并为检查者所存在的健康问题提出预防保健建议。

8. 开展传染病的防治工作 进行传染病的预防和控制，参与社区传染病防治活动，为社区居民提供关于防疫知识的培训，并提供常规消毒和隔离技术等护理指导和咨询。

9. 提供急重症患者的转诊服务和临终患者的临终关怀护理服务。

10. 参与社区卫生监督管理等相关工作。

11. 负责与社区卫生服务相关人员联系和协调的工作。

12. 条件具备者，社区护士可能成为社区健康服务的领导者，承担起社区健康管理的职责。

三、社区护士的角色

1. 照顾者（caregiver） 社区护理的服务对象包括个人、家庭和社区，因此社区护士不但需要具备临床护士的护理技能，能够对患者进行全面护理，同时也需要了解流行病学等公共卫生知识，及时发现疾病的致病因素，为个人、家庭和社区的健康提供照顾。

2. 健康教育者（health educator） 在社区健康教育工作中，主要关注点在于疾病治疗后的恢复、预防控制措施的制定及培养健康的日常行为与生活模式。而作为社区健康教育的关键执行人员，社区护士需要具备提供健康教育的能力，并能按照既定目标和步骤，有序且有效地开展教育活动。

3. 健康顾问（health consultant） 健康顾问的角色是利用沟通交流技巧来回答患者所提出的问题、传递相关的资讯并给他们情感上的安慰和健康的建议，同时消除患者在疾病及其关联健康问题上存在的困惑，让他们明确了解自身的健康状态，并采取有效的策略去处理护理难题，从而提升他们的健康程度。

4. 健康倡导者（health advocate） 作为健康倡导者的社区护士无法单独处理社区内所有的难题，如食品短缺、住房不足和家庭暴力等问题。他们需要帮助处于劣势地位的人群寻找适当的支持，同时致力推动医疗保健体系和社会福利机构等部门更全面地满足社区居民及其团体的需求。

5. 组织与管理者（manager） 作为组织与管理者的社区护士，需要履行组织的领导职责。这意味着他们需要处理人事分配、资源调度及安排各项活动的事宜，同时还需要为社区的相关工作人员提供培训，例如组织为社区养老院的养老护理员提供的培训，为餐饮业从业人员提供健康管理的培训等，这些都是需要具备一定的管理能力才能胜任。

6. 协调与合作者（coordinator and cooperator） 在执行社区护理任务时，社区护士需要处理和协作多部门工作，包括社区护士和其他部门的联络，保持有效沟通以保证工作流程顺畅。在社区卫生服务工作中，只有多部门保持共同合作，才能使得社区整体健康达到最佳状态。此外，社区护士还需要协助社区弱势群体寻找适当的支持，并且积极推动医疗健康体系和社会援助系统的改进，以便更好地满足社区个体的需求。

7. 康复训练者（rehabilitator） 在工作中，社区护士根据他们的专业知识和技巧，会对残疾人和康复期患者提供生理、心理恢复的教育，同时辅助他们实现在现有病痛基础上的功能最大化发挥，通过康复训练尽可能地使他们完成日常任务，满足生活需求，从而逐步实现独立照料自己，减少对于家庭的和社会的支持依赖。

8. 观察者及研究者（observer and researcher） 社区护士需要具备高度的洞察力，因为社区护士需要经常与当地居民互动，所以通过他们细致入微地观察和探索，可以发现家庭和社会潜在的压力及健康问题等。此外，社区护士还需要就社区护理所面临的问题展开深入的研究并探索解决方案，从而构建一套符合中国特色且可实际应用于社区保健的中国式社区保健理念，以此来促进中国的社区保健事业的健康进步。

9. 个案管理者（case manager） 对于患有高血压、糖尿病和严重心理疾病的人来说，他们的护理需求可以通过个性化的案例管理来满足。这个过程的重点是通过全面分析并整合多个社区资源，确保对每个病例提供全方位且持续的专业服务。

四、社区护士的能力要求

在社会和医疗环境快速转变的情况下，各国都对于社区护士应具备何种技能，以适应工作需求并充分发挥其职责进行了研究。根据我国社区护理的工作范畴和角色要求，社区护士应具备如下专业技术。

1. 信息分析能力 指社区护士需要具备对各种信息（如案例、数据等）进行收集、评价及分析的能力，从而提炼出有用的信息并在实际工作中予以运用。包括8个方面：①能够熟练地运用量性研究和质性研究等科研方法；②能够科学分析及评价收集的数据资料；③能够在数据中发现影响健康的潜在因素；④能够准确判断数据背后所反映的信息来源；⑤能够把数据统计结果应用到日常的工作实践中；⑥能够从量性研究和质性研究的结果中找到相关性；⑦能够清晰阐述社区居民现存的或潜在的健康问题；⑧能够深入理解伦理、政策、科技、经济等方面如何影响公共的健康状况。

2. 人际沟通和协作能力 指社区护士与居民、医疗卫生各领域工作人员、媒体及政府机构交流时应具备的能力。包括7个方面：①具有出色的文字和语言表述能力；②能够主动向个人、机构等组织提出建议或给予反馈；③能积极推广有助于社区居民健康的生活方式和公共保健方案；④参与并协助相关人员处理社区居民具体的疾病困扰；⑤善于运用各类媒介、媒体和社会关系来传播健康相关资讯；⑥对专业的医疗人员和社区居民提供科研数据解读；⑦尊重他人的想法和观念，认真倾听他们的声音。

3. 决策和规划能力 指社区护士参与公共卫生计划的制订、实施和评价的能力。包括6个方面：①具备收集、整理及分析公共健康相关问题的具体数据的能力；②在具体问题上可以界定、解释和贯彻与公共健康相关的法律和政策；③可以陈述各种因素（例如卫生、行政、财政、法律等）对相关规章制度制定的影响；④对于相关的法律法规，提供实际有效的卫生政策提议；⑤拟定可实施的健康项目，包括目标、结果、程序、步骤和评价体系；⑥参与编制和实施应急预案。

4. 社区实践能力 作为社区工作的重要组成部分，社区实践能力包括6个方面：①能够有效地与社区居民互动并保持长期有效的联系；②在社区组织内展现出卓越的管理才能，掌握管理策略以更好地开展社区护理工作，比如团队构建、协商及处理纷争的能力；③需要具备协同合作的精神，推动公众健康的进步；④熟悉社区现有的资产及其可利用的资源；⑤评估社区人口健康状况，进一步制订、实施和评价社区居民健康计划；⑥对公共卫生资源进行合理分配。

5. 管理和财务规划能力 是社区护士管理人、财、物以及信息的能力。包括7个方面：①能够运用各类管理策略，如人际关系协调、激发工作热情、积极处理矛盾等，以此提升社区护理水平和服务效率；②能够熟练操作信息系统，通过收集整理及分析的数据来协助决策的制定；③善于谈判并创设有利于社区居民健康的各类项目服务；④精通评估成本效益比率、收益效果以及费用支出情况；⑤负责社区居民的健康管理工作；⑥深入研究影响社区服务内、外部环境的影响因素；⑦擅长预算，通过策划健康活动，吸引外部的投资支持。

6. 应对多元文化能力 是社区护士需要与来自各种文化和背景的人们互动时，他们应具备优秀的沟通和交流技能。包括5个方面：①能够有效地与社会经济状况、受教育程度、种族、宗教信仰或者职业和生活习惯有不同差异的个体进行有效沟通；②在社区护理工作中，能充分考虑到文化、社会环境和个人行为对工作过程和结果的影响；③在解决问题的过程中，首先要关注到文化差异的存在；④深刻理解文化的力量；⑤意识到不同区域或不同民族社区工作者协作的重要意义。

7. 领导能力 指不断提升个人素质，持续优化行动方式并营造优秀的职场环境。包括5个方面：①在社区中构建基于伦理规范的社会风气；②对可能对社区医疗服务产生影响的内、外部因素作出预判，并制订策略计划；③推动社区居民之间的协作和互动，提升利益相关者的参与意识，加强社区凝聚力；④推进集体与个人的学习进步；⑤进一步健全社区组织内的各种规定制度，运用组织发展的理论指导，推动专业的成长。

本章小结

思考题

1. 分析社区护理的特点及其与医院护理的不同。

2. 举例说明社区护士应该具备哪些能力。

3. 在社区护理的工作范畴中，你对哪项工作范畴的护理服务感兴趣？请查阅相关文献，说出你的结论。

更多练习

（张喜琰）

第二章　社区健康管理

教学课件

学习目标

1. 素质目标

（1）具有大健康观念和良好的职业道德。

（2）具备良好的职业修养和健康观念，提升社区人群的健康素养。

2. 知识目标

（1）掌握：社区健康评估的内容和方法，社区健康诊断及优先顺序，健康行为，危害健康行为，社区健康教育的概念，社区健康促进的概念，社区健康促进活动领域及影响因素，社区居民健康档案的类型与内容。

（2）熟悉：社区健康资料收集与管理，社区健康诊断的分类，社区健康教育程序，社区居民健康档案的目的、作用。

（3）了解：社区健康教育理论，社区健康促进的任务。

3. 能力目标

（1）能够运用健康管理程序对社区居民实施健康照护。

（2）能正确识别健康相关行为，对社区居民进行个性化指导。

（3）能根据不同人群的需求，开展社区健康教育，落实健康促进。

案例

【案例导入】

居民王大爷，80岁，1年前患脑梗死，出院后留有后遗症，行动不便、迟缓，需要身边有人照护。王大爷的老伴3年前过世了，照护老人的工作由女儿和女婿来负责。近期王大爷又出现了新发脑梗病灶，几乎瘫痪在床，女儿感觉到力不从心，既要照顾年迈的父亲还要兼顾3岁的儿子，不能进行正常的生活。社区护士小张发现这一问题，主动联系了王大爷的女儿，开展社区护理工作，对王大爷一家进行帮助。

【请思考】

(1) 该案例中王大爷一家所面临的问题，运用社区健康管理程序的哪些内容可给予解决?

(2) 评估该案例中王大爷是否存在危害健康的行为?

(3) 如何对王大爷一家开展健康教育?

【案例分析】

社区护理是社区工作中的重要组成部分，是以社区为基础，同时广泛借助多方面的社会关系，向社区、家庭、个体提供健康护理服务。社区健康管理程序、社区健康教育与健康促进、社区居民健康档案建立与管理是社区护理工作中常用的方法。随着人群对健康需求的日益增加，社区健康管理的重要性突显，随着医学技术的飞速发展，社区管理的方法也在不断更新，本章将重点介绍几种常用的工作方法。

第一节　社区健康管理程序

社区的发展和医疗水平的进步，以及人群对于健康的认识和需求不断地提高，使得人们更关注社区的全面的健康管理。社区健康管理程序，是以社区为护理对象，运用护理程序，为增进和恢复社区健康而进行的一系列有目的、有计划的护理活动，包括社区护理评估、社区护理诊断、社区护理计划、实施与评价五个步骤。

健康管理程序是对健康的全周期的评估和监测，人群的健康是社区健康管理的重要任务，对服务对象的全面的评估、诊断、制定目标、计划、实施、评价，是管理健康的必要措施，同时如何更好地开展健康管理，也受到国家和公众的关注。

一、社区健康评估

（一）社区健康评估的内容

社区健康评估是社区健康管理程序的第一步，也是至关重要的一步。

1. 人群评估　含人口数量及动态变化、构成、分布等。人口数量直接影响医疗资源分配，人口多、密度大会使自然环境和社会环境受到很大影响，人口密集的地方使人的心理压力增加，引发社会心理疾病的概率增高。同样，人口减少、密度下降使得社区进步减慢，医疗技术水平降低，影响社区健康管理质量。人口资源的动态变化影响卫生资源需求，一定程度上反映了人口、经济和医疗服务之间的关系。人口构成的划分受年龄、性别、民族、宗教信仰、教育、经济、行业、家庭成员数量等影响，反映了一定地区人群构成比例、内容；社区中重点人群，如老年人、儿童、慢性病患者、孕产妇、躯体功能障碍者、精神障碍者受关注程度高，需要加大投入，关注他们的健康需求和健康状态，判断现存或潜在影响健康的因素。

2. 环境评估　包括基本概况、自然和社会环境三方面。社区护理人员需要了解社区所在地理位置、边界、范围等与社区健康之间的关系；自然环境影响社区健康管理，重点评估自然状况是否对健康构成威胁，如山体滑坡、泥石流、洪水等。人与自然和谐共生有益于社区健康管理，退耕还林、植树造林等行为减少了呼吸系统疾病的发生，利用好自然环境为人类健康造福。社会环境方面，发展经济使工厂排放废水增加、破坏水资源、加重大气污染，严重影响社区健康。

3. 健康状况评估　社区健康状况包括社区的疾病指标、死亡指标、医疗供给、生活方式与行为等。影响社区健康的疾病指标包括发病率、患病率、疾病谱等；死亡指标涵盖死亡率、死因构成及顺位等；医疗供给包括患者有无医疗保险、商业保险；就医体验，如服务流程是否简便、快捷，医疗人员技术水平，医疗资源的利用情况等；生活和行为方式，长期不健康的行为方式是出现健康问题的因素，如吸烟、酗酒、讳疾忌医、滥用药物、不良性行为、暴饮暴食等。

4. 社会系统管理评估　社会系统包括卫生保健系统、经济、交通、信息、社会服务、社区娱乐、宗教、教育、政府相关政策等。护士应当关注卫生保健系统，尤其是卫生保健系统中的社区政策、组织机构、人力资源，是社区开展健康管理的重要保障；在社区卫生管理中的经济投入，如社区卫生服务的投入、居民的经济收入、有无困难群众等；交通是否便捷影响社区健康管理，有无道路拥堵、道路标志不清晰、消防安全隐患等；通信系统健全是关系到社区居民能够顺利享有健康保障的基础；社区服务系统的建立健全，是居民生活的重要保障，如养老院、幼儿园、商场、超市、学校、医院等。

（二）社区健康评估的方法

社区健康评估由主观资料和客观资料构成，定性评估和定量评估相结合，保障评估的科学性，常用的社区健康评估方法包括以下几种。

1. 实地考察　社区护士通过到实地考察收集相关资料，如社区的地理位置、人群的特征、比例结构、社区周边的服务设施、消防、垃圾处理等。

2. 调查问卷　问卷的设计与质量是调查成功和有效的基础，问卷可以是开放式的，也可以是闭合式的。问卷分为访谈问卷和自填问卷两种。访谈问卷的优点在于提出一系列相同的问题，回收率高、灵活性强，缺点是费时、费钱，可能存在偏倚；自填问卷可以通过邮件、网络、现场自填等形式完成，不受地点的限制，可以有效地与访谈问卷结合，提高问卷效果。

3. 人物访谈　了解社区发展、特点、社区问题、人群需求等，重点访谈对社区健康管理起到重要作用的人，如社区领导、业主委员会成员、社区居民。

4. 查阅文献资料　查阅社区原始文件、资料，也可以通过国家或地方相关的网址进行查询，了解社区组织结构、职能落实、人员梯队、社区人口特点、人员流动等，了解社区的发展动态。

5. 座谈会　通过召开座谈会的形式，对社区现存的健康问题进行收集，居民发表对社区的看法，一同商讨促进社区健康管理的方法。

（三）社区健康资料的收集与管理

1. 资料收集　包括主观资料和客观资料的收集。主观资料通常反映患者的主观意愿、真实感受、期望等，也可通过居民的家人收集。客观资料可以由社区卫生中心的医护人员、社区管理者通过检查、观察等收集。

2. 资料管理 包括对资料进行汇总、分析、核查，去粗取精，去伪存真，筛选对社区健康管理有参考价值的资料，从而确定社区健康诊断，采取相应的健康措施。

二、社区健康诊断

社区健康诊断是在社区健康评估的基础上确定现存或者潜在的健康问题，是制定目标的前提，实施计划的基础。

（一）确定社区健康诊断

社区健康诊断对于社区健康管理工作的开展影响很大，目前护理诊断的提出遵循国际北美护理诊断协会（International North American Nursing Diagnostic Association，NANDA International）列出的护理诊断，个人护理诊断较多，针对家庭和社区的护理诊断较少，根据社区健康管理工作的实际开展情况，对社区人群的需求进行评估，应从患病率、死亡率、传染性、服务设施、人群健康需要、心理健康等几个方面提出社区健康诊断。

1. 社区健康诊断的标准 制定健康诊断应根据目前个人、家庭、社区的健康现状，考虑与个人、家庭、社区健康相关的因素，确定健康诊断须真实、客观。

2. 社区健康诊断的确定

（1）调查分析：通过社区健康评估，得出目前社区存在的某种健康问题。例如，调查社区居民高血压患病率，通过文献资料分析、社区卫生服务中心体检报告、居民调查问卷发放，发现该社区居民高血压发病率高、控制率低。

（2）得出结论：针对该社区居民高血压发病率高、控制率低的情况，需要社区护士详细地分析出现上述问题的原因，从人口比例、教育、经济、生活方式、饮食习惯等方面入手。经了解，该社区老年人多，占小区人口总数的 9%，学历多为中专以下，喜欢吃腌制品、咸菜，喜油，生活方式不健康，没有定期体检，遵医效果不好，是高血压发病率高的主要原因。

3. 社区健康诊断的陈述 用 PES 或 PE 公式，即社区健康问题（P）、原因（E）、症状和体征（S）。根据情况可以选择 P + E + S 即 PES，P + E 即 PE，P 三种方法。例如，发现某社区居民高血压发病率高、控制率低的情况，分析患病率高的原因与老年人口多、教育程度低、经济状况差、饮食为控制、不良的生活方式有关。社区健康诊断可表示为“社区应对无效（P）：高血压发病率高（S）与高血压相关知识缺乏/教育程度/经济状况有关（E）”。

（二）社区健康诊断的分类

1. 个人诊断 针对患者本人提出健康相关的问题。

2. 家庭诊断 以家庭整体为基础，围绕家庭成员的健康，提出健康诊断。举例如下。P：照顾者角色障碍。S：社区护理工作中发现一家庭中的老人为脑梗死卧床患者，一直由未婚女儿照护，女儿白天工作夜晚照顾老人，其女儿长期护理过程中使得体力不支，导致自己身体素质下降诱发感冒、咳嗽，产生厌倦心理。E：与长期无支持的超负荷护理照顾有关。

3. 社区诊断 以社区为整体提出健康诊断，反映社区整体健康状况。举例如下。P：社区应对无效。S：社区旁边某高校建寝室楼，为赶工期常施工到很晚，社区老年人较多，反映多次均无很好的效果。E：社区人员对于社区存在的健康问题没有足够认识，导致没有合理解决噪声问题。

（三）确定优先健康诊断顺序

1. 确定优先健康诊断的目的 社区健康诊断是多方面、多层次的，社区护士要层层深入分析健康问题，分清主次，根据健康问题的重要程度、难易水平及可利用的资源确认健康问题先后顺序，明确优先解决的健康诊断，有利于社区护士提高辩证分析的能力，把有限的精力和资源应用在社区居民急需的问题上，使得社区护士的执业水平得到提高。

2. 确定优先健康诊断的原则 与护理程序中的护理诊断优先原则相一致，参照马斯洛需要层次论，结合社区居民的实际需求落实社区健康诊断；对于社区居民中存在的危险因素，落实控制干预策略；通过护理手段有效地减低社区中慢性病的发病率、死亡率，提高社区居民的健康指数；社区健康诊断的顺利实施需要有人力、物力、财力的支持。

三、社区健康目标

社区健康目标既是社区健康管理预期的结果，也是实施健康计划的指向。明确社区健康目标是为社区健康管理实施提出要求和标准，是社区健康评价所参照的质量标准。

（一）社区健康目标的种类

社区健康目标是通过社区健康计划的实施可以达到的护理效果，包括社区人群的认知方面、情感方面和行为方面的转变。根据社区健康目标完成的时限，分为如下两种：

1. 长期目标 长期目标是规划性目标，指需要相对较长时间才能实现的目标。一般是人群的健康目标和政策目标，如疾病的发病率、患病率等。例如，社区糖尿病患者需掌握正确的血糖监测，血糖值控制在合理范围内；社区糖尿病发病率在3年内下降至全国平均水平。

2. 短期目标 长期目标中包含一个或者多个短期目标，体现了目标的阶段性和递进性，通过设定的短期目标，社区护理工作者可对工作进行分类管理，通过这种方法增强对工作的信心和责任心，便于取得良好的工作效果。

（二）制定社区健康目标的标准

管理专家彼得德鲁克提出SMART管理原则，即具体性（specific）、可衡量性（measurable）、可达到性（attainable）、相关性（relevant）、时限性（time-bound）。在制定社区健康目标可以参考此原则。

1. 具体性 社区健康目标的制定应该具体、有针对性，健康目标与健康诊断要对应。

2. 可衡量性 社区健康目标的制定应该是可以测量的，如针对社区高血压疾病的患病率，测量出本社区高血压疾病的患病率，对于以后的健康教育评价都有很大的意义。

3. 可达到性 社区健康目标是利用社区现有资源和可利用资源解决社区健康问题，提高社区人群的健康素养，如提高高血压患者的知识知晓率等，从而达到社区健康目标。

4. 相关性 社区健康目标的制定是与健康有关的问题，如提高社区青少年对吸烟健康影响的知晓率是社区护理目标的研究范畴，而针对青少年销售香烟的问题，不属于社区护理的健康目标范畴。

5. 时限性 社区健康目标的实现是有预期时限的，一般长期目标为1～3年，短期目标为1周、1个月、3个月等。规定时限是为了提高工作效率及工作质量，对护理计划的实施更具有针对性。

（三）社区健康目标举例

1. 长期目标 在XX社区开展“预防青少年龋齿，保护青少年健康”活动，时限为1年。

2. 短期目标 1个月内80%社区人群正确掌握测量血压的方法；3个月内社区60%人群知晓高血压的危害，掌握高血压疾病的饮食原则。

四、社区健康计划

社区健康计划是社区健康管理程序实施的护理决策过程，是社区护士与社区人群合作，以社区健康目标为依据，制订社区健康计划，以减轻、预防、解决社区健康问题。

（一）社区健康计划分类

1. 个人健康计划 个人健康计划重点解决个人在社区中存在的健康问题，针对个人健康问题制订个人健康的护理措施。

2. 家庭健康计划 家庭健康计划针对家庭成员的健康问题，可以是家庭成员的健康问题，也可以是成员之间的健康问题，或是某一问题导致家庭整体出现的健康问题。积极寻找影响家庭健康问题的内部原因及外部原因，明确可以运用的护理方法，制订相应的护理措施。

3. 社区健康计划 社区健康问题是影响社区健康、制约社区发展的问题。社区护士应与居民共同制订社区护理计划。若社区健康问题较多，需对问题进行排序，从而确定护理目标及具体的护理措施。

（二）社区健康计划措施

制订社区健康计划需要考虑个人、家庭、社区三者之间的关系与影响，选择合适的护理措施。

1. 选择适合的社区健康计划措施 根据社区健康目标，由社区护士与个人、家庭、社区人群进行协商，择优选择适当的健康计划措施，按照制订的措施进行健康计划的实施。在实施过程中可以按照标准预防制订社区的健康计划措施，提高社区人群整体性健康。

2. 对社区健康计划措施进行排序 按照首优、中优、次优的顺序进行社区健康计划的排序，也可根据马斯洛需要层次论中的生理需要、安全需要、社区需要、尊重需要、自我实现进行对计划措施的排序，通过选择社区人群最迫切需要解决的社区健康问题，实现社区健康。

3. 寻找实现社区健康计划所需要的资源 对社区健康计划的措施要具体到每一条，社区护士逐条与社区个人、家庭、社区进行复核，确定所需要的资源和资源的来源，如实施的场地、经费支出、所需要的设施，以及当地政府及财政部分的支持等。

4. 记录社区健康计划措施方案 确定社区健康计划措施，记录社区健康诊断、社区健康目标、具体社区健康计划措施。

5. 再次确认社区健康计划措施 书面措施形成后，需要社区护士对上述的内容进行校对，保证准确，发现问题，及时处理，同时可以采用常见的 4W2H 的方法对社区健康计划进行核验。

4“W”和 2“H”目标陈述方法中的 4“W”和 2“H”分别如下。

who：对谁（患者、家属、同事）？

what：实现什么变化（知识、行为、观念）？

when：在多长时限内实现这种变化（即几天或几周）？

where：在什么范围内实现这种变化（即医院、家庭、社区）？

how much：变化程度多大（增加多少、减少多少）？

how to measure：如何测量这种变化？

（三）社区健康计划实施

社区健康计划实施，也称为社区健康干预，是社区护士帮助社区中个人、家庭、人群实现健康目标的具体表现和具体方法。社区人群是社区健康计划实施的参与者和主要成员，关系到社区健康计划是否能够有效实施和顺利实施，社区健康计划实施需要以下 5 个步骤。

1. 确定人员组成 社区健康计划实施的过程中可能涉及多个部门，如社区卫生服务管理中心、社区党群服务中心、宣传部门、街道居委会、妇联等。在计划过程中，项目负责人应该提前做好计划，与涉及的部门分工合作，确保健康教育计划项目的顺利实施。任何一项社区健康计划工作都不是一个部门能够独立完成的，社区护士应该与涉及的其他部门人员共同协作，完成社区健康计划。

2. 实施计划表 实施计划表是项目实施的有力工具。它既是进度表又是质量完成情况的评价表，一旦计划表确认后，所有人员均需要参照此表完成，每个时间节点和分阶段负责人做好管控。计划表中应明确列出具体内容、实施地点、项目负责人、经费管理、物资、设施等。

3. 组织培训 人员培训包括两个部分：第一部分是社区护士，对所开展的社区健康计划的实施内容、方法、时间、材料等进行具体的培训；第二部分是社区人群，是主动参与者，对社区人群进行培训，重点是针对存在健康问题的人群培训，让其了解培训的目的、意义、具体要求等。

4. 质量监控 通过质量监控保证社区健康计划实施的效果。质量监控的内容涉及面较多，包括社区健康计划实施的进度、人员结构是否合理，人员的工作能力及方法是否按照项目计划表进行，经费的使用情况、记录是否真实准确。

5. 后勤保障 社区健康计划的实施需要人力、物力、财力的支持。设备的选择可以多途径，可以是社区免费使用的、政府部门资助的、项目计划中需要购买的等。无论哪种渠道的设备，都要以实施社区健康计划为主要内容，避免资料的浪费，要有针对性地使用。资料的印制与发放，可以根据社区健康计划的需要按照时间、地点进行，也可以采取电子邮件及电子问卷的方式进行。

五、社区健康评价

社区健康评价是社区健康管理程序的重要步骤，贯穿于社区健康管理程序的始终。社区健康评价不仅要评价社区健康管理程序的最终成效，还要评价每个阶段的完成情况。在评价的过程中与社区健康目标进行比较，查看社区健康目标的完成情况，对没有完成的目标进行深入分析，持续改进。评价工作不是工作的结束，而是下一次社区健康工作的起点。

（一）社区健康评价的分类

社区健康评价分为形成性评价、过程性评价、效果性评价。

1. 形成性评价 是社区健康计划实施前的评价。形成性评价主要针对社区健康程序的前几步，即社区健康评估、社区健康诊断、社区健康计划，是对于实施社区健康程序的早期评价。目的是使社区健康计划更符合社区健康程序的实际情况，可保证计划实施效果，减少偏差。

2. 过程性评价 是针对社区健康程序中各阶段的质量标准进行评价，贯穿于社区健康评价整个过程中。社区健康评估中，评价评估的效果，评估的方法，评估是否全面、客观、真实，收集资料是否考虑周全；在社区健康诊断阶段，评价确定的健康问题，是不是社区人群需要解决的健康问题，是不是社区人群的迫切需求，提出原因和相关因素是否正确；在社区健康计划、实施阶段，需要评价社区人群的参与性和主动性，计划的步骤是否合理，是否有效利用社区资源，计划的执行进度及效果。在评价过程中发现问题，总结不足，改进方法。

3. 效果性评价 针对社区健康程序的整个过程进行效果性评价，即完成预期目标。

（二）社区健康评价的方法

1. 交谈法 通过社区护士与社区人群交流获得资料。

2. 调查问卷法 以社区健康问题为导向，通过调查问卷获取社区人群的健康问题，有效运用健康程序解决健康问题，取得满意效果。

3. 行为观察 通过社区健康干预，观察社区人群的行为是否改变，是否向预期的目标方向倾斜。通过观察社区人群的行为与社区健康目标进行比较，得出行为观察的评价结果。

（三）社区健康评价的影响因素

社区护士是工作的主体，社区护士的能力与业务水平影响评价效果，所以对社区护士的能力水平和业务水平提出来进一步的要求，即要学会用循证护理的思维和辩证方法进行分析和评价。

社区健康评价是社区护理工作中一个阶段的工作总结，优点要给予肯定，发现的问题要及时分析原因，拟定下一步的工作计划，为下阶段的工作打基础。社区护士要重视社区健康评价在社区健康管理程序的中作用。

知识拓展

智慧社区云服务平台

2021 年 9 月，政法智能化建设技术成果展中的智慧社区云服务平台整体方案引起人们关注，在信息化日新月异发展的大数据时代，大数据在社区管理中起的作用越来越大。应用中心包括社区综合管理应用（社区计划生育关爱系统、社区特殊人群关爱系统、社区商业服务系统、分析决策系统、社情管理系统、GIS 应用系统）、社区综合服务应用（便民、政务、地图、邻友情），全方位推进共建共享的新型社区管理，助力城市社区精细化管理。

第二节 社区健康教育与健康促进

社区健康教育与健康促进是国家卫生事业发展的重要基石。良好的社区健康教育与健康促进对于提升人群的健康意识与健康观念，维护自身健康均有重要的意义。通过行为的发展，了解健康相关行为，鼓励和促进社区人群选择健康行为，养成良好的行为习惯，构建健康和谐的社区关系。“21 世纪人人享有卫生保健”是全球的健康目标，也是健康教育与健康促进的目标要求，更是预防和控制公共卫生事件的重要保障。

一、健康相关行为

行为是有机体在内外环境刺激下，为了适应自然环境和社会环境而产生的生理、心理反应。人类行为的一般模式，是由美国心理学家伍德沃斯（Woodworth）提出的著名的 S－O－R 模式（图 2－1）。S 代表内外环境中的刺激源；O 代表有机体，即人——行为主体人；R 代表人的行为反应。

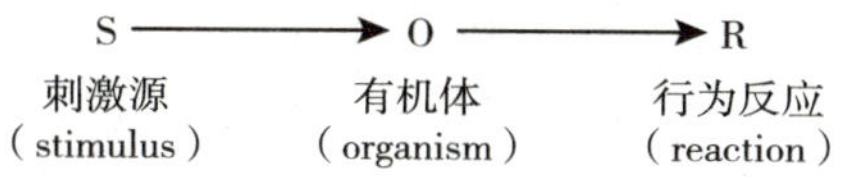

图 2－1　S－O－R 模式

健康相关行为是与人的健康有关的行为。人对外界的刺激产生行为，有些行为是有利于健康的，有些行为有害于健康的。即促进健康行为和危害健康行为。人类的健康行为是后天形成和习得的，人类在后天的形成过程中逐渐分析哪些行为可以促进健康，哪些行为可以危害健康，对于促进身心健康的发展是十分有意义的。

人类的健康行为受个体、团体、社会、学习等因素的影响。个体因素有个体的健康需求、认知能力、对待事物和环境的反应等；团体因素主要是家庭因素，家庭成员之间的关系，核心家庭、主干家庭等，家庭成员之间的行为习惯是相互影响的，通常会出现家庭成员相近、相似的行为习惯；社会因素，社会环境涉及面广泛，包括当地的经济、人口特点、文化、政策法规、风土人情、社会健康设施等；学习因素，学习包括模仿、被动学习、主动学习，不同阶段选择学习的方式也是不同的，学习的层次也受学习需求和对学习的认识影响。学习的自觉性和学习思维的形成影响学习的效果。

（一）健康行为

1. 健康行为的概念　健康行为是行为个体表现出来的、有利于自己和别人的健康行为。日常生活中健康行为是有一定标准进行评价的，从理论上来讲有 5 种基本特性。

（1）有益性：行为个体或人群表现出来有益于自身、他人、社区人群的行为，如不酗酒等。

（2）规律性：行为个体或人群表现出来有一定规律性的习惯，如按时、按量进食等。

（3）和谐性：行为个体或人群表现出有益于个体和他人的项目运动，对自身和他人的健康有益，身体、心理、社会呈现协调性。

（4）一致性：行为个体或人群表现出来内在和外显相一致的行为特征，没有出现“身心不协调”“表里不一”等现象。

（5）适宜性：理性地控制个体行为，表现出来良好的心理素质和一定的耐力、没有出现冲动、冲突、不理智的行为，保持一定的运动和行为强度有益于健康。

2. 健康行为的分类 根据健康行为的5种特性，在这里介绍常见的健康行为。

（1）日常健康行为：如合理地进食、营养均衡、平衡膳食、良好的睡眠习惯、适度锻炼等。

（2）保健行为：保健行为是通过自我对健康的评价，定期到医疗机构检查身体，如按期体检、按时预防接种等，保证自身健康的行为。

（3）避开环境危害行为：环境的范围比较广泛，包括自然环境、社会和生活环境，需要引起人们的注意，避开与自身健康危害有关的环境因素，主动地以积极或消极的方式避开这些环境危害也属于健康行为，如离开污染的环境、采取措施减轻环境污染、积极应对引起人们心理应激的紧张生活事件等。

（4）戒除不良嗜好行为：不良嗜好是生活中的偏好，是对健康有害的行为，如暴饮暴食、吸烟、酗酒与滥用药品。不吸烟、不酗酒与合理使用药物、规律进食是健康行为。

（5）预警行为：对于意外事故能够正确处理，对要出现的危险提前进行预防，避免危害的发生。如开车系好安全带、乘坐飞机听从空乘安排、对水灾和火灾等意外事故进行预防和救援。

（6）求医行为：求医行为是觉察到自己身体不适或患有某种疾病时，主动就医，寻求医疗救治的行为。

（7）遵医行为：是指患病后积极配合医务人员，进行相应的治疗。就医方式、对医生的满意程度、期望的一致性、对医嘱的理解、治疗方式等对其皆有影响。

（8）患者角色行为：是指患病后转变为患者角色，接受治疗与护理；身体力行的情况下，可以帮助轻症的患者，发挥自己的能动性；伤残患者积极参加康复锻炼，有效地融入生活，积极乐观；对年老的患者，接受死亡教育，正视死亡，积极实现自己的临终心愿。

按照三级预防，上述八类行为根据其发生时间可分成三个阶段：一级预防，面向的范围广泛，既可以针对健康人，也可以针对患者和亚健康的人群，是预防健康和促进健康的主动性行为，也称为保护性行为；二级预防，感觉到身体不舒适，能够主动就医，主动预防疾病，患病后积极治疗，这种求医遵医行为能及时发现疾病，及时救治；三级预防，已经确诊相关疾病后能够按照医嘱采取促进健康的行为，称为临床预防。健康教育和健康促进可以应用于疾病的各个阶段，均可以减轻疾病，促进人群健康。

（二）危害健康行为

1. 危害健康行为的概念 危害健康行为是个体或群体在偏离个人、他人乃至社会的健康期望方向表现出一组行为。其特点如下。

（1）危害健康行为是对个人及他人、社区人群产生直接或间接危害健康的行为。

（2）危害健康行为对健康的影响是持久的，有一定的维持性的危害。改变这样的行为需要一定的时间、精力、耐力等。

（3）危害健康行为不是天生的，是后天习得的，常被人称为“创造出来的危险因素行为”。

2. 危害健康行为的分类 常见的危害健康行为有4类。

（1）不良生活方式与习惯：生活方式是社会人在生存和发展过程中，符合生存的日常行为，生活方式具有一定的稳定性，如果形成就会长期维持，符合自己身心规律。而不良的生活方式，是日积月累形成的，对于健康是有害的，如糖尿病、肥胖、高血压、高脂血症、高尿酸血症等慢性疾病，均与不良的生活方式有关；肿瘤的发生也与不良的生活方式有关，如胃癌，与长期摄入辛辣刺激食物、垃圾食品、烧烤等不良的饮食习惯有关；进食过冷、过热、过酸、过硬且对食管产生机械性刺激的食物，在长期反复擦伤情况下易诱发食管癌；饮食不规律、暴饮暴食容易得胰腺炎，进食过快会使食物消化吸收不良。

（2）致病性模式行为：分为A型模式行为和C型模式行为。A型模式行为与冠心病的发病呈正相关，又称“冠心病易发行为”。A型行为特点：通常脾气暴躁，没有耐心、易怒，对其他人总是含有敌意，常因为小事而大闹，干扰正常的学习和生活。具有强烈的自尊心和缺乏安全感。A型行为人群还有一些特征，语言带敌意，总是打断别人说话；激素水平改变，去甲肾上腺素、促肾上腺皮质激素、睾酮和血清胆固醇等激素水平异常。激活下丘脑—垂体—肾上腺，导致机体血压升高、血管收缩、红细胞沉降率增快、动脉粥样硬化斑块的形成。A型行为者其冠心病发病率、复发率和致死率均比正常人高多倍。

C型模式行为是一种与肿瘤发生有关的行为模式，又称“肿瘤易发行为”。C型行为的主要表现为情绪低落、抑郁、喜欢独处、不喜欢表达自己的情绪、爱生闷气，表面随和谦让，但内心不满、压抑。C型行为人群激素水平较低，免疫力低下，患肿瘤的概率增加。

（3）不良疾病行为：主要表现为患病个体对自己的疾病没有足够的认识，表现出来影响健康，阻碍疾病恢复的行为。不良疾病行为可以出现在患病的任何阶段，及时发现并纠正不良行为，对于促进健康和恢复健康是有重要意义的。常见的不良疾病行为有讳疾忌医行为、患者角色缺如、患者角色强化、患者角色心理冲突、悲观、抑郁、迷信行为。

（4）日常危害健康的行为：多为成瘾性行为，主要包括吸烟、酗酒、吸食毒品、不洁性行为等。

成瘾性行为常常是人群不能克制自己的行为，发生一些对自身和社会危害性很强的行为。如吸烟，虽是个人行为但产生的社会影响却很大。有医学文献表明，在全球致癌风险因素中，吸烟排在第一位。多种肿瘤的发病与吸烟有关，烟点燃产生的烟雾有7000多种化学物质，明确的致癌物质有70余种。我国目前约有3.5亿吸烟者，每年死于吸烟相关疾病的人数近100万。据推算，我国遭受被动吸烟危害的人数高达5.4亿，其中15岁以下儿童有1.8亿。每年死于被动吸烟的人数超过10万。吸烟还会降低健康儿的出生率，使得婴幼儿的智力受损；被动吸入二手烟，发生肺部疾病及肿瘤的机会比正常人高6倍以上。

世界卫生组织提出，饮酒过多影响身心健康，过量的、无节制的饮酒称为酗酒，大量的饮酒会导致机体记忆力减退、肝脏受损、心血管事件增加、胃黏膜损伤、胰腺炎等疾病的发生。因此，要指导社区人群充分认识酗酒对身体的危害，适度而有节制地饮酒。吸毒的危害众所周知，吸毒属于滥用药物，是指不在医生指导下随意或不适当使用心理激动（致幻）剂，直至成瘾或有成瘾趋势的一类行为。毒品严重影响人的神经系统，使人产生幻觉，精神亢奋，作出出格的行为，同时在吸毒人群中，梅毒、艾滋病等传染性疾病发病率升高，对于正常的社会生活构成严重的危害。据了解，常用的毒品有海洛因、可卡因、鸦片、吗啡、大麻、巴比妥类、安非他明等。

二、社区健康教育相关概念、理论与程序

（一）社区健康教育相关概念

1. 健康教育（health education） 是通过信息传播和行为干预，帮助个体或群体掌握卫生保健知识，树立健康观念，自愿采纳有利于健康的行为和生活方式的教育活动与过程。健康教育是全球卫生保健的重要内容，是一项低成本、高产出的医疗保健服务，也是预防保健的保障，目前健康教育涉及行业方方面面。

健康教育是有计划、有组织、有评价的教育活动，其本质是帮助个人、家庭、社会团体建立良好的健康理念和健康意识，让人们自觉向着有益于健康的方向发展，控制疾病的进展，延缓疾病的发生发展，促进健康、恢复健康、保障健康。

2. 社区健康教育（community health education） 是以社区为基本单位，以社区人群为教育对象，以促进居民健康为目标，有目的、有计划、有组织、有评价的系统健康教育活动。社区健康教育的对象是所在社区内的人群及教育机构、服务行业、政府部门的人员，社区护理工作的重点在于慢性病患者群、伤残人群、老年人、婴幼儿及育龄期女性。

（二）社区健康教育理论

健康教育的开展，需要理论基础作为保障。人类的健康相关的行为受到诸多因素的影响。健康行为的形成需要长时间的过程，因此在形成的过程中很多专家对此进行总结和不断地研究，形成相应的健康教育的相关理论，对于社区护士工作的开展给予了很大的帮助。下面介绍几种常见的、应用广泛、取得了很大成效的健康教育理论。

1. 知信行模式（knowledge，attitude，belief，and practice，KABP 或 KAP） 是健康相关行为转变较成熟的模式，本质是认知理论在健康教育领域中的应用。“知”是知识，是行为改变的基础，掌握正确的知识才能建立正确的信念、态度；“信”是信念与态度，是健康相关行为改变的动力；“行”是行为目标，是行为个体通过知识、信念的改变，形成有益于健康的目标，促进行为改变。青少年吸烟问题应引起社会的关注，下面以青少年吸烟为例，通过对吸烟的认识，了解吸烟对青少年的危害，让青少年改变行为，最终成功戒烟。首先，社区护士应该通过多种途径和办法把吸烟对于健康的影响、吸烟导致的疾病及每年吸烟造成全球的死亡人数告诉青少年，青少年通过所获得的知识，对自己的吸烟行为进行思考，认识到吸烟的危害性，转变健康观念，形成一种戒烟的信念；在信念的指引下，设定戒烟的目标，最终完成目标，成功戒烟。

人类行为的改变是漫长的过程，在此过程中信念的形成、态度的转变是引起行为改变的重要影响因素，是行为产生的重要条件。如果没有端正的学习态度，不会有强烈的行为改变的欲望，不会达到预期的成果。

知信行理论指出，从接受信息到改变行为的过程分成九个阶段，即信息传播→观察信息→引起兴趣→认真思考→相信信息→产生动机→尝试行动→坚持行为→行为的确立，针对不同的阶段，健康教育者可以运用以下一些有针对性的方法促进人们态度的转变，从而达到最终的行为改变目标。

影响态度转变的因素如下。

（1）信息权威性：信息的来源权威性越高，人们对信息的信赖性越强，改变行为的可

能性越大。

（2）传播效能：效能指感染力，感染力越强，越能带动大家的积极性，越能促进态度的转变。

（3）榜样的力量：榜样是一个团体中的中心人物，所产生的行为能带动其周围其他人群，促进信念、态度的转变，最终带动行为的改变。

（4）凯尔曼的态度变化阶段理论：是由凯尔曼（Kelman）通过分析典型的态度变化例证提出的。认为态度变化是分三个阶段（程序）实现的：依从、认同和内化。三个阶段依次递增，如酗酒者，刚开始戒酒是处于强制性阶段，处于被动的“依从”阶段，这个过程中不断向其灌输酗酒的危害性，逐渐将戒酒的信念变为内心的“认同”；将此信念贯穿在此后的戒酒治疗中，成为改变行为的内在尺度，即“内化”。

2. 健康信念模式（health belief model，HBM） 是以心理学为基础，通过刺激、认知两方面的作用发展而来。美国心理学与社会学专家在20世纪中期提出此健康理论模式，并应用于预防医学和行为医学中，通过人群的知识程度，表现出对健康教育态度的反应，感知程度越高，证明对健康情况越重视，通过刺激能够达到良好的健康教育效果。

认知体现了人的主观能动性，主动接受比被动接受要更有意义，认知能力越强与期望达到的结果越接近；刺激理论反映了强化的重要性，不断地刺激使得机体得到强化，使预期效果的实现成为可能。健康信念模式包括认知易感性、认知严重性、认知效益、认知障碍、自我效能、人口与社会心理学因素及行为发生线索等。

（1）认知易感性与严重性：认知易感性与严重性是从疾病入手，通过疾病的流行病学特点及疾病严重性、致残率、病死率让人群感受到疾病对健康的威胁，以及人群在患病后对工作、家庭、生活造成不同程度的影响，让人群对疾病出现恐惧、害怕、焦虑等心理，从而提高对疾病的重视程度。一定情况下，患者对疾病恐惧越大越能引起足够的重视，这是促进病人改变不良行为习惯的原因，从而促进健康。

（2）认知效益和障碍：认知效益，指对健康状况的改善并认知由此带来的益处，包括病情好转、减少并发症、降低疾病对身体的影响、降低患病的危险因素等。认知障碍，指对采取行为需要付出的代价的认知，通常包括增加行为改变所需时间从而社交活动减少、支出增加、行为实施过程中可能带来的消极情绪体验等。

（3）自我效能：自我效能是自我能力的客观、正确的判断，肯定自己有正确的判断力和评价，有能力控制内外因素，形成良好的行为习惯。自我效能的高低取决于自信、认真的程度，以及是否具有判断、积极采纳好的意见的能力，自我评价高、效能高，才能取得健康的行为。

（4）人口与社会心理学因素：人口特征包括年龄、民族、性别等；社会心理学因素包括人的性格特点、社区地位、面对压力的应对策略等，个体所产生的健康行为，与人口、社会心理密切相关，以往的就医经验和体会也是影响健康行为的因素。

（5）行为发生线索：也称提示因素，是指促成健康行为发生的因素。他人的劝说、社区舆论、广播媒体、医护的建议、家庭成员的支持等，均可以是行为发生的促成因素，行为发生线索越多，越诱发个体产生健康行为。

（三）社区健康教育程序

1. 社区健康教育评估 社区健康教育评估是收集社区健康教育相关信息，对信息进行比对与分析，评估社区人群的健康教育需要。包含如下 4 个方面。

（1）健康教育对象：评估健康教育对象的实际需要。健康教育对象的需要受多方面因素的影响，因此收集资料、对资料进行分析和汇总至关重要。收集的资料包括基本信息（年龄、性别、职业）；生活与行为方式（饮食习惯、睡眠习惯、有无吸烟、酗酒、运动习惯）；学习情况，学习经历、文化层次、学习方法与兴趣，对待学习的态度和压力；对影响健康的因素的认知与掌握情况，常见病、突发公共事件、不良生活习惯及方式、预防疾病、服药的注意等。

（2）教育环境包括生态环境、学习环境和社会环境。

（3）医疗卫生服务资源：包括医疗卫生机构的数量与位置，享受基本医疗卫生服务的状况，卫生立法与卫生政策、社会与经济状况等。

（4）教育实施者：教育者能力、水平、经验、对工作是否热情、教育水平和经验。

2. 社区健康教育诊断 根据健康需要、确定健康问题，提出健康诊断。

（1）列出相关健康问题。

（2）分析健康问题对健康的影响程度。

（3）分析可利用的健康资源。

（4）找出通过健康教育能解决的问题。

（5）找出与健康问题相关的行为、环境和促进行为改变的因素。

3. 社区健康教育计划 社区健康教育计划应客观、合理、科学地提出，对社区健康教育发展至关重要的是制订原则合理、科学的健康教育计划，是社区健康教育关键环节和保障，是组织和实施健康教育活动的基础和必要前提。

制订社区健康教育计划以社区人群为中心，目标明确，选择适当方法和传播方式。

（1）目标设定：目标是达成健康的结果，根据完成的时限，分为短期目标和长期目标；根据教育内容分为教育目标、行为达成目标、环境和政策目标。

（2）明确教育者与教育对象：健康教育工作应由具有专业知识水平的卫生工作者承担，包括社区护士及全科医师、其他社区卫生服务工作者和专业培训师等。教育者应具备全面的、科学的、与时俱进的知识信息，具备良好的职业道德与职业形象，具有吸引力与威信，自愿并能够学习教育策略和方法。根据健康教育对象和实施地点的特殊性，也可考虑与学校健康教育工作者、企业职工健康维护工作者协作。

（3）确定健康教育内容：健康教育的内容需要根据评估、诊断和设定的教育目标确定，教育内容分为基础性教育、专科教育和政策法规就与等。

（4）选择教育方法：教育方法要依据内容、人群特点、接受能力、时间、地点选择，还应注意多种教学方法的相互融合和补充，以便取得良好的教育效果。

4. 社区健康教育实施 前期的工作均是为社区健康教育的实施做好铺垫，将社区健康教育目标付诸行动，要注意以下几点。

（1）确定机构：确定社区健康教育的组织机构，做好各部门之间的配合。

（2）落实实施内容：提前做好各种计划表、进程表，确定各表之间的联系，同时制定相关的制度、目标，项目实施人员要履行责任，对可能出现的问题有预判和预案。

（3）确定实施人员：社区健康教育需要的不仅仅是社区护士，还有社区管理人员、社区人群在进行过程中均需要参与，如果社区护士培训内容很好，但是社区人群不接受、主动性不强也不能取得好的效果。参与实施的护士、工作者要统一培训，保证培训效果。

（4）建立质量监控体系：质量监控是保证培训效果的重要措施。常用的质量监控体系是 PDCA 循环管理，做好提前预警方案，及时核查在培训中出现的问题并进行解决。质量监控包括对工作流程的监控、费用支出监控、执行进度监控等。

5. 社区健康教育的评价

（1）形成性评价：在计划实施前对评估、诊断、目标进行评价。

（2）过程性评价：是按照护理程序中各个阶段的质量标准加以评价，贯穿于社区护理的全过程。

（3）效果评价：以健康教育的目标进行效果评价。评价内容包括目标人群身心健康指标的变化，治疗效果指标的改变，通过健康指数、质量和满意度指数评价。

（4）评价方法和指标：评价方法包括查阅资料、目标人群调查、参与式调查等。常用的评价指标包括计划的执行率、计划的覆盖率、社区人群参与率和满意率、活动经费使用率等。

三、社区健康促进

（一）社区健康促进概念

1969 年 WHO 提出：健康教育工作的着眼点在于诱导并鼓励人们形成并保持有益于健康的生活方式，合理而明智地利用已有的保健设施，自觉地实行改善个人和集体健康状况或环境的活动。

1986 年，WHO 在加拿大渥太华召开的第一届国际健康促进大会上发表的《渥太华宣言》中指出：健康促进是指促进人们提高、控制和改善他们自身健康的过程。

1995 年，WHO 发表的《健康新地平线》中指出：健康促进是指个人与家庭、社区和国家一起采取措施，鼓励健康行为，增强人们改进和处理自身健康问题的能力。

健康促进的概念有多种，目前采纳较多的是美国教育学家劳伦斯·格林及团队的定义：“能促使行为与环境有益于健康改变的综合体。”健康教育在健康促进中发挥着重要的作用，没有健康教育，健康促进就无从谈起，我国在健康促进发展的过程中经历了卫生宣传、健康教育、健康促进等阶段，要清楚三者之前的关系，健康促进是行为发展的最终阶段。健康促进包括健康教育、环境、社会支持，最终促进行为的改变。

社区健康促进（community health promotion）是指在社区体系中，通过健康教育、环境支持、政府为保障，逐渐改变个人、家庭、社区生活方式，建立良好的行为过程。要实现 21 世纪“人人享有卫生保健”的战略目标，需要落实社区健康促进，鼓励社区人群关注健康，积极规划健康模式，提高共同意识和参与性。

（二）社区健康促进活动领域与任务

1. 社区健康促进的活动领域

（1）制定促进健康的公共政策：社区健康促进是国家发展的战略保障，由政府部门、法律法规部门、财政部门、组织协调部门等多部门共同协作完成的。社区健康促进体现了卫生部门以外的部门均要施行健康促进，使社区居民作出倾向于健康的选择。

（2）创造支持性环境：社区健康促进的顺利实施，需要保障环境的安全、舒适、满意、愉悦。正确评估环境对健康的影响，促进自然环境和社区环境的和谐发展，促进利用社区环境资源。

（3）加强社区行动：有效的社区行动促进社区健康促进工作的顺利进行，调动社区力量，及时发现社区中存在影响健康的隐患，评估社区人群的健康需求，制定相应的目标及措施并实施，充分调动社区人群的责任感和参与性，为社区健康快速的发展贡献力量。

（4）发展个人技能：通过多种途径，帮助社区居民提高健康认识、提供与健康有关的信息，鼓励个体不断学习、更新理念。通过健康信息，筛选出能够维持健康和促进健康的个人技能。

（5）调整卫生服务方向：社区健康促进是由多部门团结协作完成的，其中包括社区人群、团体、专业卫生技术人员，卫生机构、政府组织等部门。调整卫生服务方向，将有效资源合理开发与整合，拉近社区人群健康需要与社会保障之间的距离，取得持续长久的社会收益。

2. 社区健康促进与健康教育的任务 社区是社会的基本单位，社区的健康教育和健康促进是国家公共卫生事业发展的有力保障，同时也是全面健康和全民小康的主要基石，社区健康教育和健康促进的开展，需要实地考察、调研、分析产生健康问题的根本原因，同时运用科学的护理方法和策略有效的解决。主要任务如下。

（1）制定健康促进相关策略，争取领导层的观念转变。

（2）促进社区人群防病、治病的能力和意识，对自己和社区的健康负责。

（3）创造有益于健康发展的社区保障。

（4）促进医疗卫生事业为全民健康服务的理念。

（5）提高全民族的健康意识、健康水平、健康素养。

（三）社区健康促进影响因素

1. 社区健康促进的核心是社区动员 动员与社区健康促进相关的人群的参与，主要包括领导层、社区人群、社会团体、卫生技术人群、家庭与个人。领导在社会动员中起到了导向的作用，是健康促进开展强有力的后盾，同时可以提供经济、设备上的投入，促进人群形成健康的行为，有效利用互联网资源，创造有益于健康的社会环境。

2. 行为干预与支持是社区健康促进进行的关键环节 支持和干预针对个人、家庭、社会，涉及医疗健康的方方面面。

3. 总结研究健康促进方法的分类、特点、作用、使用对象及范围对提高健康促进有重要的作用 充分利用社区的宣传渠道，采用多种传播方式相结合。

4. 政府财政部门的支持是大力发展社区健康促进的重要手段 增加对社区健康促进的资金投入可以大大减低慢性病的发病率，有益于长久的卫生健康战略的执行和落实。同时，加大对社区医护人员的待遇也可以提高工作人员的积极性，提高工作效率和工作的成就感。

5. 人才结构的管理和梯队建设是确定健康促进良好效果的重要保障 培训人员的学历、资质、能力等直接影响受众的培训效果，提高培训人员的自身软实力，可以促使社区健康促进的发展。

6. 注重目标与评价是社区健康促进顺利开展的有效保证 社区健康促进工作的开展应遵循社区健康教育程序进行，方法得当、措施落实得当，科学有效，避免不必要的资源浪费。

知识拓展

国家卫生健康委员会 2023 年 9 月 15 日新闻发布会文字摘录

国家卫生健康委新闻发言人、宣传司副司长米锋：

今天的发布会也是国家卫生健康委“贯彻落实党的二十大精神”主题系列新闻发布会的第七场。人民健康是民族昌盛和国家强盛的重要标志，医院是守护人民健康的主阵地，承担着疾病预防、诊断、治疗、康复和健康教育等工作，在健康促进领域发挥着不可或缺的作用。为了更好推动医院从“以治病为中心”向“以健康为中心”的转变，更好维护人民群众健康，更好建设健康中国，我们做了大量探索和实践，鼓励医疗机构和医务人员开展健康促进和健康教育工作。我们建成了国家科普专家库，出台了管理办法。专家们发挥专业优势，通过参加新闻发布会、接受媒体采访、创作科普作品、参加“健康大家谈”直播活动等，做了大量科普工作。下一步我们将对专家库进行动态调整，持续充实力量，优化结构。我们推动建设完善健康科普资源库，许多省份已经建成省级资源库，在制定入库标准、规范审核流程、提升资源利用效率等方面，探索出不少好的做法。比如将健康科普资源链接到政务公众号、小程序等，大幅提升了群众获得权威科普信息的便捷性。我们大力开展健康促进医院建设，发布了试行版建设规范，开展优秀案例征集活动等等。各地各级医院积极参与，从建设健康环境、优化健康服务、强化健康教育、倡导健康文化以及完善激励机制等方面探索创新，将健康促进理念、政策融入医院建设管理和服务全过程，形成了一些具有地方特色的健康促进医院建设经验。

第三节　社区居民健康档案的建立与管理

一、建立社区居民健康档案的目的与作用

社区居民健康档案（health record）是社区医疗卫生服务中心对社区居民提供医疗卫生健康服务的客观、规范记录，是以社区居民的健康情况为中心，贯穿于生命的整个过程的文件。

社区卫生服务中心收集社区居民的健康信息，建立健康档案，有利于社区对居民健康情况的掌握，是有利于国家卫生健康事业发展的有效措施。

1. 建立社区健康档案的目的

（1）有利于社区卫生服务人员对社区居民健康状况的了解。

（2）应用循证护理，发现社区居民的健康问题和疾病的流行病学特点。

（3）采用有针对性的预防健康问题的手段。

（4）有效利用互联网资料，做到信息共享。

（5）有利于卫生服务效率的提高，提高服务质量，优化卫生资源。

（6）做好健康档案的管理和质量评价。

2. 建立社区健康档案的作用 良好的社区居民健康档案的管理，是国家医疗卫生事业发展的基石。

（1）社区居民健康档案可以反映个人、家庭、社区存在的健康问题，进一步分析获取一手资料。

（2）社区居民健康档案可以为医疗保健、教学、科研提供资料，通过分析数据，进一步加强对健康的管理，提高技术和业务能力。同时通过健康档案的管理，对社区护士进行工作质量评价，落实绩效考核。

（3）社区居民健康档案为社区卫生部门及上级部门提供健康状况的数据，为国家对公共卫生的整体规划提供参考。

（4）社区居民健康档案可以评价全科医生及社区护理的工作质量，还可以对居民的健康情况进行客观的记录，给社区卫生服务人员的工作指出了方向。

二、社区居民健康档案的类型与内容

（一）社区居民健康档案的类型

1. 个人健康档案 个人健康档案是以个体健康为中心，收集、测量社区居民的健康情况，包括各个阶段的健康信息，对个人和社会提供健康信息，目前国内主要采用的是以个人健康问题为向导的个人档案。

2. 家庭健康档案 家庭健康档案以家庭为整体，主要关注家庭成员，成员与家庭整体之间的健康情况。

3. 社区健康档案 社区健康档案是针对社区本身的特点和情况及社区居民的健康情况的汇总。以社区为中心，以社区居民的健康情况为收集重点的建档方法，为社区卫生服务的实施提供重要的数据。

（二）社区居民健康档案的内容

1. 档案封面 姓名、家庭住址、户籍所在地、电话、街道及社区委员会、建档单位等。

2. 居民个人信息 一般资料、健康状况、有无疾病、遗传史、有无残疾、经济及医保类型，生活环境。

3. 健康体检表 建档日期、自然状况、生活习惯、脏器功能、辅助检查等。对于慢性病如高血压、糖尿病等可以在辅助检查结果出来后进行社区居民健康档案的建立，评估患者是否需要住院及相关治疗。

4. 诊疗记录包括接诊、会诊、双向转诊记录 接诊记录单是社区居民进行医疗卫生服务时填写的，是社区卫生服务中心为社区居民提供医疗服务的凭证，客观真实反映患者的病情，对于基础性疾病给予及时解决；疑难危重的患者及时填写会诊单，给出会诊意见，必要时及时转诊；双向转诊单指对于疑难危重的患者及时转向对应的上级医院，当病情稳定后再转回当地基层卫生服务中心时所填写的单据。

5. 重点人群健康管理档案 针对社区儿童、孕产妇、老年人、慢性病患者和重型精神障碍患者等人群，还需建立相应的重点人群健康管理档案。

家庭健康档案以家庭为整体，主要关注家庭成员，成员与家庭整体之间的健康情况。主要包括如下几方面。

（1）封面：档案编号、户主、社区委员会、建档的社区护士、家庭地址、联系方式等。

（2）基本资料：家庭地址、家庭成员的结构、出生年月、学历水平、工作及婚否。

（3）可以采用家系图的方式表示家庭成员及健康状况。

（4）社区居民健康档案中家庭的资料、结构、生活周期、家庭成员在家庭中的作用。家庭结构有效的反映出家庭成员之间的关系。

（5）家庭健康档案中有关于健康的记录，主要评价家庭的健康情况、健康功能，家庭的生活环境、习惯、有无对健康有害的因素。

（6）社区家庭存在的健康问题，社区护士可以有针对性地对健康问题进行评估，分析健康问题的分类，精准解决健康问题。

三、社区居民健康档案的管理

社区居民健康档案的管理，严格执行国家对社区居民健康档案的管理要求，真实、客观、完整，按照规定的时间保存。随着信息化建设，电子健康档案逐渐代替纸版健康档案，更方便对数据的统计和横纵对比。

（一）健康档案管理制度

应当健全规章制度，加强对社区居民健康档案的安全管理，同时落实好对健康档案采集、汇总、填写等人员的工作责任，保证居民的信息安全，防止信息的泄露。

（二）妥善保存与维护健康档案

以往的社区居民健康档案以纸版为主，要注意纸版健康档案的保管，落实好防火、盗、虫、潮等情况；有顺序摆放和保存，方便查找和归档。目前多数为电子版健康档案，要对电子版健康档案的网络安全做好维护，安全保存，有专人负责。

（三）动态化信息管理

建立健康档案后要定期进行对社区居民的随访，落实好每年的健康体检工作，对特殊及重点人群随访后及时录入信息，保证健康信息的连续性和完整性。制定相应的管理制度，落实责任，保证工作质量和工作效率。

（四）使用电子健康档案

电子健康档案使用后，可以有效利用网络平台，实现资源共享，同时方便居民实现跨地区社区服务项目，做到信息互联互通，有利于患者的医疗救治。

（五）档案监督与考核

社区政府职能部门、卫生监督部门要定期对社区卫生中心的健康档案管理进行检查和指导。制订考核标准，对于好的或差的管理人员给予表彰或处罚，建立科学规范的质量标准，做好制度和规范的同质化。

（六）失访人员管理

社区居民因逝世、迁出等原因导致不能继续进行健康资料的采集时，可以终止采集信息，要对失访的社区人员记录掉队的原因，如有迁出的人员即时进行情况的记录和对接。

本章小结

思考题

1. 健康行为和危害健康行为有哪些？

2. 社区健康促进影响因素有哪些？

3. 制订一份慢性病患者的健康教育计划书。

更多练习

（李　悦）

第三章　社区家庭健康管理

教学课件

学习目标

1. 素质目标

（1）尊重家庭成员，保护患者及照顾者隐私，具备奉献精神。

（2）具备良好的沟通交流能力和团队协作精神。

2. 知识目标

（1）掌握：家庭健康、家庭健康管理、家庭健康评估、家庭访视、居家护理的概念，家庭类型。

（2）熟悉：家庭的功能，家庭访视的种类，家庭访视的程序，居家护理的对象，居家护理的内容。

（3）了解：家庭健康管理的意义，家庭访视的目的，居家护理的目的。

3. 能力目标

（1）能运用家庭系统理论、家庭压力应对理论、家庭生命周期理论，开展家庭健康管理工作。

（2）能运用所学知识开展家庭访视和居家护理工作。

案例

【案例导入】

张先生，68 岁，退休工人。3 个月前因缺血性脑卒中入院治疗，经过医院的治疗和康复训练后，现在已出院回家。张先生左侧偏瘫，可以通过助行器短距离行走；并且伴有轻度言语障碍、平时话语不多，需要居家护理和进一步的康复。张先生已婚，与妻子李女士及儿子居住在一起，儿子工作较忙，张先生主要由妻子照顾，妻子感觉身心疲惫、力不从心。

【请思考】

（1）本案例中的家庭问题是什么？

（2）作为社区护士，从哪些方面对李女士家庭进行评估？

（3）可以从哪些方面给予李女士家庭提供资源和帮助？

【案例分析】

社区家庭健康管理的重点是家庭整体的健康问题，即家庭成员患病或家庭发展各阶段出现变化时的家庭健康状况。社区护士运用家庭护理程序，通过家庭访视、居家护理等方式，为家庭及成员提供护理服务，维持并促进家庭及成员的健康。

第一节　概　　述

一、家庭的基础知识

（一）家庭的概念

传统的家庭是以婚姻和血缘关系为纽带的社会生活组织形式。现代的家庭指由两个或多个人组成的，家庭成员共同生活与彼此依赖的场所。家庭是具有血缘、婚姻、供养和情感承诺的永久关系的社会团体。家庭是个人成长和发展的重要环境，也是为家庭成员提供健康保健的重要场所，是需要护士帮助的护理对象。

（二）家庭类型

我国常见的家庭类型有以下几种。

1. 核心家庭（nuclear family） 是指由夫妻及未婚子女或未婚领养子女组成的家庭，也包括仅有夫妻两人的家庭。一般由两代人组成。核心家庭已经成为我国主要的家庭类型，其特点是家庭结构简单、关系单纯，家庭成员之间的关系相对稳定，联系比较紧密，这有助于家庭成员的心理健康和社会适应。但当面临家庭问题时，可以利用的家庭内外资源较少，容易出现家庭危机。

2. 主干家庭（stem family） 又称直系家庭。是指由一对夫妻同其父母及未婚子女组成的家庭。主干家庭成员之间的关系相对稳定，因为家庭成员之间通常有较长的共同生活时间，相互了解和适应。主干家庭通常遵循传统的价值观和文化，如尊重长辈、重视家庭等，这些价值观有助于家庭成员的道德成长和社会化。此外，家庭成员多，面临困难时可利用的家庭资源多，应对家庭危机的能力较强。

3. 联合家庭（joint family） 又称复式家庭。是指由两对或两对以上的同代夫妇及其未婚子女组成的家庭。包括由父母同几对已婚子女及孙子女组成的家庭，或者两对以上已婚兄弟姐妹组成的家庭等。联合家庭通常能帮助家庭成员之间建立更紧密的联系，增强家庭的凝聚力；而且家庭内外资源较多，有利于家庭对危机的适应与处理。但是，联合家庭结构相对松散，多种利益交织，其决策过程复杂。

4. 单亲家庭（single-parent family） 是指由离异、丧偶或未婚的单身父亲或母亲及其子女或领养子女组成的家庭。单亲家庭中往往缺乏一个父母角色，这可能会导致孩子在情感上或者行为上出现问题。单亲家庭的子女可能面临更大的心理压力，如自卑、孤独、抑郁等。他们可能会对自己的价值和能力产生怀疑，对未来感到不确定和担忧。

5. 其他 如重组家庭、同居家庭、同性恋家庭等。

我国多数家庭以婚姻为基础、法律为保障，在中国传统文化中，重视家庭教育和家族传承，强调家庭和谐与稳定。但是，随着经济与社会的发展，家庭结构也在发生变化，空巢、独居老年人增多。另外，由于未婚生育、离婚率升高、丧偶等，单身家庭与单亲家庭也呈现增多趋势。

（三）家庭结构

家庭结构（family structure）指家庭的组织结构及家庭成员间的互动特征，分为家庭外部结构和家庭内部结构。家庭外部结构是指家庭人口结构，主要关注家庭的规模和形式，即家庭成员的数量及他们如何组织在一起。家庭内部结构是指家庭成员间的互动特征，包括家庭角色、家庭权力、家庭沟通与家庭价值观四个要素，共同构成家庭内部的动态关系。

1. 家庭角色（family role） 指每个家庭成员在家庭中所扮演的位置和功能。这些角色基于家庭成员的性别、年龄、能力、文化和家庭传统等因素而分配，并在家庭内部形成相对稳定的互动模式。家庭角色功能通常包括以下几个方面。

（1）角色期待：指家庭成员对彼此的角色期望和要求。在家庭中，每个成员都有自己的角色分工，并承担相应的责任和义务。家庭成员应该明确自己的角色期待，了解自己在家庭中的职责，履行好自己的责任。

（2）角色学习：指家庭成员通过模仿、实践等方式学习角色行为和规范的过程。家庭成员需要通过观察、模仿和实践来学习正确的角色行为和规范，以适应家庭角色的要求。同时，父母也需要为孩子树立正确的榜样，引导他们正确地学习和模仿角色行为。

（3）角色冲突：指家庭成员不能实现家庭对其的角色期待或当角色转变时不能适应而产生的冲突和矛盾。由于家庭成员通常扮演多种角色，如丈夫、父亲、职业人士等，不同的角色有不同的期望和要求，导致产生角色冲突。

社区护士了解家庭角色有助于理解家庭成员之间的互动和期望，从而建立和谐、稳定的家庭关系。同时，社区护士应该尊重每个家庭成员的需求和意愿，避免将角色刻板化或过度强调某些角色的重要性。

2. 家庭权力（family authority） 指家庭成员对家庭的影响力、支配权和控制权，可分为传统权威型、情况权威型、分享权威型三种。①传统权威型：该类型由传统而来，家庭中的某个成员（通常是丈夫或父亲）是家庭的权威决策者。家庭成员通常遵循传统的性别角色和分工，比如“男主外、女主内”。决策过程往往基于传统习俗或家长的意志。孩子们通常被期望服从父母的决定，而较少参与家庭决策。②情况权威型：家庭权力不是固定不变的，会因家庭情况的变化而产生权力转移。如可以根据谁拥有解决当前问题的最佳知识或技能来动态分配。例如，如果家庭中有一位医生，那么他在健康问题上可能拥有最终的决定权。③分享权威型：家庭决策基于所有相关成员的协商和讨论。每个家庭成员都有机会表达自己的观点，最终形成决策。这种类型有助于培养家庭成员的自主性和责任感，同时促进家庭内部的沟通和理解。每个家庭可以有多种权利结构并存，不同时期也可以有不同类型。

3. 家庭沟通（family communication） 指家庭成员之间交流和传递信息、观点、情感和需求的过程。家庭成员间的沟通类型有以下几种。

（1）直接沟通与间接沟通：直接沟通指信息发送者直接将信息传递给接收者的沟通方式，在家庭沟通中，直接沟通可以增强家庭成员之间的信任和互动，减少信息的误解。例如，面对面交流、电话、视频通话等都是直接沟通的方式。间接沟通，指信息发送者通过第三方将信息传递给接收者的沟通方式。在家庭沟通中，间接沟通可能不如直接沟通有效，因为第三方可能对信息进行过滤或解释，导致信息失真或误解。

（2）清晰沟通与模糊沟通：清晰沟通指信息发送者使用明确、具体、清晰的语言表达信息，使接收者能够准确理解信息的含义。在家庭沟通中，清晰沟通可以减少信息的模糊性和歧义性。模糊沟通，指信息发送者使用抽象、含糊不清的语言表达信息，使接收者难以准确理解信息的含义。在家庭沟通中，模糊沟通可能会导致信息的歧义与误解，增加家庭成员之间的矛盾和冲突。

（3）情感性沟通与机械性沟通：情感性沟通指信息发送者通过表达情感来传递信息，这种沟通方式通常带有情感色彩和情绪化表达，可以增强家庭成员之间的情感联系。例如，拥抱、亲吻、哭泣等都是情感性沟通的方式。机械性沟通侧重于通过设备或工具来进行信息传递。这种沟通方式通常不涉及情感上的交流，而是注重信息的准确性和高效性，通常缺乏情感表达。

总之，不同的沟通类型适用于不同的情境。家庭成员间良好的沟通对于维护家庭关系、解决问题及促进家庭和谐都起着重要的作用。

4. 家庭价值观（family values） 指家庭成员共同认同并遵循的一系列信念和行为准则，在家庭生活中起着非常重要的作用，指导家庭成员的态度、行为和决策方式，并影响着家庭的教育方式、生活方式、健康观念与健康行为等。社区护士了解家庭价值观，尤其是健康观，有助于积极传播家庭健康观念，鼓励家庭成员共同践行健康生活方式；一起制订健康计划，互相监督和鼓励，共同促进家庭的健康。同时，社区护士可以引导家庭成员通过参加健康活动和课程，学习更多的健康相关知识和技能，提高家庭的健康水平。

（四）家庭功能

家庭功能（family function）是指家庭所发挥的积极作用和效能，涵盖多个方面，旨在满足家庭成员的生理、心理、社会和文化等需求。随着社会的发展，家庭功能也会发生转变。在不同的文化和社会背景下，家庭功能的侧重点可能会有所不同。目前家庭功能主要体现在五个方面。

1. 情感寄托功能 是指家庭成员以血缘和情感为纽带，通过相互理解、关爱和支持，满足爱与被爱的需要。情感寄托功能是形成和维持家庭的重要基础，家庭成员之间的支持与关爱可以使他们获得归属感与安全感。

2. 经济支持功能 家庭承担着生产和消费的经济角色，通过工作、储蓄和投资等方式，满足家庭成员的衣、食、住、行、医疗、教育、娱乐等方面的需要。

3. 生殖养育功能　指家庭在生育子女、养育下一代、赡养老年人方面承担的责任和发挥的作用。通过生育子女、赡养老年人，起到延续人类、种群和社会的作用。

4. 社会化功能　家庭是个人社会化的重要场所，通过家庭成员的交往和互动，个人逐渐适应社会规则。另外，家庭有培养年幼子女走向社会的责任和业务，帮助其树立其正确的人生观、价值观和健康观。

5. 健康照顾功能　指家庭在保护和促进家庭成员健康方面所起的作用和责任。比如提供基本的物质生活保障，保持有利于健康的家庭环境，为家庭成员提供必要的医疗和护理服务等。

（五）家庭健康

家庭健康是指家庭成员在身体、心理和社会适应方面的良好状态。不仅涉及每个家庭成员的个体健康，也涉及家庭整体的生活方式和环境的健康。家庭健康对于家庭成员的健康和整个社会的稳定发展都具有重要意义。健康家庭是指家庭中每一个成员都能感受到家庭的凝聚力，能够提供满足家庭成员身心健康需要的内部和外部资源的家庭。

一个健康的家庭应该具备以下特点：①家庭结构完整，家庭成员关系和谐；家庭成员之间相互尊重、理解和支持，能够有效地沟通交流，减少矛盾和冲突。②家庭成员有良好的生活习惯，保持规律的作息时间、合理饮食、适量运动，有助于维护身体健康和预防疾病。③家庭成员关注心理健康，保持积极乐观的心态，及时缓解压力和情绪问题，有助于提高心理适应能力和幸福感。④家庭成员积极参与社会活动，与亲朋好友、社区保持联系，拓展社交圈，有助于增强社会适应能力和人际关系。⑤家庭氛围温馨、快乐，营造一个充满爱、温暖和快乐的家庭环境，让每个家庭成员感受到家的温暖和幸福。

（六）家庭危机

家庭危机是指家庭系统中出现持续的混乱、破坏或不能正常运作的状态。学者弗里德曼（Friedman）指出，在家庭健康问题表现脆弱的危机家庭包括贫困家庭、功能不良的家庭、有不完整结构的家庭、有很多家庭问题的家庭、有遗传疾病或残疾的家庭等。常见的家庭危机可分为以下四类。

1. 家庭意外事件引发的危机　这类危机是由来自家庭外部的作用而引发的，一般无法预料，如生意破产、炒股失败、家庭成员突然死亡、住房被烧毁等，是各类危机中最少发生、最单纯的一种。

2. 家庭发展阶段所伴随的危机　这类危机是由家庭各发展阶段特有的变化所引起的，具有可预见性的特点。一类是不可避免地出现的，如结婚、生子、入学、求职、退休、丧偶等；另一类是可以预防的，如青少年子女的早恋现象、中年离异等。

3. 与照顾者有关的危机　这类危机是由家庭某些原因单方面长期依赖外部力量而造成的。如家庭有慢性病患者长期需要照顾等。当家庭想摆脱对社会的依赖，或者家庭外环境改变时均可导致危机。

4. 家庭结构本身造成的危机　这类危机的根源主要在家庭结构内部，可造成家庭矛盾的突然恶化而使家庭陷入危机。此类危机发生时，可伴有压力事件，并具有反复发作的特点。常见于以酗酒、暴力、婚外情、自杀、出走等手段应付压力的家庭。

二、家庭健康管理的基础知识

（一）概念

家庭健康管理（family health management）指采取一系列科学有效的健康管理措施，促进家庭成员的身心健康，提高居民健康水平的一种综合性管理模式。根据家庭成员不同的性别、年龄、身体状况、生活习惯、社会压力等分析其罹患疾病的风险，从而对健康危险因素进行全面的管理，帮助和指导人们成功有效地维护与促进自身的健康。

（二）目的

1. 促进完成家庭不同阶段的发展任务 家庭在每个发展阶段都有其各自的发展任务，如新婚生活的计划、父母角色的定位、子女的独立与成长、中年期的自我健康管理、退休生活的适应等。家庭健康管理目的主要是挖掘家庭的潜力，协助家庭顺利完成不同阶段的发展任务。

2. 培养家庭成员的健康素养 家庭健康管理注重培养家庭成员的健康素养，提高他们的健康知识和自我保健能力，形成良好的生活方式，提升家庭成员的健康素养，维护家庭的健康。

3. 有助于早期发现家庭健康问题 通过健康管理，对家庭成员进行早期筛查、早期防范，做到早发现、早治疗，降低家庭成员患疾病的风险，控制疾病的发展，减少疾病对家庭成员身体健康的威胁。

4. 促进疾病的康复 通过家庭健康管理，促进家庭对患病成员的照顾、经济及情感支持，有助于患者的康复，从而促进和维持家庭成员的健康，发挥家庭最大的健康潜能。

5. 增强家庭凝聚力 家庭健康管理不仅关注个人的健康，也关注家庭的整体健康。通过健康管理，家庭成员可以更好地相互关心、支持和协作，增强家庭的凝聚力和幸福感。

（三）服务对象

1. 有健康问题的家庭及家庭成员 包括有患病成员且家庭功能薄弱或家庭内在结构不健全的家庭，以及家庭生活周期某个阶段调试不良而出现健康问题的家庭。例如，有慢性病患者的家庭、重大疾病（如心脏病、癌症等）患者的家庭、精神疾病患者的家庭、老年人家庭等。

2. 以家庭为单位的服务对象 家庭健康管理不仅关注个体，也以家庭为单位提供服务，确保家庭的健康和稳定。例如，妊娠期和分娩期的家庭、养育期的家庭、成人期的家庭及老年期的家庭等，均是家庭健康管理的服务对象。

第二节 家庭健康管理的相关理论

常见的家庭健康管理相关理论有家庭生命周期理论、家庭系统理论、家庭压力应对理论等。

一、家庭生命周期理论

家庭生命周期指一个家庭从诞生、发展直至消亡的运动过程，它反映了家庭从形成到解体呈循环运动的变化规律。20 世纪 70 年代，杜瓦尔（Duvall）提出了家庭生命周期概念，他将家庭分为 8 个阶段（表 3－1）。杜瓦尔认为家庭如同人的生命也有生命周期和不同发展阶段的需求，包括生理需求、文化规范及人的价值观。家庭的发展任务可成功地满足家庭成员成长的需要，否则将给家庭自身发展带来困难。杜瓦尔强调，家庭如同一个整体，并且不断成长，在家庭进入下一发展阶段前，家庭和家庭成员必须完成本阶段的发展任务，只有这样家庭才有能力完成以后各阶段的发展任务。

表 3-1 杜瓦尔家庭发展 8 个阶段

发展阶段	定义	发展任务	保健项目
新婚期	男女结婚	1. 发展夫妇间亲密关系	1. 双方相互沟通及协调
		2. 夫妇生活方式的适应	2. 性生活指导
		3. 准备孕育孩子	3. 优生优育指导
婴幼儿期	第一个子女介于 0~30 个月	1. 父母角色的适应	1. 父母角色适应指导
		2. 经济和照顾幼儿的压力	2. 压力应对指导
		3. 母亲的产后恢复	3. 围生期保健指导
		4. 照顾婴幼儿	4. 婴幼儿和新生儿保健指导
学龄前期	第一个子女介于 30 个月至 6 岁	1. 儿童的身心健康发育	1. 儿童生长发育的监测和保健指导
		2. 儿童意外事故和传染病的预防	2. 儿童意外事故防范的宣教和传染病的预防
		3. 孩子与父母的部分分离（上幼儿园）	3. 培养儿童养成良好的习惯
学龄期	第一个子女介于 6~13 岁	1. 儿童的身心健康发展	1. 儿童身心发展的监测和保健指导
		2. 儿童学习生活的适应	2. 引导儿童正确的应对学习压力和社会化合理指导
		3. 意外事故的预防	3. 儿童安全教育
青少年期	第一个子女介于 13~20 岁	1. 开放性父母与子女关系的维持	1. 亲子代沟所致沟通问题的指导
		2. 青少年的性教育	2. 青春期的性教育
		3. 青少年与异性交往、恋爱	3. 青春期交往指导、早恋引导
年轻人期	最大和最小子女走向社会期间	1. 父母与子女关系改为成人关系	1. 父母与子女关系沟通指导
		2. 父母逐渐有孤独感	2. 父母的心理调适指导
		3. 父母的慢性病及危险因素	3. 慢性病及危险因素的保健指导
中年期	所有子女离开家庭到夫妻退休期间	1. 恢复夫妻二人世界	1. 围绝经期保健
		2. 感到孤独，开始计划退休后生活	2. 心理咨询及生活方式指导
		3. 应对围绝经期综合征问题	3. 围绝经期综合征的保健指导
		4. 中年期常见疾病的防治	4. 定期体检
老年期	夫妻退休到死亡期间	1. 退休后生活的适应	1. 生活方式指导及心理疏导
		2. 经济及生活的依赖性高	2. 自理能力及社交能力的指导
		3. 面对各种老年疾病	3. 老年疾病康复及护理指导
		4. 面对配偶及亲朋的死亡	4. 孤独心理指导及临终关怀

家庭生命周期理论重视家庭发展中的阶段性、不同时期的家庭任务、不同家庭成员的角色认知及适应性调整的重要性。它包含人口变动的主要内容，从结婚、生育、抚养未成年子女到衰老、死亡，并且把这些人口学因素有机地结合在家庭发展过程中进行考察，从而更加系统、深入和全面对人口变动过程及其运动机制进行研究。另外，家庭生命周期也反映一个家庭从形成到解体呈循环的过程，其研究解释家庭在不同时期的变迁，以说明家庭在不同发展阶段中的各种任务和需求。

二、家庭系统理论

家庭系统理论（family systems theory）产生于20世纪50年代的北美。它的发展过程大致分为三个阶段：第一阶段，主要是精神病医师及其他研究者，特别是社会学家和流行病学家，开始认识并研究家庭因素，如家庭结构、沟通类型是如何影响个体的生理和心理健康；第二阶段，在一些家庭治疗专家的理论实践基础上，初步形成了关于家庭问题的产生、个体治疗与家庭整体治疗的区别的理论体系；第三阶段，是在医学学科内产生并发展了家庭系统理论，这也是全科医学产生的起点。

系统理论把家庭看作是相互联系、相互协调的动态作用的整体。运用一般系统论的方法，社区护士可以更全面地了解家庭的基本特征、个人健康与家庭功能之间的相互关系。家庭系统理论包括以下几个方面。

（一）家庭的两面性

家庭是一个完整的生命系统，它既是较高级的社区或社会系统的一个组成部分，与社区、社会系统相互影响、相互依赖，同时，它又是由较低级的亚系统——家庭成员组成的，个人与家庭之间也存在着相互影响和相互作用。因此，在考察一个家庭时，除考察家庭本身的一些特性外，还需要考虑家庭的社区、社会背景及其相互作用、相互影响，更应该考察家庭中的每一个成员及其对家庭的作用。

（二）家庭的整体性

家庭是一个整体，它不是家庭成员的简单相加，家庭的特性和功能不等于所有成员的特征和作用之和。家庭的整体特性在于家庭成员间的相互作用和相互关系。家庭作为一个复合的单位共同努力，可以产生比个体努力更大的功能。因此，了解一个家庭要着重了解家庭成员如何相互作用，相互的关系怎样，还要了解家庭的生活目标。同样，家庭问题的责任不是个别家庭成员的责任，所有成员都对家庭问题都负有一定的责任。家庭也像人体内的生理系统一样，家庭也存在着调节，规范各家庭成员行为的相互作用模式。

（三）家庭成员间相互依赖、相互影响

整体是由部分组成的，而部分是构成整体的要素。家庭成员与家庭之间的关系是一种部分与整体的关系。在家庭这个整体内，任何家庭成员的问题都将影响到其他家庭成员和家庭的整体功能。

（四）家庭的开放性

家庭是一个生命系统，任何生命系统都是开放的系统。家庭开放的目的是与外界保持必要的联系，并与外界进行物质和信息交换，以使其在开放中获得发展，在发展中求得稳定。如果不了解家庭与外界的联系，就无法了解家庭的发展动力。

（五）个人的健康问题对家庭有一种特殊的作用

家庭通常以不同的方式和途径影响着个人的健康。有时，个人的健康问题就是家庭问题的一种反映，来就诊的患者可能是受家庭问题影响最深的人，而个人健康问题的根源却在家庭，个人的健康问题有时是一种家庭关系紧张的缓冲剂，例如，孩子的发热使夫妻关系冲突

暂时得以解脱。

（六）有能力适应变化是健康家庭的标志

家庭是一个不断发展、变化的系统，家庭必须有能力解决在发展、变化中引发的一系列问题，以便保持家庭的完整性和稳定性。如果家庭没有能力解决在发展、变化中出现的问题，便会陷入危机状态，明显影响家庭的功能，最终影响个人的健康。

三、家庭压力应对理论

家庭压力应对理论（family stress coping theory）阐明了家庭如何应对家庭压力（危机）。该理论最初的研究者是美国的家庭社会学者希尔（Hill）。在美国，由于第二次世界大战，部分家庭中的丈夫或父亲出征，导致其家庭面临着生活上的困难及战后军人复员家庭重新组合的状况。希尔跟踪调查了有出征人员的135个家庭，研究了这些家庭面临的危机及应对危机的过程，于1949年发表了著作《压力下的家庭》。希尔通过实证研究提出了abcX模式。此后，也有许多社会学者对家庭压力进行研究，取得一些成果，其中最有代表性的是美国的麦卡宾（McCubbin），他从更加长远的角度分析了家庭压力，得出双重abcX模式。麦卡宾还提出了家庭应对的概念，解释了家庭适应。

（一）abcX 模式

该模式中，a表示压力源事件，b表示家庭应对危机所具有的资源，c表示家庭对事件的认识，X表示家庭危机。该模式诠释了家庭发生危机过程的构造，即a、b、c的相互作用，产生X。该模式主要强调家庭产生压力或发生危机取决于两个变量，即家庭资源和家庭成员对事件认识，并不是某些事件直接导致的结果。

（二）双重 abcX 模式

图3-1的横轴表示时间，分为前危机阶段和后危机阶段。前危机阶段保留了abcX模式。

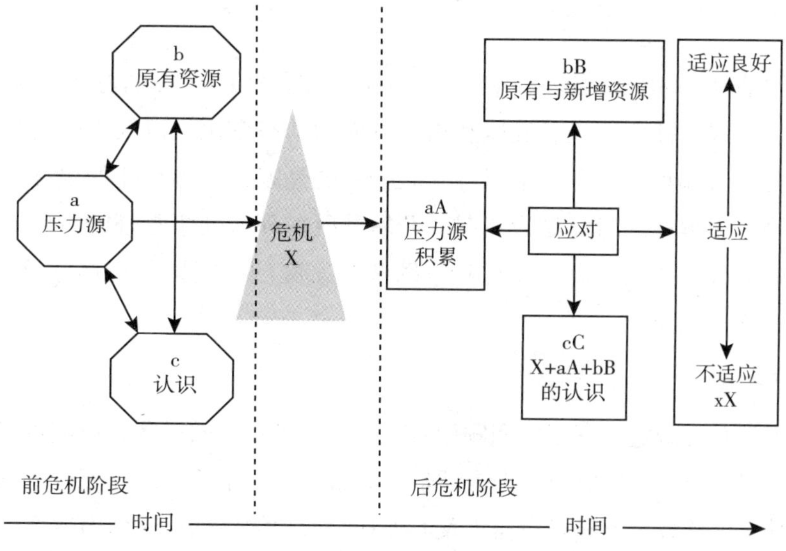

图3-1 双重abcX模式

后危机阶段显示的是应对危机的一个适应过程，其中 aA 表示压力源积累；bB 表示已存在与新增的家庭应对行为；cC 表示开始的认知、附加压力源，以及新旧资源和恢复平衡的因素；xX 表示家庭适应的结果。与希尔理论相比，双重 abcX 在分析框架中明确了时间的位置，能解释家庭长期压力的影响。双重 abcX 模式关注家庭面对危机时的应对策略及过程，该模型认为在家庭出现家庭危机后，通过家庭应对与家庭资源、家庭已有的认知、累积的要求之间的互动，获得新的资源、认知，降低累积的要求，使家庭达到适应状态。

（三）家庭应对与家庭适应

家庭应对（family coping）指每个家庭成员或家庭整体所作出的行动反应，即通过认识、资源和应对行动的相互作用而保持处于危机状态下家庭功能的平衡。例如，家庭通过获得或开发物资、心理、社会等资源，解除压力源，处理困难状况，解决家庭内部纠纷，缓解家庭紧张和促进家庭适应。

家庭适应（family adaptation）指家庭为了维持家庭成员与家庭、家庭与社区这种双重功能平衡而作出的努力。家庭适应行动的目标有五个方面，即避免或解除家庭压力源和紧张、管理困难状况、整合家庭系统、维持家庭动力、适应调整后家庭结构变化。

当家庭处于压力（危机）状态时，需要护士的援助。护士可运用家庭压力理论的相关知识，对家庭所面临压力的种类、性质、发生和发生后的过程及结果进行评估，进而采取针对性的家庭健康管理措施。此外，家庭压力应对理论还可以帮助护士判断家庭危机的发展阶段，以利于护理该阶段家庭成员，促进他们提高应对问题的能力，增强其生活能力。同时也促进护士选择适当的援助方法，挖掘成员中促进家庭健康的各种潜力，促进其发挥作用。

第三节　家庭健康护理评估

一、家庭护理评估

家庭护理评估（family nursing assessment）是指评估社区居民的总体家庭状况，评估家庭系统在生理、心理、社会文化、发展和精神方面的动态变化，以及提供满足家庭和家庭成员身心健康需要的内部和外部资源情况等，它强调的是家庭整体功能的发挥。家庭护理评估是社区护士接触、了解社区居民健康状况，开展社区护理和健康管理的重要方法，其主要目的是收集与家庭健康相关的信息，发现和协助解决家庭健康问题，提高家庭自我保健能力，促进和维持居民家庭健康。

（一）评估内容

家庭护理评估是为确定家庭健康问题而收集主、客观资料的过程，应侧重于收集与家庭整体健康相关的资料，包括家庭成员的个人评估，健康状态、生活方式、家庭的结构与功能、家庭发展阶段及其发展任务、家庭健康需求及心理社会变化的评估。评估内容详见表 3－2。

表 3－2　家庭护理评估内容

评估项目	评估具体内容
家庭一般资料	1. 家庭地址、联系电话
	2. 家庭成员基本资料（如姓名、性别、年龄、家庭角色、职业、文化程度、婚姻状况、宗教信仰等）
	3. 家庭成员健康状况及医疗保险的形式
	4. 家庭健康管理状况
	5. 家庭成员生活习惯（如饮食、睡眠、家务、锻炼情况）
	6. 家庭经济及社会支持（如主要的经济来源、医疗保险、养老保险等）
家庭环境	1. 家庭周围环境（如空气、绿化、噪声等）
	2. 居家环境（如居住面积、空间分配、设施、卫生、潜在危害、食物和水的安全等）
	3. 社区环境（如与邻居与友人的交往、社区健身设施、交通便利情况等）
家庭中患病成员的状况	1. 所患疾病的种类
	2. 疾病预后
	3. 日常生活能力和受损程度
	4. 家庭角色履行情况
	5. 疾病带来的经济消费
家庭发展阶段及任务	1. 家庭目前所处的发展阶段与发展任务
	2. 家庭履行发展任务的情况
家庭结构	1. 家庭成员间关系（如患者与家庭成员间、家庭成员间的关系）
	2. 家庭沟通与交流（如思想交流、情感交流与语言交流是否顺畅）
	3. 家庭角色（如角色的变化、家庭的分工）
	4. 家庭权力（如传统权威型、情况权威型、分享权威型）
	5. 家庭价值系统（如家庭成员的个人观念、态度、信仰、健康观、家庭价值观）
家庭功能	1. 家庭成员间的感情
	2. 培养子女社会化的情况
	3. 家庭的自我保健行为
家庭资源	1. 家庭内部资源（如经济来源、医疗保险、情感、道德观念、信息和教育支持等）
	2. 家庭外部资源 （1）家庭周围社会支持性团体（如邻里、志愿者和家政服务部门等） （2）社会保障设施（如社区卫生服务中心、居民委员会、养老院、医疗保险机构等）
家庭与社会的关系	1. 家庭与亲属、社区和社会的关系
	2. 家庭成员对社区的看法
	3. 家庭利用社会资源的情况及能力
家庭应对和处理问题的能力与方法	1. 家庭成员对健康问题的认识（如对疾病的理解和认识等）
	2. 家庭成员间情绪上的变化（如不安、压力反应等）
	3. 家庭战胜疾病的决心
	4. 家庭应对健康问题的方式（如接受、逃避、角色调整与转变、有效利用社会资源等）
	5. 生活方式调整（如饮食、睡眠、作息时间等）
	6. 家庭的经济应对能力
	7. 对家庭成员身心健康的影响（如疲劳、失眠、精神压力等）
	8. 家庭成员的照顾能力

（二）评估常用工具

家庭护理评估常用工具包括家系图、APGAR 家庭功能评估表和社会支持量表等。

1. 家系图（genogram） 家系图是以家谱的形式展示家庭疾病史及家庭成员的相互关系。社区护士根据家系图能够迅速了解家庭基本情况；识别及判断家庭中的危机因素及高危人员；对患者进行管理，指导其改变生活方式。

家系图常包含三代人或三代以上，不同性别、角色、关系用不同符号表示（图 3－2，图 3－3）。同代人从左开始，根据年龄大小从左到右排列。每个成员符号旁可标注年龄、婚姻状况、出生或死亡、患病情况，也可以根据需要标注家庭成员的职业、文化程度、家庭决策者、家庭重要事件及主要健康问题等。

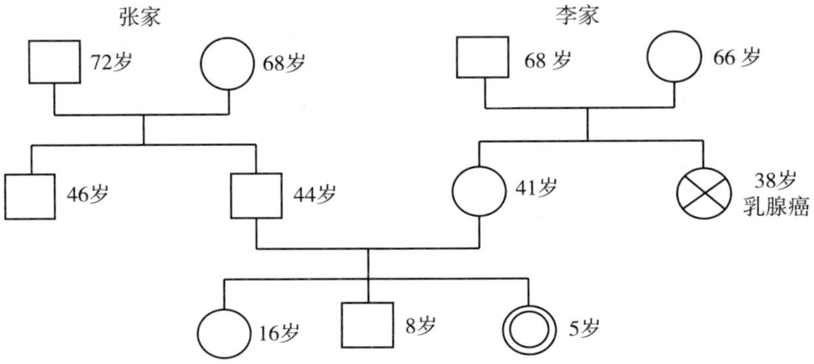

图 3－2 家系图

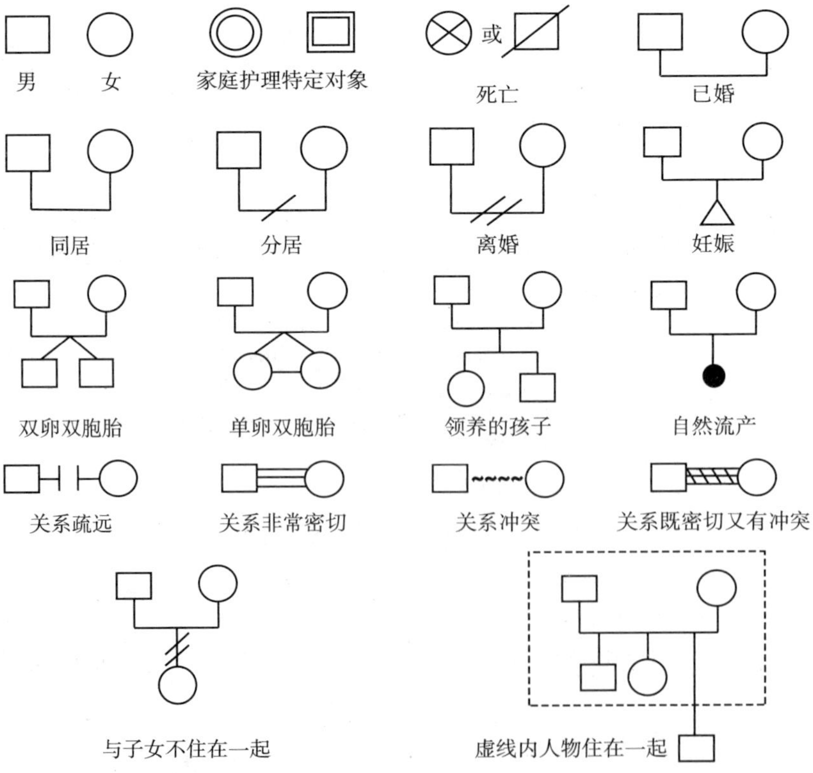

图 3－3 家系图常用符号

2. APGAR 家庭功能评估表　又称家庭关怀度指数测评表，1978 年，斯密克汀（Smilkstein）设计了监测家庭功能的主观评价问卷，适用于初次家访对家庭功能的简单了解。问卷共 5 个题目，每个题目代表 1 项家庭功能，其含义如下。①适应度（adaptation）：指家庭在发生问题或面临危机时，家庭成员对于内在或外在资源的运用情形。②合作度（partnership）：指家庭成员对家庭问题共同作出决策的情形。③成熟度（growth）：指家庭成员互相支持而趋向于身心成熟与自我实现的情形。④情感度（affection）：指家庭成员彼此之间的相互关爱的情形。⑤亲密度（resolve）：指家庭成员对各种资源的共享情形。APGAR 家庭功能评估表由于回答问题少，评分容易，可以粗略、快速地评价家庭功能，适宜在社区工作中使用（表 3－3）。

表 3－3　APGAR 家庭功能评估表

	经常（2 分）	有时（1 分）	几乎从不（0 分）
1. 当我遇到问题时，可以从家人处得到满意的帮助（适应度）	□	□	□
2. 我很满意家人与我讨论各种事情以及分担问题的方式（合作度）	□	□	□
3. 当我希望从事新的活动或发展时，家人都能接受且给予支持（成熟度）	□	□	□
4. 我很满意家人对我表达感情的方式以及对我情绪（如愤怒、悲伤、爱）的反应（情感度）	□	□	□
5. 我很满意家人与我共度时光的方式（亲密度）	□	□	□

注：0～3 分，家庭功能严重障碍；4～6 分，家庭功能中度障碍；7～10 分，家庭功能良好。

3. 社会支持量表　由肖水源等编制，包括主观支持、客观支持和社会支持的利用度 3 个维度，10 个条目。评估计分：第 1～5、8～10 条为单选，每项从无到全力支持分别计 1～4 分；第 6、7 条如回答“无任何来源”则计 0 分，否则回答有几个来源则得几分。量表的总分在 12～66 分之间，总分即 10 个条目的计分之和。得分越高表示获得的社会支持越多，说明社会支持水平越高。若总分≤33 分为低水平的社会支持，33～45 分为中等水平的社会支持，>45 分为高水平的社会支持。该量表被广泛使用，具有较好的信效度，其重测信度为 0.92，各条目的内在一致性信度在 0.89～0.94，适合我国人群使用。

（三）评估注意事项

1. 从家庭成员中获得有价值的资料　社区护士收集家庭成员相关信息时，首先要与家庭成员建立信任关系，在此基础上，可以发现和挖掘家庭的深层次问题，全面收集家庭成员的相关信息。

2. 收集的资料要全面　运用多种方法收集资料，观察法和交谈法是收集资料的主要方法。利用观察法，主要收集家庭环境和家庭成员间的沟通状况；利用交谈法，与家庭成员进行交流，了解家庭成员的健康状况、家庭整体状况和家庭成员间的关系等。收集资料时，除收集患者（或存在健康问题的家庭成员）及其他家庭成员相关资料外，还要注意收集与家庭功能、家庭发展阶段、家庭环境、患者与家庭成员间的关系、家庭与社会的关系及家庭利用资源状况等相关资料等。

3. 准确收集资料，作出判断　社区护士要正确分析资料，判断家庭健康问题，认识家庭的多样性，不要主观地用自己的价值观去收集资料。应利用专业知识，站在对方的立场明确家庭存在的问题。

4. 随时收集资料和修改计划 社区护士收集信息和修改护理计划是一个动态的过程。由于家庭成员的状况不是一成不变的，所以护士收集到的资料仅仅是其中的一部分。因此，要注意随时收集新的信息，及时修改家庭护理计划。

5. 充分利用其他医务工作者收集的资料 充分利用其他医护人员收集的资料，如医院的体检记录、病历记录或社区居民的健康档案等，以便全面客观地掌握家庭成员的健康状况。

二、家庭照顾者评估

家庭照顾者（family caregivers）是指在家庭中负责照顾家庭成员的人，通常是最亲密的亲属，如父母、配偶或子女。家庭照顾者在家庭健康管理中扮演着非常重要的角色，他们需要承担许多责任，包括照顾家庭成员的日常生活、管理家庭成员的健康状况、提供情感支持和安慰等。家庭照顾者评估是为解决照顾问题而收集主、客观资料的过程。

（一）评估内容

主要从以下几个方面对家庭照顾者进行护理评估。

1. 一般资料评估 家庭照顾者的基本资料，如姓名，性别、年龄、家庭成员、家庭角色、职业、文化程度、婚姻状况、宗教信仰、家庭收入、与照顾者的关系等；生活习惯，如饮食、睡眠、锻炼、家务情况等；其他，如经济状况、照顾时长、照顾意愿等。

2. 照顾需求评估 评估家庭成员需要的照顾类型和程度，包括日常生活照顾、心理支持、医疗服务、信息支持、交通等方面的服务需求。

3. 照顾能力评估 评估家庭照顾者在照顾家庭成员方面的能力，如日常生活照顾能力、疾病管理能力、安全保障能力、照顾知识及技能学习能力、获取社会照护资源能力等。

4. 照顾者健康状况评估 评估家庭照顾者的身体健康状况，如是否有慢性非传染性疾病、传染病等；心理状况，如焦虑、抑郁等心理问题，积极感受与情绪、死亡焦虑、不确定感、病耻感、希望水平、抗逆能力等。

5. 社会支持评估 评估家庭照顾者所获得的社会支持情况，包括家庭、朋友、社区等提供的支持和帮助。

6. 照顾环境评估 评估家庭照顾者所处的环境状况，如家庭卫生、居住条件、环境安全等。

（二）评估常用工具

1. 照顾能力测量量表（family caregiver task inventory，FCTI） 该量表是 1983 年由国外学者 Clark 及 Rakowski 编制的，被翻译成多个语言版本，主要在心脑血管和慢性呼吸系统疾病患者的照顾者中广泛应用。2001 年，李丽棠等学者将该量表翻译成中文，量表有 5 个维度，25 个条目，包括适应照顾角色（条目 1～5）、应变需要及提供协助（条目 6～10）、处理个人情绪（条目 11～15）、评估家人及社区资源（条目 16～20）、调整生活及满足照顾需求（条目 21～25）。每个条目选项分为不困难（0 分）、困难（1 分）、非常困难（2 分），总分 0～50 分。分数越高，说明家庭照顾者照顾患者时遇到的困难越多，照顾能力越低。该量表的 Cronbach's α 系数为0.93，重测信度为0.887，是理想的评估工具。使用 FCTI 可以帮助研究人员和医护人员了解照顾者在照顾过程中的能力和困难，从而为照顾者提供更好的支持和资源，提高照顾质量和照顾者的生活质量。同时，FCTI 也可以用于评估干预措施的效果，如培训、支持或资源提供等。

2. 照顾者积极感受量表（positive aspects of caregiving，PAC） 该量表是2004年由美国学者 Tarlow 编制，用于评价照顾者积极感受，2006年由中国学者张睿等引入并汉化。该量表包括两个维度——自我肯定和生活展望，共9个条目，采用 Likert 5级评分法，1～5分分别代表“非常不同意～非常同意”，各维度得分之和为总分，总分9～45分，得分越高表示照顾者积极感受程度越高。该量表 Cronbach's α 系数为0.90，具有较好的信效度，已被应用于脑卒中、癌症、失能老年人照顾者积极感受的测量。通过评估照顾者的积极感受，可以帮助医护人员了解他们的需求和情绪状态，并采取适当的措施来提高他们的工作效率和生活质量。此外，了解照顾者的积极感受还可以为照顾者和家庭提供支持和资源，帮助他们更好地应对照顾工作的挑战。

3. 照顾者反应评估量表（caregiver reaction assessment，CRA） 该量表是1992年由 Given 等研制的，用于评估癌症、脑卒中及精神障碍等多种慢性病患者照顾者。该量表共24个条目，包含时间安排受打扰、家庭支持缺乏、健康问题、经济问题和自尊5个维度。采用 Likert 5级评分法，1分代表非常不同意，5分代表非常同意，其中自尊维度得分越高，照顾者的负担越轻；其余4个维度得分越高，照顾者的负担越重。2007年，楼妍对 CRA 进行汉化形成中文版，中文版 CRA 的 Cronbach's α 系数为0.60～0.82，折半信度为0.736，其信效度没有源量表理想。邓本敏对中文版 CRA 进行修订，并进行测评，显示 Cronbach's α 系数为0.838，分半信度为0.879，结构效度较好，内部一致性得到改善，具有较好的信效度。CRA 对照顾者负担的评估较全面，可同时测量照顾者正性和负性经历，成为该量表区别于其他照顾者负担量表的重要特征。通过使用 CRA 量表，研究人员和医护人员可以了解照顾者在照顾过程中的负担和压力情况，以及他们的积极和消极感受。

4. Zarit 照顾者负担量表（Zarit caregiver burden interview，ZBI） 该量表是20世纪80年代由 Zarit 等结合临床与护理负担测量理论开发的。ZBI 主要用于评价照顾者感受到的照料负担及其影响因素，包括照料者经常提到的影响其健康、经济、社交、与被照料者的关系问题。该量表目前广泛使用的版本共22个条目，包括照顾者健康情况、精神状态、经济、社会生活4个维度。每个条目分值是0～4分，总分为21～40分表示无负担或轻度负担，41～60分表示有中到重度负担。2006年，国内学者王烈等将 ZBI 译制为中文版，中文版量表信效度较好。该量表不仅涉及照顾者的身体和社交负担，还涉及心理和经济负担，全面评估照顾者的负担，是目前国内研究者使用最多的一个量表。大量研究证明 ZBI 总分与照料者身心健康、活力和社交功能呈显著负相关。

（三）评估注意事项

1. 建立信任关系 社区护士与照顾者建立信任关系是非常重要的，这有助于获得更准确的信息，并且让照顾者感到舒适和安全，感受到被关心和支持。

2. 了解文化背景 社区护士对不同文化背景的照顾者应有足够的了解，避免因文化差异导致误解或偏见。

3. 评估方法要恰当 有意识地运用多种方法收集资料。收集资料时充分考虑被照顾者所患疾病、病情进展、配合程度，以及家庭照顾者的照顾能力、照护素养、精神健康状况等，选择合适的评估方法。

4. 认识到照顾者所患疾病差异 社区护士对家庭照顾者进行评估时，应充分认识到被照顾者所患疾病的差异，被照顾者疾病、病情进展对家庭照顾者的身心均有很大影响。

5. 提供支持和反馈 社区护士在评估照顾者过程中，如果发现照顾者需要支持或资源，应提供相应的帮助和建议，帮助照顾者提高照顾技能和应对策略。

知识拓展

智慧家庭健康管理 PDMA 循环方法学

PDCA（plan，do，check，action）是程序化、科学性的质量管理方法。基于质量管理 PDCA 理论及健康管理的健康监测、健康评估、健康干预等方法，可以将智慧家庭健康管理的方法学定位为以 PDCA 方法学为参考，以家庭成员（个体）为管理对象，按照以下步骤，开展家庭（个人）健康管理。

（1）健康目标和计划（planning）：制定家庭（个人）健康管理目标、实施计划（干预措施）。

（2）健康计划执行（do）：通过家电、家居、家用医疗器具等设备辅助实施。

（3）健康监测（monitoring）：通过家电、家居、家用医疗器具等设备对健康信息进行监测。

（4）健康评估（assessment）：家庭医生、健康管理师进行健康评估，根据健康评估结果进行下一阶段的健康管理目标、计划、干预措施，进入下一个循环。

家庭健康管理 PDMA 循环方法通过以上过程的循环，持续改进人的健康水平，实现人、家庭健康的全人全过程全生命周期管理。

第四节　家庭访视

通过家庭访视，社区护士可以了解居民健康状况，建立家庭健康档案。开展有针对性的家庭护理、健康教育、保健指导等服务。

一、家庭访视概述

（一）家庭访视的概念

家庭访视（home visit）简称家访，是为了维持和促进个人及家庭健康，在服务对象的家里，进行有目的的护理服务活动，是开展社区护理的重要工具。

（二）家庭访视的目的

1. 协助家庭发现健康问题及其影响因素 在家庭环境中对家庭的结构、功能、资源、环境、家庭成员的健康观和行为进行评估，确定家庭健康问题及影响家庭健康的相关因素，并且寻求在家庭内解决问题的方法。

2. 为居家患者提供各种必要的护理服务 消除家庭环境中的不安全因素、致病因素，确保家庭环境的健康，充分发挥家庭功能，促进患者的康复及提高其生活质量。

3. 协助家庭发挥正常的家庭功能 调动家庭成员的积极性，促进家庭成员的正常生长发育，并提供有关健康促进和疾病预防的健康知识，提高家庭保健的意识和能力。

4. 建立良好的信任关系 社区护士在访视对象熟悉的家庭环境中与其充分交谈，双方建立良好的信赖关系，有助于家庭访视的顺利进行，促进有效利用支持系统。

（三）家庭访视的种类

按照访视目的、对象和内容的不同可将家庭访视分为：预防保健性家访、评估性家访、连续照顾性家访和急诊性家访。

1. 预防保健性家访（preventive care home visit） 目的是进行疾病预防、日常保健指导，提高家庭成员保健知识水平及自我健康管理能力，主要用于妇幼保健性家庭访视。

2. 评估性家访（evaluation home visit） 对访视对象的家庭进行评估，主要用于有健康问题或家庭危机的患者、年老体弱者或残疾人的家庭。

3. 连续照顾性家访（continuous home visit） 为患者提供连续性的照护，通常定期进行，主要用于慢性病患者、需要康复护理的患者、失能老年人等。

4. 急诊性家访（emergency home visit） 处理家庭临时和紧急情况，针对有突发健康问题、需提供临时护理服务或紧急救护的家庭，如外伤、家庭暴力等。

二、家庭访视的程序

家庭访视的程序包括访视前、访视中、访视后三个阶段。

（一）访视前

社区护士在访视前应确定家庭访视的对象及优先次序，对访视家庭进行初始评估，制订家庭访视计划，联络被访家庭，准备家庭访视的用品，安排访视路线。

1. 确定访视对象及优先次序

（1）健康问题涉及人数较多的家庭：需要安排优先访视家庭成员存在影响人数多的健康问题，如传染病；如不及时访视，会影响更多人的健康，如肺结核、甲型肝炎等。

（2）对生命有严重影响的患者：需要优先访视有生命危险的患者，如社区中有外伤出血患者的家庭，并且积极配合急救或协助送医院治疗。

（3）容易产生后遗症的疾病：疾病的后遗症会造成家庭和社会的负担，如脑卒中等患者出院后仍需要康复锻炼指导，应优先访视，安排具体的家庭护理计划及措施。

（4）有时间限制的家庭：需要安排优先访视有时间限制的家庭，比如，妇幼保健的医生或护士需要对建卡产妇（产后 1 周内）及新生儿进行全面评估，并提出保健指导。

2. 了解访视对象及其家庭情况 查询访视对象的健康档案，对访视对象进行初步评估，了解其生理状况、心理状况、健康行为及家庭成员健康状况、可利用的资源等，分析影响访视对象健康的相关因素，制订或调整家庭访视计划。

3. 确定访视目的和目标 社区护士在访视前需要先确定访视目的，再制订具体的访视计划。在第一次访视前，需要全面了解访视对象的健康状况、家庭环境，熟悉访视家庭成员的整体情况。对家庭做连续性管理时，要列出具体的目标，经过一段时间的管理后，进行效果评价，明确是否需要制定新的措施，以及是否需要继续管理或者是否可以结束现阶段方式。

4. 准备访视物品 访视所需物品应按访视目的和家庭可利用的物品情况进行准备。访视物品包括如下两类。

（1）基本物品：社区护士的家庭护理包内应配备基本物品，并在每次访视结束后及时消毒和补充，如常用体检工具（体温计、血压计、听诊器、血氧饱和度监测仪、血糖仪、手电筒、量尺）、常用消毒物品和外科器械（酒精、棉球、纱布、剪刀、止血钳）、隔离用物（消毒手套、一次性隔离衣、口罩、帽子）、常用药物及注射用具、记录单和健康教育材料等。

（2）需增设的访视物品：每次家访前还应根据具体的访视目的增设访视物品，如对糖尿病患者进行饮食指导时应携带食品交换份手册等。

5. 联络被访家庭 社区护士一般通过电话联系被访家庭，在电话中介绍自己的姓名、工作单位、本次访视的目的和主要内容，确认访视家庭的具体地址，并与访视对象协商访视时间。

6. 安排访视路线 社区护士应根据访视家庭地址的远近、问题的严重情况安排一天内的家庭访视路线。社区护士在家庭访视前还需要在访视机构留下访视安排、访视时间、被访视家庭住址、路线、联系方式，以备遇到特殊情况时，访视机构知晓访视护士去向，能及时联系访视护士。

（二）访视中

家庭访视包括初次访视和连续访视。初次访视主要目的是了解服务对象的健康状况、生活习惯、家庭环境等基本信息，以便为后续的连续访视和健康管理提供基础资料。在初次访视中，医护人员需要对访视对象进行全面的健康评估，包括身体状况、心理状况、社会支持系统等方面，并为其制订个性化的健康管理计划。连续访视则是根据访视对象的健康状况和需求，定期或不定期地进行随访，以监测其健康状况的变化，并根据需要及时调整健康管理计划。

1. 建立关系 社区护士在初次访视时应进行自我介绍、解释访视目的、所需时间。访视过程中，社区护士应尊重访视家庭的交流方式、文化背景，发挥访视对象家庭的主观能动性，多给予鼓励，并以诚恳的态度与其讨论家庭存在的健康问题。

2. 现场评估 包括访视对象评估、家庭成员评估、环境评估、社区资源评估等。通过评估了解家庭实际存在的健康问题，发现新的健康需求，必要时调整访视计划。如社区护士在初步评估时了解到某个慢性阻塞性肺疾病患者的饮食结构不合理，需要对其进行饮食指导，但是通过现场评估发现该患者家庭氧疗存在误区，因此社区护士应及时调整访视计划，为其进行家庭氧疗方面的健康教育和指导，同时进行饮食指导。

3. 实施家庭护理 家庭护理的内容：①为访视对象提供直接的护理；②对家庭成员进行健康教育及技能指导；③指导家庭充分利用家庭内外部资源；④为家庭成员提供情感支持，给予安慰和鼓励；⑤指导家庭各成员的行为与家庭的目标和活动协调一致。

4. 简要记录 访视结束时应简要记录评估资料、实施的护理措施，记录时应注意仅需要记录重点内容，同时兼顾与访视对象的交流。

5. 结束访视 访视结束时，社区护士应与访视对象一起对本次访视进行分析总结，共同决定是否需要下次访视及下次访视的目的、内容及时间。离开访视家庭时，社区护士应告知访视对象访视者的联系电话、工作地点等信息，以方便联系。

（三）访视后

1. 物品的消毒与补充 访视结束回到社区卫生服务中心或服务站点后，对使用过的物品进行消毒、灭菌处理；并且及时补充访视包内的物品。

2. 访视记录及评价 社区护士在访视对象的健康档案中整理和补充访视记录，包括访视对象的评估结果、存在的健康问题、健康护理资源、护理措施、护理效果、注意事项等。分析和评价家庭护理效果和护理目标达成情况。

3. 修改访视计划 根据访视获取的护理资料，对家庭的健康问题、护理目标、护理措施进行修改和补充，以便制订下一次访视计划，提高访视效果；若访视对象的健康问题已解决，可停止访视。

（四）家庭访视的注意事项

1. 着装得体 服装整洁，佩戴工作牌，表明社区护士身份。

2. 态度稳重 在访视过程中，社区护士的表现应该亲切自然，表现出对访视家庭的尊重和关心。

3. 事先预约 在访视前应与家庭事先预约，确保访问时家庭成员都在家，避免造成不必要的麻烦，并再次核对访视时间。

4. 建立合作关系 尊重访视对象，保守访视家庭的秘密，鼓励访视对象积极参与访视工作，给予其充分的自主性。不可擅自为家庭作出决策或干涉访视家庭内部事务。

5. 灵活应变 根据现场收集的资料作出决策，充分利用家庭和社会资源，必要时及时调整计划。

6. 访视时间 一般在1小时以内，尽可能选择家庭成员都在的时候进行访视，应避开访视家庭吃饭时间和会客时间。

7. 明确收费 社区护士要明确告之访视对象相关收费项目及其标准，不直接参与收费，也不应该接受礼金和其他形式的费用。

8. 详细记录 在访视时应对收集到的主、客观资料内容当场进行记录，只记录重点内容，避免为了记录而忽略与访视对象的谈话，并将提供的护理支持和指导的内容也记录在家庭记录本中。

9. 签订协议 家庭访视前，社区卫生服务机构应与被访家庭签订家庭访视协议，以明确双方的责任与义务。协议包括问题、目标、计划、责任、期限、措施及评价等内容。

10. 确保安全 在访视过程中，应始终注意访视对象的安全，同时也应保护自身的安全。

第五节 居家护理

居家护理是一种有组织的照料方式，主要针对居家的需要照顾的人提供服务，从而保持他们的舒适感和独立性。居家护理不仅涉及医疗护理，如定期监测健康状况、按时用药等，还包括生活照护，如协助日常起居、个人卫生等。另外，居家护理也强调对被护理者的心理和社会需求的关注。

一、居家护理的概念

居家护理（home care nursing）是在有医嘱的前提下，社区护士直接到服务对象家中，应用护理程序，为服务对象提供连续的、系统的基本医疗护理服务。

二、居家护理的目的

居家护理的目的是满足不同患者的医疗护理需求，使卫生资源得以合理应用，有效降低住院费用，减轻照护负担，增进患者及家属的安全感。同时，居家护理也是缓解老龄化社会矛盾的有效措施之一。我国现阶段居家护理的主要目的如下。

1. 为患者提供系统、连续的治疗和护理，使患者在出院后仍能获得专业的护理服务，促进其病情的稳定和康复。

2. 提升老年人的自我照顾及自主生活能力，确保老年人安全舒适，维护老年人的自尊。通过专业的护理服务，帮助老年人在家庭环境中保持独立自主的生活方式，延缓功能衰退，提高生活质量。

3. 降低再住院率及急诊就诊频率，减少医疗费用，减轻家庭的经济负担。

4. 通过居家护理服务的实践和研究，拓展专业工作领域，推动护理学科的不断进步和完善，满足社会日益增长的居家护理需求。

三、居家护理的对象

1. 需要护理的居家慢性病患者 是目前居家护理的主要服务对象，如高血压、冠心病、糖尿病、慢性阻塞性肺疾病、慢性心力衰竭、慢性肾衰竭患者等。居家护理可以提供定期的健康监测、用药指导、生活方式调整建议等服务，帮助患者控制病情，提高生活质量。

2. 需要康复锻炼指导的功能障碍者 经过住院治疗后，病情已稳定但需要继续康复的患者，如脑卒中恢复期、骨折后患者等。居家护理可以提供康复指导、功能锻炼、辅助器具使用指导、生活环境改造建议等服务，促进患者的康复进程。

3. 需要短期阶段性护理的患者 出院后病情稳定但仍需治疗或康复的患者，如术后、外伤需要换药、拆线的患者；出院后仍需要支持治疗、护理的患者等。居家护理可以提供换药、管道护理、用药护理等。

4. 重症晚期居家患者 针对生命末期患者，如晚期肿瘤、老年失智症晚期等患者，居家护理可以提供症状控制、心理支持、生活护理等。

四、居家护理的内容

（一）日常生活护理

居家日常生活护理是一项综合性的工作，需要关注服务对象的身心健康、生活起居和环境卫生等多个方面。通过提供全面、细致的护理服务，帮助服务对象保持健康、舒适的生活状态。

1. 环境　要注意室内温度、湿度、通风情况，周围环境卫生、噪声等，保持居家环境清洁、安全，以利于居家患者的康复。

2. 饮食　合理的饮食指导是居家护理的重要内容。社区护士需要根据服务对象的身体状况和营养需求，制订合理的饮食计划，保证食物多样，营养均衡。对于有特殊饮食要求的人，如糖尿病患者、尿毒症患者等，要遵循医嘱进行饮食调整。

3. 睡眠　指导患者及家属创造舒适、安静的睡眠环境，调整合适的房间温度，让环境更加适合入睡；建立规律的睡眠时间，睡前放松身心，提高患者睡眠质量。对睡眠障碍者，除合理安排日间活动和非药物干预外，也可指导适当使用药物。

4. 个人卫生　指导家属或协助患者做好定期洗澡、洗头、剪指甲等；定期刷牙、漱口，注意口腔卫生，定期清洗衣物与被褥等，保持患者身体清洁与舒适。

5. 体位　体位护理是居家护理中重要部分，特别是对于长期卧床或活动受限的患者。对长期卧床的患者，指导照护者要定期变换体位，采取各种措施预防压疮、感染等并发症。对活动受限的患者，指导或协助患者保持良好的体位，保持机体的功能。

（二）治疗性护理

1. 一般身体检查与评估　如测量体温、呼吸、脉搏、血压、血糖、血氧饱和度及病情评估、健康问题的确立等。

2. 伤口护理　主要针对人工造口、糖尿病足、压疮、外伤及其他原因所致的伤口护理。居家伤口护理需要注意清洁、止血、消毒、换药、包扎等方面。同时，要密切观察伤口的愈合情况，如有异常应及时就医。

3. 各种导管护理　主要针对在家中接受治疗并需要使用各种管道的患者，如鼻胃管、尿管、气管切开管、造瘘管等的更换及护理。居家患者管道护理需要注意保持管道通畅、定期更换和清洁等方面。

4. 各种注射及用药　社区护士遵医嘱用药主要包括皮内、皮下、肌内等注射；另外，指导患者及家属遵医嘱使用口服药物，告知其注意事项及不良反应。

5. 各种标本采集及送检　社区护士遵医嘱采集患者的标本，如采集血、尿、大便、痰标本并及时、按要求送检。

6. 其他常用护理操作技术　如吸氧、雾化吸入、体位引流、小量灌肠、会阴冲洗、膀胱训练等。

（三）居家康复指导

根据患者的病情进行针对性的康复锻炼指导，防止残障进一步加重，预防并发症的发生。对生活不能自理者，指导患者进行生活自理能力训练，如穿衣、进食、洗漱、做简单家务等。根据不同疾病给予针对性的康复指导，如慢性阻塞性肺疾病的患者进行呼吸功能锻炼、排痰功能训练等；脑卒中恢复期患者进行肢体功能锻炼、生活自理能力指导，并且提供居家环境改造指导。

（四）心理护理

居家护理人员在家庭环境中为患者及家属提供心理关怀和护理。需要关注患者及家属的情感需求、提供情绪疏导和信息支持；营造良好的家庭氛围，促进家庭成员之间的交流和互动，增进彼此的感情，共同面对困难。根据患者的实际情况，鼓励他们参与一些社交活动，如与朋友聊天、参加社区活动等。这有助于他们拓展社交圈子，获得更多支持和帮助。

（五）应急救护指导

社区护士向患者和家属介绍患者的病情及可能发生的紧急情况、先兆表现；指导患者家属在家庭环境中，面对突发状况或紧急情况时，如何迅速采取正确的应急救护措施。如对冠心病心绞痛患者，应告知患者及家属急性心肌梗死的先兆表现、处理方法及心肺复苏方法等。同时，建议家庭成员定期参加急救培训课程，提高居家自救互救能力。

（六）安宁疗护

为疾病终末期患者在家庭环境中提供身体、心理、精神等方面的照料和人文关怀等服务，以提高患者的生命质量，帮助患者舒适、安详、有尊严地离世。这种服务模式强调以患者和家属为中心，居家安宁疗护主要提供的照护服务主要包括症状控制、舒适护理、心理支持、家属支持等。居家安宁疗护需要由专业的医疗团队、社工、志愿者等多方共同参与，确保患者和家属在生命的最后阶段得到全面的支持和关爱。在我国，随着老龄化进程的加快和医疗观念的转变，居家安宁疗护正逐渐受到重视和推广。

（七）为照顾者提供支持

由于长期照顾患者，这些照护者通常承担着繁重的照顾任务，可能面临身体、心理和经济上的压力。社区护士应对照顾者提供多方面的护理咨询服务，提高照顾者的知识与技能，并且提供心理支持、社会支持、喘息服务等，从而缓解照顾者的负担，提高照顾质量。

五、居家护理的形式

居家护理是适应社会需求的一种社区护理工作方法，居家护理主要有两种形式，即家庭病床和家庭护理服务中心。另外，互联网 + 护理服务也是未来居家护理发展的趋势。

（一）家庭病床

家庭病床（hospital bed at home）服务是指对需要连续治疗，但是因本人生活不能自理或行动不便，到医疗机构就诊确有困难，需要依靠医护人员上门服务的患者，在其家中设立病床，由社区医护人员定期查床、治疗、护理，并且在特定病历上记录服务过程的一种卫生服务形式。

1. 发展历程 我国的家庭病床服务起源于 20 世纪 50 年代的天津，随后很快普及到全国，后由于多种原因未能很好坚持。直至 1984 年卫生部将建立家庭病床作为一项城市医院改革措施，制定了家庭病床暂行工作条例，召开了家庭病床会议，家庭病床在全国范围内才得以再一次蓬勃发展。2010 年，上海市发布全国第一个家庭病床地方标准《家庭病床服务规范》，随后，北京、广东、杭州、黑龙江等地也相继发布了家庭病床的服务规范。

2. 机构设置 目前家庭病床的机构设置主要为在社区卫生服务中心设置家庭病床科（组），由基本医保承担费用或个人承担。

3. 收治对象 ①老年病、常见病、多发病及病情适合在家中治疗、护理的患者；②病情较重但尚不需住院的患者；③出院后处于恢复期仍需治疗、护理的患者；④肿瘤晚期需要减轻疼痛及支持治疗的患者；⑤一切适合在家中治疗、护理的慢性疾病患者。

4. 服务流程和项目　家庭病床的建立：通常由患者家庭提出要求，由所在社区卫生服务中心临床医生确诊建立，患者或其家庭成员到家庭病床科（组）登记，由科（组）安排社区医生上门建立家庭病床病历并制订治疗方案，确定上门查治计划，社区护士遵医嘱对患者进行连续、系统的护理服务。

家庭病床服务项目有生命体征监测、测血糖、实验室检查标本采集、肌内注射、换药、氧疗、鼻饲、导尿、灌肠、留置管道护理、压疮护理、口腔护理、会阴护理、心电图检查、康复训练、心理护理、服药指导、开展中医护理技术等。

（二）家庭护理服务中心

家庭护理服务中心（family nursing care center）是为家庭中需要护理服务的人提供护理的机构。美国称之为家庭服务中心，日本称之为访问护理中心。国际发达国家正积极推广和使用这种方式，是居家护理的发展方向。

1. 机构设置　由社会组织、医院或者民间组织等设置。其经费独立核算，经费主要来源于护理保险机构，少部分由服务对象承担。

2. 工作人员　其工作人员固定，一般由主任 1 名、副主任 1 名、医师 1 ~ 2 名、社区护士数十名、护理员和家政服务员数十名、康复医师数名、心理咨询师 1 名、营养师 1 名组成。中心主任和副主任多数是由社区护士担任，有的地方由医师担任。护士是家庭护理服务中心的主体。

3. 服务方式　服务对象首先应到服务中心提出申请，服务中心接到申请后，由社区护士到申请者家中访视，进行评估。评估内容包括需要的护理服务、是否需要医师的诊查、家庭环境、是否需要心理咨询医师、康复医师、是否需要护理员进行生活护理、是否需要家庭护理员等。

（三）互联网 + 护理服务

互联网 + 护理服务（internet + nursing services）是指医疗机构利用在本机构注册的护士，依托互联网等信息技术，以“线上申请、线下服务”的模式为主，为出院患者、高龄、活动能力受限的居家人群提供的护理服务。这不仅可以有效缓解患者及家属的压力，还能减少并发症的发生，提高患者的生活质量。

1. 服务对象　重点对高龄或失能老年人、康复期患者和终末期患者等行动不便的人群提供护理服务。

2. 护士资质　提供“互联网 + 护理服务”的护士应当至少具备 5 年临床护理工作经验和护师以上技术职称，能够在国家护士电子注册系统中进行查询。有违反相关法律法规、不良执业行为记录的护士不得提供该服务。

3. 服务项目　包括常见临床护理，如吸痰护理、生命体征检测等；专科护理，如外周静脉置针的维护、经外周置入中心静脉导管维护等；中医护理技术，如耳穴压豆、穴位按摩等；居家康复，如脑卒中、骨科等医学康复和指导等。

无论是哪种形式的居家护理都需要满足以下条件，才能得到良好发展。①患者家中必须有能担负照顾责任的人，社区护士只是定期到家中进行护理和指导，24 小时的照护主要依靠患者自己和家属。②护理费用纳入相关保险，这是居家护理的基本保证。③有明确的经营方向和资源管理方法，使居家护理得到发展。④建立健全相关制度，要有明确的制度规定，如居家患者病情变化需要住院时住院的方法，需要继续治疗和护理的患者出院后获得居家护理的方法。

本章小结

思考题

1. 患者，男性，65 岁。诊断：脑出血。住院治疗半个月后出院。患者目前偏瘫，与老伴两个人一起居住，由老伴照顾，一个女儿在外地上班。社区护士小王近日要去患者家中进行访视，对患者及家庭进行全面评估。请结合患者情况提出该家庭护理评估的主要项目。

2. 查阅相关文献，运用一种家庭健康管理相关理论指导护理实践工作。

3. 举例说明居家护理的主要内容。

更多练习

（杨莉莉）

第四章　社区儿童和青少年保健

教学课件

学习目标

1. 素质目标

（1）具有专业素养和道德情操，能够以高度的责任感和使命感投入社区儿童和青少年保健工作中。

（2）具备良好的沟通能力和团队协作精神，在实际工作中能够与儿童、青少年及其家庭建立有效的沟通，共同促进其健康。

2. 知识目标

（1）掌握：儿童和青少年生长发育的基本规律和特征，了解不同年龄段儿童和青少年的生理和心理特征。

（2）熟悉：社区儿童和青少年保健的基本理论和原则，包括预防保健、健康教育、疾病预防等方面的知识。

（3）了解：国内外社区儿童和青少年保健的最新研究和实践成果。

3. 能力目标

（1）能够根据儿童和青少年的实际情况，制订个性化的保健计划和健康教育方案。

（2）能够运用所学的专业知识和技能，对儿童和青少年进行健康评估、疾病预防和康复护理等工作。

（3）能够与团队成员、儿童和青少年及其家庭进行有效合作，共同解决其在保健过程中遇到的问题。

案例

【案例导入】

在某社区，有一群活泼可爱的儿童和青少年，他们每天都在社区里玩耍、学习、成长。然而，随着生活节奏的加快和环境的变化，这些孩子面临着越来越多的健康问题，如营养不良、视力下降、心理问题等。为了帮助他们更好地成长，社区决定加强儿童和青少年保健工作，为孩子们提供全方位的保健服务。

【请思考】

（1）在实施保健计划的过程中，社区遇到了哪些挑战？社区应如何应对这些挑战？

（2）你认为社区在儿童和青少年保健方面还有哪些可以改进的地方？请提出你的建议。

【案例分析】

社区儿童与青少年保健工作对于他们的健康成长至关重要。保健工作旨在促进儿童与青少年的生长发育，预防疾病，提升他们的身体素质和生活质量。随着儿童与青少年健康问题的多样化，保健需求日益提高。这就需要增加保健投入，提高服务质量。还应加强健康知识普及，提升家长和儿童的健康意识。关注儿童与青少年的心理健康，为他们提供情感支持和心理指导。社区要与家庭及其他相关机构共同努力，为儿童与青少年的健康成长提供有力保障。

第一节　概　　述

社区儿童和青少年保健是一个极为重要且内容丰富的议题，它涵盖了从身体健康到心理健康，再到社会适应和整体生活质量提升的多个方面。这一保健体系不仅强调儿童与青少年身体的健康成长，通过定期体检、疫苗接种及针对特定年龄段的疾病预防，确保他们的身体发育得到充分的保障；同时，也关注他们内心的世界，通过心理咨询、心理健康教育等方式，帮助他们建立积极的心态，应对生活中的挑战和压力。此外，社区儿童和青少年保健还注重培养他们的社会适应能力，通过组织各类社会活动、提供团队合作的机会，让他们更好地融入社会，与他人和谐相处。

一、社区儿童和青少年保健的意义

社区儿童和青少年保健的意义重大且深远，它如同守护孩子们健康成长的坚固屏障，为他们的身心健康、疾病预防、生活质量提升及健康生活方式的培养提供了坚实的保障。首先，通过定期的健康检查和个性化的营养指导，社区保健机构能够确保孩子们获得充足的营养，促进他们身体的正常发育和成长。其次，保健机构还关注孩子们的心理健康，通过提供专业的心理咨询和辅导服务，帮助他们建立积极的心态和应对压力的能力，有效预防和应对心理问题。此外，社区儿童和青少年保健还注重疾病的预防和控制，通过普及健康知识、加强疫苗接种等措施，降低疾病的发生率和传播风险，为孩子们营造一个安全、健康的成长环境。最后，通过培养健康的生活方式和习惯，社区保健机构引导孩子们养成良好的饮食习惯、运动习惯等，为他们的未来健康和幸福生活打下坚实的基础。以下是对其意义的详细阐述。

（一）促进身心健康

通过定期的健康检查、生长发育监测和营养指导，社区保健机构在儿童和青少年成长的道路上发挥着至关重要的作用。这些细致入微的服务能够及时发现并解决孩子们在成长过程中可能出现的健康问题，为他们的身心健康保驾护航。定期的健康检查不仅关注孩子的身高、体重等生长指标，还涵盖视力、听力等多方面的健康评估，确保孩子身体各方面的发展都在正常范围内。生长发育监测则是对孩子成长过程的连续追踪，通过定期的数据记录和分析，保健机构能够及时发现生长异常或潜在的健康隐患，进而提供个性化的干预措施。营养指导也是社区保健机构的重要工作内容之一。根据孩子的年龄、生长发育状况和营养需求，保健机构会提供个性化的饮食建议和营养指导，确保孩子获得充足的营养，为他们的健康成长提供坚实的物质基础。通过这些服务，社区保健机构不仅关注孩子的身体健康，更致力于促进其全面发展。通过提供科学的健康指导，帮助孩子们养成健康的生活习惯，为他们的未来奠定坚实的基础。

（二）预防疾病

社区儿童和青少年保健工作始终将疾病预防与控制置于核心地位，不仅停留在口头宣传层面，更通过实际行动来降低孩子们的患病风险。保健机构积极普及疾病预防知识，通过健康讲座、宣传资料等形式，向家长和孩子们传授预防疾病的技巧与方法，增强他们的健康意识。同时，推广疫苗接种工作，确保每个孩子都能及时接种，建立免疫屏障，降低传染病的风险。此外，保健机构还开展丰富多彩的健康教育活动，通过互动教学，引导孩子们养成良好的卫生习惯和生活方式。这些措施的实施，有效减少了孩子们患病的机会，降低了疾病对他们学习和生活的影响，为他们的健康成长提供了坚实的保障，体现了保健机构对孩子们健康成长的深切关怀与责任担当。

（三）提高生活质量

社区儿童与青少年保健是提高他们生活质量的重要一环，涵盖身体健康、心理健康、社交能力及全面发展等多个维度。社区通过定期体检和健康教育，确保孩子们拥有强健的体魄；同时，设立心理咨询中心，开展多彩活动，关注他们的心理成长，帮助他们建立自信、缓解压力。此外，社区还组织各种集体活动，培养孩子们的社交能力，让他们在合作与分享中茁壮成长。更重要的是，社区注重孩子们的全面发展，不仅关注学业，更提供丰富的教育资源和实践机会，让他们在探索中创新，在实践中成长。这样的全方位保健，无疑为社区儿童与青少年打下了坚实的生活基础，让他们能够健康快乐地迈向未来，为社会的繁荣与进步贡献自己的力量。

（四）培养健康的生活方式和习惯

社区保健机构深知良好的生活习惯对儿童和青少年健康成长的重要性，因此积极提供专业的健康教育和指导，全方位助力孩子们养成健康的生活方式。在饮食方面，保健机构通过举办营养知识讲座、发放健康饮食指南等形式，向家长和孩子们普及科学饮食观念，推荐富含营养的食物，避免不良饮食习惯。在作息方面，社区倡导规律作息，提醒孩子们保持充足的睡眠时间，关注他们的心理健康，提供必要的心理支持和辅导。此外，社区还强调适量运动的重要性，鼓励孩子们积极参与体育锻炼和户外活动，培养他们的运动兴趣和习惯。通过这些措施，社区保健机构成功帮助儿童和青少年养成了良好的生活习惯，为他们的健康成长奠定了坚实的基础，让他们能够拥有更加健康、快乐的人生。

（五）加强社会支持与合作

社区儿童和青少年保健工作强调家庭、学校、社区等多方面的合作与支持。通过加强各方之间的沟通与协作，可以共同为儿童和青少年的健康成长创造更好的环境。这种合作模式也有助于提高社会对儿童和青少年健康的重视程度，推动相关政策的制定和实施。

社区儿童和青少年保健对于促进他们的身心健康、预防疾病、提高生活质量及培养健康的生活方式和习惯都具有重要意义。因此应该高度重视这项工作，为儿童和青少年创造一个健康、快乐、安全的成长环境。

二、我国儿童保健现状

我国儿童保健工作总体上呈现积极向上的发展态势，但仍面临着一些挑战。近年来，随着医疗技术的日新月异和保健知识的广泛传播，我国儿童健康状况得到了显著改善，总体发病率和死亡率均有所降低，儿童的生长发育状况也得到了积极改善。然而，不容忽视的是，儿童肥胖、营养不良、心理行为问题及视力、听力等感官问题依然较为突出。这些问题往往与不良的生活习惯、家庭教育方式及复杂的社会环境等多种因素紧密相连，需要进一步深入研究和积极应对。未来需要继续加强儿童保健工作，提升儿童健康水平，为他们的全面发展和健康成长创造更好的条件。

（一）儿童保健服务体系基本建立

我国已经建立了覆盖城乡的儿童保健服务网络，包括儿童保健门诊、社区卫生服务中心、妇幼保健院等机构，为儿童提供定期的健康检查、免疫接种、营养指导等服务。然而，由于地区间经济和医疗资源差异，儿童保健服务的质量存在明显差异，部分地区的服务水平还有待提高。

（二）儿童保健市场发展迅速

随着家长对儿童健康的重视程度不断提高，儿童保健品、营养品、康复疗养等市场得到了快速发展。然而，这也带来了一些问题，如部分家长盲目购买保健品、过度依赖营养补充等，对儿童健康造成了一定的影响。

（三）儿童保健知识的普及程度还有待提高

尽管政府和社会各界都在努力推广儿童保健知识，但仍有部分家长对儿童保健的重要性认识不足，缺乏正确的保健知识和方法。

我国儿童保健现状既有积极的一面，也存在一些挑战和问题。为了提高儿童保健水平，需要进一步加强儿童保健服务体系建设，提高服务质量；加强儿童保健知识的普及和教育，提高家长的保健意识和能力；同时，还需要加强市场监管，规范儿童保健产品和服务市场，确保儿童健康得到有效保障。

三、我国儿童保健取得的进展

儿童保健机构的建立和健全为儿童保健工作提供了坚实的基础。这些机构不仅为儿童提供了定期的健康检查和生长发育监测，还开展了各种形式的健康教育活动，提高了家长和儿童的健康意识。儿童保健队伍的发展也是推动儿童保健工作的重要因素。

计划免疫的普遍推广对于预防和控制儿童常见传染病起到了关键作用。通过广泛的疫苗接种，我国成功降低了多种传染病的发病率，保护了儿童的健康。同时，制定系列法律法规也为儿童保健工作提供了有力的保障。《中国儿童发展纲要（2021—2030 年）》和《中国妇女发展纲要（2021—2030 年）》等纲领性文件，明确了儿童保健工作的目标和任务，为政府和社会各界提供了行动指南。而《中华人民共和国母婴保健法》的颁布和实施，更是从法律层面保障了母婴的健康权益，推动了儿童保健工作的规范化、法制化进程。这些法律法规和纲要的制定和实施，不仅为儿童保健工作提供了政策支持和法律保障，还促进了社会各界对儿童保健工作的关注和参与，形成了全社会共同关心、支持儿童保健工作的良好氛围。

四、社区医务人员在儿童保健中的作用

社区医务人员作为儿童保健的坚实守护者，在儿童的成长道路上扮演着不可或缺的角色。他们不仅关注儿童的身体健康，更是致力于促进儿童全面、健康的成长和发育。在日常工作中，社区医务人员通过定期的健康检查，细心记录并分析儿童的身高、体重、头围等关键生长指标。他们还会认真观察儿童的运动协调性、语言表达能力及认知能力等发育情况，以便全面了解儿童的生长发育状况。这种全面的评估不仅有助于医务人员及时发现儿童可能存在的问题，也为他们制定个性化的干预措施提供了重要依据。

对于生长迟缓或发育异常的儿童，社区医务人员会给予更多的关注和照顾。根据每个儿童的具体情况，制定针对性的干预措施。例如，对于营养不良的儿童，医务人员会制订详细的营养补充计划，确保儿童获得足够的营养支持；对于运动能力较弱的儿童，他们会设计合适的运动训练方案，帮助儿童提高身体素质。这些个性化的干预措施旨在改善儿童的生长环境，为其健康成长创造更好的条件。

社区医务人员还会向家长普及儿童保健知识，指导他们如何科学喂养、合理锻炼、预防疾病等。通过与家长的紧密合作，医务人员能够更好地了解儿童的成长环境和生活习惯，为儿童提供更加全面、细致的保健服务。社区医务人员在儿童保健工作中发挥着至关重要的作用。他们用自己的专业知识和无私奉献，守护着每一个儿童的健康成长，为社会的未来注入更多的活力和希望。

五、儿童的健康教育及健康指导

健康教育作为社区医务人员肩负的重要职责，其深远意义不容忽视。社区医务人员通过普及健康知识，传授科学的育儿方法，能够极大地促进儿童及其家庭的健康福祉。在日常工作中，他们精心策划和组织多种形式的健康教育活动。定期举办的健康讲座，邀请专家深入浅出地讲解儿童健康知识，使家长们能够全面了解儿童生长发育的规律、常见疾病的预防措施及应急处理等方面的内容。此外，医务人员还制作并发放各类宣传资料，如健康手册和宣

传海报等，便于家长随时查阅和学习，进一步加深对健康知识的理解和应用。这些举措共同构成了社区健康教育的有力支撑，为儿童的健康成长和家庭的幸福安康奠定了坚实基础。

针对儿童的年龄特点和生长发育需求，社区医务人员会提供个性化的健康指导。他们会根据儿童的年龄、性别、体质等因素，制订合适的饮食计划，指导家长如何为孩子选择营养丰富、口感适宜的食物；他们还会教授家长如何帮助孩子养成规律作息的好习惯，保证充足的睡眠和休息；在口腔健康方面，医务人员会指导孩子正确刷牙、使用牙线等，预防口腔疾病。此外，社区医务人员还非常注重预防意外伤害的安全教育。他们会向家长和孩子讲解交通安全、防火防灾等基本知识，教育他们如何在紧急情况下保护自己和他人的安全。这些安全教育活动不仅增强了儿童的自我保护意识，也为家庭的和谐稳定提供了有力保障。

通过这些健康教育活动，社区医务人员不仅普及了健康知识，传授了科学的育儿方法，更重要的是增强了儿童和家长的自我保健意识，使他们学会了如何在日常生活中关注自己和家人的健康，提高了生活质量。

六、社区儿童和青少年常见病及多发病的预防保健

社区儿童和青少年保健工作，特别是常见病和多发病的预防保健，是一项至关重要的任务。为了确保他们的健康成长，社区需采取一系列综合性措施。

健康教育是基础。社区应定期举办针对儿童和青少年的健康讲座，邀请专家深入浅出地讲解生长发育规律、营养需求、疾病预防等方面的知识。同时，利用宣传栏、宣传册和新媒体平台，向家长和孩子们普及健康知识，提升他们的健康意识和自我保健能力

倡导健康生活方式是关键。推广适度的体育锻炼，组织丰富多彩的体育活动，引导他们积极参与，增强体质。此外，还要关注儿童和青少年的心理健康，提供必要的心理咨询和辅导服务。定期开展健康检查是预防疾病的重要手段。社区应组织儿童和青少年进行定期体检，及时发现并处理潜在的健康问题。对于发现的异常指标或疑似疾病，应及时转诊至专业医疗机构进行进一步检查和治疗。

加强疫苗接种工作也是必不可少的。社区应严格按照国家免疫规划要求，组织儿童和青少年进行疫苗接种，确保他们免受常见传染病的侵害。建立健康档案对于长期跟踪和管理儿童和青少年的健康状况具有重要意义。社区应为每个孩子建立健康档案，记录他们的生长发育、疾病史、家族史等信息，以便医生更好地了解他们的健康状况，制订个性化的预防保健方案。

七、统计和记录工作

社区医务人员在儿童保健工作中还承担着统计和记录的重要任务。他们负责建立和管理儿童健康档案，详细记录儿童的生长发育情况、患病史、预防接种等信息。通过对这些数据的统计和分析，医务人员可以及时发现和解决儿童的健康问题，为制定和调整儿童保健政策提供科学依据。同时，健康档案的建立也有助于医务人员对儿童的健康状况进行长期跟踪和监测，确保儿童得到持续的保健服务。

社区医务人员在儿童保健中发挥着至关重要的作用。他们通过促进儿童正常生长和发育、开展健康教育及健康指导、预防常见病和多发病以及做好统计和记录工作，为儿童的健康成长提供了坚实的保障。

第二节　儿童和青少年生长发育

儿童和青少年的生长发育是指从出生到青春期结束这一阶段，个体在身体、心理和社会适应等方面连续且复杂的变化过程。这个过程涵盖了多个层面的发展，不仅仅是身高和体重的增长，更包括器官功能的完善、心理认知的成熟及社会适应能力的提升。

儿童和青少年的生长发育是一个动态的过程，受到多种因素的影响，包括遗传、营养、环境、教育等。因此，应该关注并理解这一过程的特点和规律，为儿童和青少年提供适当的支持和引导，以促进他们的健康成长和发展。

一、儿童和青少年的生长发育分期

儿童和青少年的生长发育是一个既复杂又精细的渐进过程，它随着不同年龄阶段的推移而逐步展开，每个阶段都呈现独特的生理和心理发展特征。以下是各个生长发育阶段的详细扩展。

1. 胎儿期　这是从受精卵形成到儿童出生为止的时期，大约持续 40 周。在这个阶段，胎儿在母体内逐渐成形，各器官系统逐渐发育完善。从最初的受精卵分裂，到逐渐形成胚胎，再到胎儿的各个器官发育成熟，这一系列的过程都在母亲的子宫里悄无声息地完成。

2. 新生儿期　这个阶段自胎儿娩出脐带结扎时开始，一直持续到满 28 天之前。新生儿刚从母体中出来，需要适应新的环境，此时他们的生理功能尚未完全成熟，需要特别的照顾和保护。

3. 婴儿期　从胎儿娩出结扎脐带时开始，一直到 1 周岁之前。这一时期是儿童生长发育最迅速的时期，无论是身高、体重还是其他各项生理指标，都在迅速增长。此时的婴儿对世界充满好奇，他们通过触摸、听觉、味觉等感官来认识这个世界。

4. 幼儿期　从 1 周岁到满 3 周岁之前。在这一阶段，儿童的体格发育速度相对减慢，但智力发育却非常迅速。他们开始学会走路、说话，对周围的事物表现出浓厚的兴趣，喜欢模仿大人的行为。

5. 学龄前期　从 3 周岁到 6 岁入学前。此期儿童体格发育稳步增长，智力发育更加迅速。他们开始进入幼儿园，与更多的小朋友接触，学习简单的知识和生活技能。他们对世界的好奇心愈发强烈，喜欢提问、探索。

6. 学龄期　从 6 岁到青春期开始之前，一般女孩为 12 岁，男孩为 13 岁。在这一阶段，儿童的体格稳步增长，除生殖系统外其他器官的发育已接近成人水平。他们开始接受系统的学校教育，学习更加深入的知识和技能。

7. 青春期　一般女孩从 11 ~ 12 岁到 17 ~ 18 岁，男孩从 13 ~ 14 岁到 18 ~ 20 岁。这一时期是生长发育的最后一个阶段，也是最为关键的时期。此时，体格生长再次出现加速，生殖器官迅速发育成熟，第二性征逐渐显露。同时，他们的心理、情绪、行为也发生明显的变化，开始独立思考，形成自己的价值观。

二、儿童的生长发育

儿童的生长发育是一个连续的过程，从出生开始，经历了不同的阶段，每个阶段都有其特定的生长和发育特点。以下是关于儿童生长发育的详细介绍。

（一）生长

从生理角度来看，儿童的生长主要表现为身高、体重的增长及骨骼、肌肉等组织的发育。在婴儿期，儿童的生长速度最快，特别是在出生后的头几个月内，身高和体重都会迅速增长。随着年龄的增长，生长速度逐渐减缓，但仍然保持着一定的增长趋势。

除了生理方面的生长，儿童的生长发育还包括心理和社会方面的变化。随着儿童年龄的增长，他们的认知能力、情感表达和社交技能等方面也会得到发展。例如，儿童会逐渐学会语言交流、表达情感、解决问题和与他人建立关系等。

（二）发育

儿童在生长发育过程中，除了身体形态上的显著变化，更涉及身体功能的完善及心智、情绪、感情、能力等多方面的深刻变革。

首先，神经系统的发育是儿童早期成长中尤为关键的一环。神经系统是儿童感知世界、学习新知、形成记忆的基础。在婴儿期和幼儿期，儿童的神经系统迅速发育，大脑神经元的连接数量急剧增加，形成了丰富的神经网络。这使得儿童能够逐渐适应环境，学习新技能，并不断提升自己的感知和认知能力。

随着神经系统的发育，儿童的语言能力、社交能力、创造力等也逐渐显现并增强。他们开始能够用语言来表达自己的思想和情感，与周围的人进行交流和互动。同时，他们的好奇心和探索欲望也愈发强烈，开始表现出对周围事物的浓厚兴趣和创造力。

在学龄期和青春期，儿童的身体功能进一步得到完善，肌肉力量逐渐增强，身体协调性和灵活性也得到提高。这使得他们能够参与更多样化的活动和运动，进一步提升自己的身体素质和综合能力。

与此同时，儿童的情绪管理能力、自我认知等也在不断发展。他们开始学会控制自己的情绪，处理复杂的情感问题。他们对自己的认识也逐渐加深，开始形成自我意识和自我价值观。这些变化不仅体现在他们的行为和言语中，更反映在他们的内心世界和情感表达上。

儿童在生长发育过程中的变化是多方面、深层次的。除身体形态上的变化外，身体功能的完善及心智、情绪、感情、能力等方面的变化同样重要。这些变化共同构成了儿童全面发展的丰富内涵，也提供了更加全面、深入地了解儿童成长规律的视角。

（三）成熟

儿童的生长发育过程中，成熟是一个重要的阶段，它标志着儿童在生理、心理和社会等各个方面达到了相对稳定的状态。

1. 生理层面 成熟意味着儿童的身体发生了显著的变化。青春期是生长发育的加速期，儿童的身高、体重迅速增加，骨骼和肌肉逐渐变得结实有力。更为显著的是生殖系统的发育和第二性征的出现，这标志着儿童从生理上逐渐接近成人。

2. 心理层面 成熟同样意味着巨大的变化。青春期是儿童心理发展的重要时期，他们开始独立思考，形成自己的价值观和世界观。他们对社会和文化有了更深的理解，开始关注自己的身份认同和归属感。同时，他们的情绪管理能力、自我认知等也在这一时期得到显著发展。

3. 社会文化方面 随着儿童逐渐长大，他们开始更多地参与社会活动，与同龄人、长辈及不同文化背景的人进行交流。这些经历不仅丰富了他们的社交经验，也让他们对社会文化有了更为深入的了解和认识。

成熟是一个多维度的概念，它涵盖了儿童生长发育的方方面面。青春期作为向成熟过渡的关键阶段，需要家长和教育者给予更多的关注和支持。

三、影响儿童生长发育的因素

影响儿童生长发育的因素是多元而复杂的，这些因素相互作用，共同塑造着每个孩子独特的成长轨迹。

（一）遗传

父母的遗传基因决定了儿童的生长发育潜力、特征和趋势。每个孩子都承载着父母的遗传信息，这些信息在孩子的成长过程中发挥着重要的作用。性别虽然在一定程度上有所影响，但在儿童时期，生长发育更多与基因和营养摄入相关。因此，了解家族遗传史，对于预测和评估孩子的生长发育状况具有重要意义。

（二）孕母情况

孕母情况同样对儿童的生长发育产生深远影响。孕期的健康状况、营养摄入和生活习惯都可能对胎儿的生长发育产生直接影响。一个健康的母体能够为胎儿提供良好的生长环境，确保胎儿在母体内的正常发育。因此，孕期保健和营养摄入对于预防出生缺陷和促进胎儿健康发育至关重要。

（三）营养

营养在儿童生长发育中扮演着至关重要的角色。均衡的饮食，充足的蛋白质、维生素和矿物质摄入，是确保儿童正常生长的基础。营养不良可能导致生长发育迟缓，而营养过剩则可能引发肥胖等健康问题。因此，家长应关注孩子的饮食营养，合理安排膳食，确保孩子获得足够的营养支持。

（四）疾病

疾病也是影响儿童生长发育不可忽视的因素。患有先天性心脏病、甲状腺功能减退症等疾病的儿童可能出现生长发育迟缓的症状。这些疾病不仅影响孩子的身体健康，还可能对他们的心理健康产生负面影响。因此，家长应定期带孩子进行健康检查，及时发现并治疗疾病，为孩子的健康成长保驾护航。

（五）生活环境

良好的生活环境、适宜的气候、干净的水源等有利于儿童的健康成长。同时，家庭氛围和教育方式等心理因素也可能对儿童的生长发育产生影响。一个温馨和睦的家庭氛围、科学的教育方式，能够激发孩子的潜能，促进他们的全面发展。

社区也扮演着重要的角色。社区可以为家长提供一个交流和学习的平台，让他们更好地了解儿童生长发育的规律和相关知识。通过社区的力量，家长可以互相分享经验、交流心得，共同应对孩子成长过程中的各种挑战。同时，社区还可以为家长提供相关的资源和支持，如健康讲座、育儿指导等，帮助他们更好地照顾和教育孩子。

四、儿童和青少年生长发育的检测与评价

儿童和青少年生长发育方面的检测与评价是确保他们健康成长的重要措施，以下是关于体格生长心理发育检测与评价及适应性行为测试的具体内容。

（一）体格生长检测与评价

1. 体格生长检测项目 主要包括体重、身长（身高）、坐高、头围、胸围、上臂围、皮下脂肪厚度等形态指标。这些指标能够反映儿童的生长发育水平和营养状况。此外，还可以检测肺活量、50 米跑等身体素质指标，以评估儿童的身体功能和运动能力。

衡量体格生长的常用方法如下。

（1）指数法：计算某一指标的数值与其他指标的比值或乘积，以评估儿童的生长发育状况。例如，体重指数（body mass index，BMI）是评估儿童肥胖程度的重要指标。

（2）离差法：将儿童的测量值与同年龄同性别的参考标准进行比较，计算其偏离程度，以判断儿童的生长发育水平。

（3）相关回归法：利用统计学方法，分析不同指标之间的相关关系，以预测儿童的生长发育趋势。

（4）生长速度与发育年龄评价法：比较儿童的生长速度与同龄儿童的平均生长速度，以及评估其发育年龄与实际年龄的差异，评价儿童的生长发育状况。

（5）标准差法：以标准差为单位，表示儿童的测量值与参考标准之间的差异，以评估儿童的生长发育水平。

2. 体格生长检测和评价注意事项

（1）应用准确、统一的测量用具和方法：确保测量结果的准确性和可靠性，以便进行准确的评价和比较。

（2）选用合适的标准参照值：根据儿童的年龄、性别等因素，选用适当的参考标准，以进行准确的生长发育评价。

（3）根据评价目的选择适当的评价方法：不同的评价方法适用于不同的评价目的，因此应根据具体情况选择适当的方法。

（4）评价体格发育时，应定期做体格测量，进行动态纵向连续性观察：通过定期测量和观察，可以了解儿童的生长发育趋势和变化，及时发现并处理生长发育问题。

（5）形态指标评价内容须包括发育水平、生长速度及匀称程度三个方面：这三个方面共同反映了儿童的生长发育状况，应进行全面评价。

在社区层面，体格生长检测与评价工作可以发挥更大的作用。社区可以组织定期的生长发育检测活动，邀请专业的医生和工作人员为孩子们进行体检和评估。这样不仅可以方便家长及时了解孩子的生长发育状况，还能让社区内的孩子们享受到更加便捷和专业的健康服务。

除了定期的检测活动，社区还可以开展相关的健康教育和宣传活动，提高家长对生长发育问题的认识和重视程度。通过举办讲座、发放宣传资料等方式，社区可以向家长普及生长发育知识，帮助他们更好地理解和关注孩子的成长过程。

社区还可以建立儿童生长发育档案，记录每个孩子的生长发育历程和健康状况。这样不仅可以方便医生进行长期的跟踪和评估，还能让家长更加清晰地了解孩子的成长轨迹，及时

发现并处理可能出现的问题。

通过体格生长检测与评价，以及社区的支持和参与，能够全面而深入地了解儿童和青少年的生长发育状况。这一过程不仅涉及身高、体重等基本的生长指标，还包括了身体比例、器官功能等多个方面的评估。通过这些数据的收集与分析，可以及时发现并处理生长发育过程中可能出现的问题，为孩子们的健康成长提供有力的保障。

（二）心理发育检测与评价

心理发育检测与评价在儿童和青少年健康成长中扮演着至关重要的角色。这一领域的研究和实践不仅关乎孩子们的心理健康，更对他们的全面发展产生深远影响。在心理发育检测中，能力测验作为重要手段之一，提供了全面、客观的评估依据。

1. 筛查性试验　具有简便易行、耗时少、能早期发现问题的优点，但无法提供诊断依据，需要进一步确诊。以下是几种常用的筛查性试验。

（1）绘人实验：适用于5～9.5岁儿童。该实验要求儿童依据自己的想象绘制一个全身正面人像。评估者根据儿童所绘人像的身体部位、各部比例和表达方式的合理性进行计分。绘人实验能够反映儿童的想象力、创造力及手眼协调能力，是评估儿童心理发育水平的有效工具。

（2）丹佛智力筛查法（Denver developmental screening test，DDST）：适用于6岁以下儿童。该测试内容分为大运动、细运动、语言和个人适应性行为四个能区，通过一系列简单的任务和观察，评估儿童在各个能区的发育水平。DDST能够帮助家长和医生及时发现儿童在发育过程中可能存在的问题，如运动发育迟缓、语言障碍等。

（3）图片词汇测试（Peabody picture vocabulary test，PPVT）：适用于4～9岁儿童的一般智力筛查。该测试使用120张图片，每张图片包含四幅黑白线条画。测试者说出一个词语，要求儿童指出所在图片中相应的一幅画。PPVT能够评估儿童的语言理解能力、词汇量和注意力等方面的能力，对于发现语言或运动障碍者具有重要意义。

2. 诊断性测验　除了筛查性试验外，诊断性测验也是心理发育检测与评价的重要手段。诊断性测验具有内容多、较复杂、用时较多、能测定智商（intelligence quotient，IQ）等优点，可以进一步确定儿童的心理发育水平，为制定个性化的干预措施提供依据。

（1）格塞尔（Gesell）发育量表：适用于4周至3岁的婴幼儿。Gesell发育量表主要评价中枢神经系统的功能，识别神经肌肉或感觉系统是否有缺陷，发现存在的可以治疗的发育异常。对于处于高危状态的儿童，该量表能够追踪并监测其行为模式的后续变化，为早期干预提供科学依据。

这个量表从大运动、细动作、个人－社会、语言和适应性行为五个方面进行全面测试，能够较为全面地反映婴幼儿的发育状况。测试结果以发育商（developmental quotient，DQ）表示，可以直观地了解婴幼儿在各个方面的发育水平。格塞尔早期用电影记录并分析了幼儿的日常行为反应，发现了幼儿发展程序的规律。他认为，幼儿的生长发展是有次序地逐步成熟和由简易分化到精细分化。幼儿的行为在抵达某一阶段时会显示出特殊的飞跃式进展，幼儿的新行为在成熟程序上具有代表性，并反映其在生长发育上已抵达新的阶段。格塞尔称这些年龄阶段为枢纽年龄，并把测定枢纽年龄列为量表的重点检查项目和诊断标准。格塞尔量表确定，1岁内以每4周为一个阶段，而以4周、16周、28周、40周、52周作为枢纽年龄，1～3岁间则以3～6月为一个阶段，以18月、24月、36月为枢纽年龄。检查内容如下。

①应人能：测试幼儿对周围人的应答能力和料理自己生活的能力。②应物能：测试幼儿看物、摘物和绘画等能力。③言语能：测试幼儿听、理解和言语能力。④动作能：测试幼儿坐、步行和跳跃的能力。结果以发展商数评价幼儿的发展水平。格塞尔认为，所观察到的发展现象反映了中枢神经系统的成熟程序。这一理论受到各方面的肯定。

格塞尔量表具有临床诊断的价值，它不仅适用于测量幼儿的发展水平，而且比其他量表更适用于伤残儿，被认为是婴幼儿智力测试的经典方法。

（2）贝利（Bayley）婴儿发展量表：适用于 2～30 个月的婴幼儿。这个量表包括精神发育量表、运动量表和婴儿行为记录三个部分，能够全面评估婴幼儿在认知、语言、运动和行为等方面的发育情况。通过这个量表，可以更准确地了解婴幼儿的发展状况，及时发现并处理潜在问题。

Bayley 婴儿发展量表由智力量表、运动量表和社会行为记录表三部分组成。施测时间约需 45 分钟。智力量表（mental scale）的内容有知觉、记忆、学习、问题解决、发音、初步的语言交流、初步的抽象思维等活动；运动量表（motor scale）测量坐、站、走、爬楼等大动作能力，以及双手和手指的操作技能；社会行为记录表（infant behavior record）是一种等级评定量表，用来评价儿童个性发展的各个方面，如情绪、社会行为、注意广度及目标定向等。

Bayley 量表共有 244 个行为项目，其中心理量表 163 项，运动量表表 81 项。每个婴儿在心理量表和运动量表上的分数按年龄组转换成平均数为 100，标准差为 16 的标准分数，从而计算出心理发展指数（mental development index）和心理运动发展指数（psychomotor development index）。

从测验编制技术的角度看，Bayley 量表是被公认为最好的婴儿测验，它具有科学的可靠性和有效性。在心理学实验上，常用它作智力前后变化的对比。然而，该量表应该主要用来测量当时的发展状况，而不是预测将来的能力水平。

（3）斯坦福－比奈（Standford-Binet）智力量表：是适用于 2～18 岁儿童的智力测试工具。它涵盖了幼儿的具体智力和年长儿的抽象智力等多个方面，能够全面评价儿童的学习能力和智力发展水平。测试结果以智商表示，可以客观地反映儿童的智力水平，为教育和干预提供有力支持。

斯坦福比奈智力测验的核心理念是智力的多元性，即区分智力在不同领域的表现。测试过程通常由经过专门训练的测试员进行，测试时间根据被试者的年龄而定，通常幼儿不超过 30～40 分钟，成人被试不多于 90 分钟。

测验程序是以稍低于被试实际年龄组开始，如果在这组内有任何一项目未通过则降到低一级的年龄组继续进行，直至某组全部项目都通过，这一年龄组就作为该被试智龄分数的“基础年龄”；然后再依次实施较大的各年龄组，直至某组的项目全部失败为止，此年龄组作为该被试的“上限年龄”。

根据斯坦福比奈智力测验的结果，智商得分的平均值为 100，标准差为 16。根据智商得分，可以将被测试者的智力水平划分为不同的等级，如非常优秀（智商在 140 以上）、优秀（智商 120～139）、中等（智商 90～119）等。

需要注意的是，智商测试只是衡量智力的一个方面，它不能全面代表一个人的综合能力。因此，在解读测试结果时，需要综合考虑被测试者的其他能力和表现。

（4）韦克斯勒（Wechsler）学龄前和学龄初期儿童智力量表（Wechsler preschool and primary scale of intelligence，WPPSI）和 Wechsler 儿童智力量表修订版（Wechsler intelligence scale for children-revised editions，WISC-R），则是分别适用于 4～6 岁儿童和 6～16 岁儿童的智力测试工具。这些量表通过编制不同测试题，分别衡量不同性质的能力，能够较为全面地反映儿童的智力水平。通过得分综合，可以获得儿童多方面能力的信息，为教育和干预提供科学依据。

WPPSI 主要用于评估 4～6 岁儿童的智力发展。它分为言语量表和操作量表两大部分，其中言语量表包括常识、词汇、算术、类同、理解和句子六个分测验，操作量表则包括动物房、图画补缺、迷津、几何图形和积木图案五个分测验。这些分测验涵盖了儿童在认知、语言、数学和操作等多个方面的能力，有助于全面了解儿童的智力状况。

WISC-R 则适用于 6～16 岁的儿童和青少年。它是基于原始版本进行修订和改进的，以适应不同文化和时期的需求。WISC-R 同样包括言语和操作两个方面的分测验，用于评估儿童的智力水平和能力特点。

这两个量表都是经过广泛使用和验证的标准化工具，具有高度的可靠性和有效性。它们可以帮助教育者和心理学家更好地了解儿童的智力发展状况，为制定个性化的教育计划和干预措施提供依据。同时，这些量表也可以用于临床评估，帮助医生诊断儿童可能存在的智力障碍或其他相关问题。

能力测验在心理发育检测中占据重要地位。它涵盖了多个方面，如智力、记忆力、注意力、语言能力等，旨在全面评估儿童的心理发展水平。这些测验通常包括筛查性试验和诊断性测验两种类型。筛查性试验主要用于初步筛选可能存在心理发育问题的儿童，而诊断性测验则更为详细和深入，用于确诊特定问题并提供相应的干预建议。

在社区层面，心理发育检测与评价工作具有重要意义。社区可以组织定期的心理发育检测活动，邀请专业的心理医生和教育专家为儿童和青少年进行评估。这样不仅能够让家长及时了解孩子的心理发展状况，还能为社区内的孩子们提供个性化的心理支持和干预措施。

在心理发育检测与评价过程中，社区还可以发挥教育和宣传作用。通过举办心理健康讲座、发放宣传资料等方式，社区可以向家长普及心理发育知识，提高他们对孩子心理健康的重视程度。同时，社区还可以建立心理发育档案，记录每个孩子的心理发展状况和干预措施，为长期的跟踪和评估提供便利。

（三）适应性行为测试

适应性行为测试在智力低下的诊断与分级中扮演着重要的角色。其中，日本 S－M 社会生活能力检查，即婴儿至初中学生社会生活能力量表，是国内现多采用的适应性行为测试工具之一。

该量表基于日本心理适应能力研究所等机构编制的《S－M 社会生活能力检查量表》，并进行了中国标准化工作。量表共 132 项，分为独立生活能力、运动能力、作业、交往、参加集体活动和自我管理六个分量表，适用于 6 个月至 15 岁的儿童。它既能应用于临床智力低下的诊断，又能应用于此年龄阶段的儿童社会生活能力的筛查。

通过这一量表，可以全面评估儿童在社会生活中的各项能力，如自我照顾、与他人交往、参与集体活动等。这些评估结果不仅有助于诊断智力低下，还能为制定个性化的干预措施提供重要依据。

在测试过程中，需要由专业人士指导，父母及抚养人填写。测试时间大约需要 15 分钟，通过不同年龄段儿童的实际表现来评定他们在各个分量表上的得分。评定结果可以反映儿童的社会适应能力水平，并根据得分情况进行分级。

需要注意的是，智力低下的诊断并不仅仅依赖于适应性行为测试的结果，还需要结合其他智力测验的结果进行综合判断。只有当智力测验 IQ＜70 或 DQ＜75，并且行为评定有缺陷时，才能确诊智力低下。

因此，在进行适应性行为测试时，应全面考虑儿童的实际情况，结合多种测试工具和方法进行综合评估。同时，家长和抚养人也应积极参与测试过程，了解儿童的发展状况，并根据测试结果采取相应的干预措施，以促进儿童的健康成长。

知识拓展

儿童体格生长评价的数字化与智能化

体格生长检测与评价是儿童和青少年健康成长中不可或缺的一环。这一领域的研究和实践旨在通过科学的方法和手段，全面、准确地评估儿童的生长发育状况，从而为他们提供个性化的健康指导和干预措施。在体格生长检测方面，除上述提到的体重、身长（身高）、坐高等基本指标外，近年来，随着医学和科技的进步，越来越多的新技术和新方法被应用于这一领域，如未来身高预测、靶身高评价、骨骼年龄测定等。随着大数据和人工智能技术的发展，体格生长检测与评价也逐渐实现了数字化和智能化。通过收集和分析大量的儿童生长发育数据，可以建立更为准确和科学的生长发育模型，为儿童的健康成长提供更加精准和个性化的指导。

第三节 儿童和青少年保健

儿童和青少年保健工作是一个综合性的体系，它全方位地关注着孩子们的身心健康，旨在预防疾病、促进他们的全面发展，并提升他们的生活质量。这一工作不仅需要医疗机构和专业人员的努力，还需要家庭、社区乃至全社会的共同参与和支持。

一、新生儿家庭访视

（一）主要内容

1. 了解新生儿基本情况 询问新生儿的出生情况，包括出生方式、有无窒息史、出生时的体重和身长等。了解新生儿的预防接种情况，如是否接种了卡介苗和乙肝疫苗等。询问新生儿疾病筛查情况，确保新生儿接受了必要的筛查。

2. 观察新生儿状态 观察新生儿的面色和皮肤颜色，判断是否存在黄疸，并鉴别其为生理性还是病理性。检查脐带残端是否脱落、有无渗液或感染。观察新生儿的喂养、睡眠、大小便情况，评估其生长发育状态。

3. 体格检查与测量 为新生儿测量体温、体重和身长，记录相关数据。进行全面的体格检查，包括头部、四肢、胸腹等部位的检查。

4. 指导家长　根据新生儿的具体情况，指导家长进行正确的喂养、护理和疾病预防。强调母乳喂养的重要性，并提供母乳喂养的相关知识和技巧。宣传新生儿期的家庭护理知识，解答家长在喂养和护理中的疑问。

5. 建立健康档案　为新生儿建立《0－6 岁儿童保健手册》和健康档案，记录新生儿的生长发育和健康状况。

6. 增加访视次数　对于低出生体重、早产、双多胎或有出生缺陷等具有高危因素的新生儿，根据实际情况增加家庭访视次数。

（二）其他内容

新生儿的家庭访视是确保新生儿健康的重要一环，它不仅是医疗服务的延伸，更是社区对家庭关怀的具体体现。访视人员，通常是经验丰富的医护人员或专业的儿童保健工作者，他们会带着专业的知识和细心的态度，走进每一个新生儿的家庭。通过家庭访视，社区不仅能够为新生儿提供及时、专业的保健服务，还能够加强与家庭之间的联系和沟通，提升家长对儿童保健工作的认识和重视程度。这种以家庭为中心的保健服务模式，不仅有助于新生儿的健康成长，更能够促进社区的和谐与发展。社区可以定期开展健康讲座和体检活动，普及保健知识，提升家长们的健康意识。

二、定期健康检查

定期健康检查的对象主要是 0～6 岁的儿童，其检查频次遵循“4. 2. 1”原则。具体来说，对于小于 1 岁的婴儿，建议每 3 个月进行一次健康检查，每年 4 次；对于 1～2 岁的幼儿，每 6 个月进行一次健康检查，每年 2 次；而对于 3～6 岁的儿童，则建议每年进行一次健康检查。

检查内容主要包括询问儿童的个人史和既往史，以及进行生长发育的检查、全身各系统的检查，还有常见病的实验室检查。这样的全面检查有助于及时发现儿童的健康问题，并采取相应的干预措施。

三、生长发育监测

生长发育监测的对象主要是 0～3 岁的婴幼儿，它适用于家庭、社区卫生服务中心及托幼机构等多个场景。其意义在于通过纵向、直观、动态的方式对婴幼儿的生长发育趋势进行观察与评价，从而有利于尽早发现健康问题，并采取相应的干预措施。

在生长发育监测过程中，常用的工具有生长发育监测图，它可以帮助家长和医生直观地了解儿童的生长发育情况，及时发现偏离正常生长曲线的情况，并采取相应的措施进行干预。

定期健康检查和生长发育监测都是儿童保健工作的重要组成部分，它们共同构成了对儿童健康成长的全方位关注与保障。

第四节　新生儿期保健指导

新生儿期保健指导在促进新生儿健康成长方面扮演着至关重要的角色。作为生命最初的阶段，新生儿的成长与发育对未来有着深远的影响。因此，社区通过一系列综合性的保健措施，为新生儿提供全方位的照顾和护理，确保他们能够在最脆弱的时期得到最佳的呵护。

这些保健措施涉及新生儿的生理健康、心理健康和社会适应能力的培养。通过专业的指导和教育，家长们可以学习到如何正确地喂养新生儿，如何保持他们生活环境的清洁与卫生，以及如何与新生儿建立良好的情感联系。这些措施的实施，有效地降低了新生儿患病的风险，促进了他们身体各系统的正常发育。

同时，社区还注重与家长的沟通和合作。通过定期的家庭访视和电话随访，社区工作人员能够及时了解新生儿的生长状况，为家长提供个性化的保健建议。此外，社区还会组织各种健康讲座和亲子活动，帮助家长更好地了解新生儿的成长需求，提升他们的育儿能力。社区应在以下方面进行新生儿期保健指导。

一、日常护理

（一）保暖与衣着

新生儿体温调节中枢发育不完善，对外界温度变化的适应能力较差，因此保暖工作至关重要。室内温度：新生儿居住的房间应保持适宜的温度，通常建议在24～26℃。冬季可以使用暖气或空调进行取暖，但应注意避免温度过高导致空气干燥，影响新生儿呼吸道健康。衣着选择：新生儿衣着应柔软、舒适、透气、保暖。建议选择纯棉材质的衣物，避免使用化纤或含有荧光剂的衣物。衣物的大小要合适，不宜过紧或过松，以免影响新生儿的正常活动。包裹方法：新生儿可以使用包被或睡袋进行包裹，既保暖又方便更换尿布。包裹时不宜过紧，以免影响新生儿的呼吸和血液循环。

（二）营养与喂养

新生儿期是生长发育的关键时期，营养与喂养至关重要。母乳喂养：母乳是新生儿最理想的食品，含有丰富的营养物质和免疫因子，有助于新生儿的健康成长。母亲应尽早开始母乳喂养，并坚持按需哺乳。人工喂养：对于无法进行母乳喂养的新生儿，可以选择配方奶进行人工喂养。选择适合新生儿年龄和健康状况的配方奶，按照说明书正确冲泡和喂养。喂养频率与量：应根据其需求进行调整。注意观察新生儿的饥饿和饱足信号，避免过度喂养或喂养不足。

（三）排便护理

新生儿的排便护理是日常保健的重要一环。观察排便情况：注意观察新生儿的排便次数、颜色、性状等，以了解新生儿的消化情况。如有异常，应及时就医。清洁臀部：每次排便后，应使用温水和柔软的毛巾清洁新生儿的臀部，避免使用刺激性强的清洁剂。清洁后应保持臀部干燥，防止尿布疹的发生。

（四）皮肤护理

新生儿的皮肤娇嫩，需要特别的护理。清洁与保湿：每天为新生儿洗澡，使用温和的婴儿沐浴露和洗发水。洗澡后应及时擦干水，涂抹适合新生儿皮肤的保湿霜，防止皮肤干燥。

（五）脐带护理

新生儿出生后，脐带会逐渐脱落。在此期间，应保持脐带及其周围皮肤的清洁干燥，避免感染。

二、常见疾病的预防与护理

新生儿期是疾病的高发期，预防与护理在这一阶段显得尤为重要。社区作为新生儿成长的重要环境，应当积极发挥作用，为家长提供必要的指导和支持，共同守护新生儿的健康。

预防感染是新生儿护理的首要任务。家长应特别注意新生儿的卫生状况，定期清洁和消毒居住环境，确保宝宝生活在一个干净、卫生的环境中。同时，避免过多接触外来人员，以减少交叉感染的风险。社区可以举办卫生知识讲座，向家长普及新生儿卫生知识，提高家长的卫生意识。

黄疸是新生儿常见的生理现象，但也需要密切观察。一般情况下，黄疸会在几天到几周内自然消退。然而，如果黄疸持续加重或伴有其他症状，如食欲缺乏、嗜睡等，家长应及时就医，以免延误治疗。社区可以设立健康咨询热线，为家长提供黄疸护理方面的专业建议，帮助他们更好地照顾宝宝。

社区还可以开展新生儿健康检查活动，定期为新生儿进行身体检查，及时发现并处理潜在的健康问题。通过这些活动，社区能够更全面地了解新生儿的健康状况，为家长提供更具针对性的护理建议。

三、早期教育

新生儿期虽然无法进行复杂的认知活动，但社区和家长们可以通过一些简单且有效的方式，为新生儿提供早期教育，为其日后的全面发展奠定坚实的基础。

在视觉刺激方面，社区可以举办亲子活动，为家长们提供指导，让他们了解如何为新生儿提供丰富的视觉环境。例如，家长可以在家中悬挂色彩鲜艳的玩具，吸引宝宝的注意力，促进视觉发育。同时，社区还可以推荐一些适合新生儿播放的柔和音乐，既能够刺激听觉，又能为宝宝带来愉悦的情绪。

触觉刺激同样不可忽视。社区可以组织抚触和按摩的亲子课程，教授家长们正确的抚触和按摩方法。轻柔的抚触和按摩不仅能够促进新生儿神经系统的发育，还能增进亲子之间的情感联系。这些课程不仅为家长们提供了学习的机会，也为他们提供了一个互相交流和分享经验的平台。

此外，社区还可以为家长们提供早期教育的相关资料和书籍，帮助他们更全面地了解新生儿早期教育的重要性和方法。通过社区的支持和指导，家长们可以更加科学地为新生儿提供早期教育，促进他们的健康成长和全面发展。

四、常见意外伤害的预防与急救

新生儿期是宝宝生命中最为脆弱的阶段，由于活动能力有限，他们非常容易发生意外伤害。因此，社区和家长必须高度重视新生儿的安全问题，掌握必要的预防与急救知识。

预防窒息是首要任务。家长应特别注意避免将柔软的物品，如枕头、被子、毛绒玩具等放在新生儿的头部附近，以防这些物品堵塞宝宝的呼吸道导致窒息。此外，家长还应学习基本的窒息急救方法，以便在紧急情况下能够迅速采取措施，保障宝宝的安全。

防止跌落同样重要。家长应确保新生儿的居住环境安全无虞，避免存在可能导致高处跌落的风险。家中的家具、电器等物品应摆放稳固，避免宝宝攀爬或触摸到危险物品。如有必要，家长可以使用婴儿床等安全设施进行防护，确保宝宝在睡眠或玩耍时的安全。

社区在新生儿安全教育方面发挥着至关重要的作用。社区可以定期举办新生儿安全知识讲座或亲子活动，向家长传授预防窒息、防止跌落等安全知识，提高家长的安全意识。同时，社区还可以提供相关的急救培训，让家长掌握基本的急救技能，以便在紧急情况下能够冷静应对，有效保护宝宝的安全。

通过以上方面的详细保健指导，家长可以更好地照顾新生儿，促进其健康成长。同时，家长也应定期带新生儿进行健康检查，及时发现并处理潜在的健康问题。

第五节　婴幼儿期保健指导

婴幼儿期保健指导在婴幼儿健康成长过程中起着至关重要的作用。这一指导不仅涉及婴幼儿日常生活的方方面面，还体现了社区对婴幼儿健康成长的全方位关注和支持。婴幼儿期保健指导涵盖了多个方面，旨在确保婴幼儿得到全面的照顾和护理。通过社区的努力和家长的配合，可以为婴幼儿的健康成长打下坚实的基础，促进他们的全面发展。

一、营养与喂养

婴幼儿期是生长发育迅速的阶段，营养与喂养对其健康成长至关重要。社区在此方面扮演着重要的角色，为家长提供详细的指导和建议。

社区会普及母乳喂养的好处，并鼓励母亲在条件允许的情况下坚持母乳喂养。母乳喂养不仅提供了婴儿所需的各种营养成分，还有助于增强婴儿的免疫力。对于无法进行母乳喂养的婴儿，社区会指导家长选择合适的配方奶，并确保其采用正确的冲泡和喂养方法。

社区还会强调辅食添加的重要性。随着婴儿的生长，单纯的母乳喂养或人工喂养已无法满足其营养需求。因此，适时添加辅食至关重要。社区会指导家长根据婴儿的月龄和生长发育情况，逐步引入各种食物，以确保婴儿获得均衡的营养。

在辅食添加的过程中，社区还会提醒家长注意食物的卫生和安全，避免食物过敏和中毒等问题的发生。同时，社区还会定期组织家长参加营养知识讲座和亲子活动，以提高家长对婴幼儿营养与喂养的认识和重视程度。

二、早期教育

早期教育是婴幼儿期保健指导的重要组成部分。社区在此方面提供了一系列的指导和支持，旨在促进婴幼儿的全面发展。

社区会强调亲子互动的重要性，鼓励家长多与孩子进行交流和互动。通过亲子游戏、亲子阅读等方式，增进家长与孩子之间的情感联系，同时也有助于促进婴幼儿的认知、语言和情感发展。

社区会提供多种形式的早期教育资源和活动。例如，建立早教中心或亲子园，为婴幼儿提供丰富多彩的教育课程和活动。这些课程和活动通常包括音乐、美术、运动等多个方面，旨在通过多元化的刺激和体验，促进婴幼儿的全面发展。

社区还会通过宣传和教育活动，普及科学的育儿知识和方法。例如，定期组织育儿讲座、分享会等活动，邀请专业人士为家长讲解婴幼儿早期教育的理念和实践方法。这些活动有助于提高家长的教育水平，使其能够更好地引导和支持孩子的成长。

三、体格锻炼

体格锻炼对于婴幼儿的健康成长同样重要。社区在此方面也为家长提供了一系列的指导和建议。

社区会强调户外活动的重要性。鼓励家长在天气适宜的情况下，带婴儿到户外接触新鲜空气和阳光。这有助于促进婴儿的钙吸收和骨骼发育，同时也有助于提高其适应能力和免疫力。

社区会指导家长进行一些简单的婴儿体操或按摩。这些活动不仅有助于促进婴儿的肌肉和关节发育，还能增进亲子之间的情感联系。在进行这些活动时，社区会强调安全和舒适的重要性，确保婴儿在锻炼过程中不会受到伤害。

社区还会根据婴幼儿的年龄和生长发育情况，制订个性化的锻炼计划。例如，对于年龄较小的婴儿，社区会建议家长进行一些简单的翻身、爬行等动作训练；对于年龄稍大的幼儿，社区则会推荐一些更加复杂和有趣的运动游戏和活动。

社区在婴幼儿期保健指导中发挥着重要的作用。通过提供营养与喂养、早期教育和体格锻炼等方面的指导和支持，社区帮助家长更好地照顾和教育孩子，促进婴幼儿的健康成长和全面发展。

第六节　学龄前期儿童保健指导

社区对学龄前期儿童的保健指导至关重要，涵盖了营养与饮食、教育、常见疾病与健康问题的预防与护理等多个方面，以下是对这些方面的详细阐述。

一、营养与饮食

学龄前期是儿童生长发育至关重要的阶段，这一时期，他们的身体和大脑都处在迅猛发展的状态中。确保学龄前儿童获得足够的营养，不仅有助于他们的身体发育，更是大脑智力发展的关键所在。通过科学规划饮食，提供均衡营养，可以为儿童的健康成长奠定坚实的基础。社区作为儿童成长的重要环境，应当积极发挥作用，为家长提供必要的营养指导，共同促进儿童的健康成长。

社区应指导家长确保儿童的三餐一点心，即早餐、午餐、晚餐和一次点心，不仅数量要充足，更要追求营养均衡且多样化。每一餐都应包含适量的蛋白质、脂肪、碳水化合物、维生素和矿物质等营养素，以满足儿童生长发育的需求。例如，早餐可以选择牛奶、鸡蛋和面包等富含蛋白质和碳水化合物的食物；午餐和晚餐则可以搭配蔬菜、肉类和豆类，以确保营养的全面性。

社区还要强调培养儿童良好的饮食习惯。家长应教育儿童定时定量进食，避免暴饮暴食或过度饥饿。此外，家长还应鼓励儿童细嚼慢咽，充分咀嚼食物，有助于消化和吸收。更重要的是，家长要引导儿童不挑食、不偏食，尝试各种食物，以确保营养的全面摄入。

为了更好地指导家长，社区可以定期举办营养知识讲座或亲子活动，向家长普及儿童营养知识，帮助他们了解如何合理搭配食物，确保儿童的营养需求得到满足。此外，社区还可以提供个性化的营养咨询服务，根据儿童的年龄、生长发育情况和营养需求，为家长提供具体的饮食建议。

二、教育

在社区保健指导中，教育是一个不可或缺的重要方面，它涵盖了安全教育和学前教育两大领域。这些教育活动旨在为儿童提供全面的成长支持，确保他们能够在安全、健康的环境中茁壮成长，并为将来的学习和生活奠定坚实的基础。

（一）安全教育

安全教育对于儿童来说至关重要。社区应当通过举办安全知识讲座、开展实践活动等形式，向儿童传授基本的安全知识。这包括交通安全教育，让儿童了解交通规则，学会安全过马路；防火防灾教育，教会儿童如何在火灾等紧急情况下保护自己，以及如何进行简单的自救和互救。通过这些安全教育活动，社区能够帮助儿童提高安全意识，掌握基本的安全技能，有效预防意外伤害的发生。

（二）学前教育

学前教育也是社区保健指导中的重要内容。学前教育旨在为儿童进入小学做好准备，通过一系列的教育活动，培养他们的思维能力、创造力和想象力。社区可以组织各种游戏和活动，让儿童在轻松愉快的氛围中学习和成长。这些活动不仅有助于提升儿童的智力水平，还能培养他们的团队协作精神和社交能力。同时，社区还应注重培养儿童的学习习惯和道德品质，帮助他们养成良好的学习习惯和道德品质，为将来的学习和生活奠定坚实的基础。

通过安全教育和学前教育等社区保健指导活动，社区能够为儿童提供一个安全、健康、快乐的成长环境。这些活动不仅有助于儿童的身心健康发展，还能为他们的未来学习和生活奠定坚实的基础。因此，社区应高度重视教育工作，积极组织各种教育活动，为儿童的全面成长提供有力支持。

三、常见疾病与健康问题的预防与护理

学龄前期儿童处于生长发育的关键阶段，他们活泼好动，充满好奇心，但也因此容易面临一些常见的疾病和健康问题，如龋齿、沙眼、弱视、寄生虫病、贫血和儿童肥胖等。针对这些问题，社区扮演着至关重要的角色，不仅需要指导家长定期带儿童进行体检，及时发现并处理潜在的健康隐患，更要通过健康教育活动提高家长对常见疾病与健康问题的认识和预防能力。

以龋齿为例，这是学龄前期儿童常见的口腔问题。社区可以组织口腔健康讲座，向家长传授正确的牙齿护理知识，如监督儿童早晚刷牙、饭后漱口等，以预防龋齿的发生。同时，对于沙眼等眼部疾病，社区也要强调眼部卫生的重要性，提醒家长避免让儿童揉眼等不良习惯，以减少感染的风险。

除了常见的健康问题，学龄前期儿童还容易发生意外伤害。活泼好动的他们，一旦脱离家长的视线，就可能发生烫伤、跌伤等意外。因此，社区应指导家长掌握一些常见的院前急

救处理方法，如烫伤后如何迅速降温、跌伤后如何判断伤情等。同时，加强预防工作同样重要，社区可以通过安全教育活动，让儿童和家长了解常见的安全隐患，如避免让儿童接触危险物品、加强监护等，从而有效降低意外伤害的发生率。

社区对学龄前期儿童的保健指导是一个系统工程，涉及健康教育、疾病预防、意外伤害处理等多个方面。这需要家长和社区共同努力，形成合力，为儿童的健康成长提供全方位的保障。

第七节　青少年期保健指导

青少年期保健指导是一项全面且细致的工作，涉及营养与健康、心理健康及预防意外伤害等多个方面。社区作为青少年成长的重要阵地，在这一过程中发挥着举足轻重的作用。通过举办营养讲座、心理咨询服务、教育课程和安全教育活动，社区为青少年提供了丰富的保健知识和实践机会。这些活动不仅帮助青少年建立健康的生活方式，还提升了他们的自我认知和应对挑战的能力。在社区的关怀和指导下，青少年能够更好地理解自己的身心变化，学会正确应对压力和挑战，为未来的成长奠定坚实的基础。

一、营养与饮食

青少年期是生长发育的第二个高峰期，这一时期的营养与饮食安排对于青少年的身心健康具有举足轻重的意义。社区作为青少年生活的重要场所，应当积极发挥其角色，为青少年和家长提供必要的营养指导，确保青少年能够获得充足且均衡的营养，以支持其生长发育和学习需求。

社区可以组织营养知识讲座或工作坊，邀请专业的营养师或医生为青少年和家长普及营养知识，帮助他们了解不同食物的营养成分及其对身体健康的作用。通过这些活动，家长和青少年能够更加清楚地认识到合理饮食的重要性，并学会如何根据自己的需求选择合适的食物。

针对青少年的饮食安排，社区建议青少年保持三餐规律，避免暴饮暴食。早餐是一天中最重要的一餐，应当摄入足够的蛋白质和碳水化合物，以提供上午学习和活动的能量。午餐和晚餐则应注重营养的全面性，多摄入富含蛋白质、维生素和矿物质的食物，如瘦肉、鱼、禽类、蛋、奶、豆类、新鲜蔬菜和水果等。同时，社区还提醒青少年要少吃零食和高糖、高脂、高盐食品，这些食品往往营养价值不高，而且长期摄入会对身体健康造成负面影响。

此外，社区还可以设立健康饮食咨询点，为青少年和家长提供个性化的饮食建议。根据青少年的年龄、性别、身高、体重及生长发育情况，社区可以制订针对性的饮食计划，帮助他们合理搭配食物，确保营养素的均衡摄入。

青少年期的营养与饮食安排对青少年的健康成长至关重要。社区应当积极发挥作用，为青少年和家长提供必要的营养指导，帮助他们建立健康的饮食习惯。

二、学习环境

青少年期不仅是生长发育的高峰期，更是知识和能力飞速增长的阶段。因此，一个优质的学习环境对于青少年的成长至关重要。社区作为青少年成长的重要场所，应当为他们提供一个安静、整洁、舒适的学习环境，确保他们能够在这样的环境中专心致志地学习，充分发挥自己的潜力。

为了实现这一目标，社区可以积极规划并建设学习空间，如设立公共图书馆、学习室或青少年活动中心等，确保青少年有足够的学习资源和空间。这些场所应当保持整洁卫生，提供必要的学习设施，如桌椅、书籍、电脑等，以满足青少年的学习需求。

社区还应关注青少年的学习压力和身心健康。过度的学习压力和负担可能对青少年的身心健康产生负面影响。因此，社区应当鼓励家长和学校加强合作，共同为青少年制订合理的学习计划。这一计划应当充分考虑青少年的年龄、兴趣和能力，避免过度强调分数和成绩，而是注重培养他们的学习兴趣和综合素质。

社区也要确保青少年有足够的休息和娱乐时间。在学习之余，青少年需要放松身心，进行适当的锻炼和娱乐活动。社区可以组织各类文体活动，如运动会、艺术展览、科技竞赛等，为青少年提供多样化的娱乐和学习机会，促进他们的全面发展。

社区应为青少年提供一个优质的学习环境，关注他们的学习压力和身心健康，并鼓励家长和学校加强合作，共同为青少年的健康成长和发展提供支持。

三、教育

社区作为青少年成长的重要环境，在为他们提供生活和学习资源的同时，更应加强对他们的教育指导，确保他们能够在健康、安全的环境中茁壮成长。性教育、心理健康教育及法律法规教育等方面的内容，都是青少年成长过程中不可或缺的部分。

（一）性教育

社区应关注青少年的生理和心理变化，通过举办讲座、开展活动等方式，向他们传授正确的性知识和性观念。这有助于青少年更好地了解自己的身体，学会如何保护自己，避免受到不良信息的侵害。同时，社区还可以提供性教育相关的书籍、视频等资源，方便家长和青少年自主学习。

（二）心理健康教育

社区可以邀请专业的心理咨询师或心理医生，为青少年提供心理健康讲座和咨询服务。通过讲解心理健康知识、提供情绪调节技巧等，帮助青少年更好地应对生活中的压力和挑战，保持积极健康的心态。此外，社区还可以建立心理健康热线或在线咨询平台，为青少年提供及时的心理支持和帮助。

（三）法律法规教育

法律法规教育则是帮助青少年树立法治观念、增强法律意识的重要途径。社区可以组织法律知识讲座、模拟法庭等活动，让青少年了解法律的基本知识和作用，学会遵守法律法规，维护自己的合法权益。同时，社区还应关注青少年的网络安全问题，教育他们如何识别网络陷阱、避免网络欺凌等，确保他们在网络世界中也能安全成长。

除上述教育指导外，社区还应关注青少年的学习情况和兴趣爱好。通过定期与家长和学校沟通，了解青少年的学习进度和困难，提供必要的辅导和支持。同时，社区还可以组织各类兴趣小组和社团活动，让青少年在参与中培养兴趣、发展特长，促进他们的全面发展。

四、常见疾病与健康问题的预防与护理

青少年期是身体和心理发展的关键时期，同时也是一些常见疾病和健康问题的高发期。社区作为青少年成长的重要支持力量，应当积极发挥作用，为家长和青少年提供关于这些问题的专业指导和帮助。

（一）眼部问题

近视是青少年期常见的眼部问题，其成因多与不良的用眼习惯有关。社区可以举办用眼健康讲座，向家长和青少年普及正确的用眼知识，如保持适当的阅读距离、定期休息眼睛、避免长时间使用电子产品等。同时，社区还可以推广眼保健操，帮助青少年缓解眼部疲劳，预防近视的发生。

（二）骨骼问题

脊柱侧弯是青少年期常见的骨骼问题，往往与不正确的坐姿和站姿有关。社区可以开展脊柱健康宣传活动，提醒青少年保持正确的坐姿和站姿，避免长时间低头玩手机或看书。对于已经出现脊柱侧弯的青少年，社区可以提供专业的康复指导和建议，帮助他们进行正确的治疗和恢复。

（三）皮肤问题

痤疮是青少年期常见的皮肤问题，给许多青少年带来了困扰。社区可以组织皮肤健康讲座，向家长和青少年传授正确的皮肤护理知识，如保持皮肤清洁、避免使用不适合自己肤质的化妆品等。同时，社区还可以推荐一些有效的痤疮治疗方法，帮助青少年解决这一难题。

（四）心理问题

心理问题也是青少年期需要关注的重要方面。社区可以设立心理咨询室或热线，为青少年提供心理支持和帮助。通过专业的心理咨询和干预，可以帮助青少年缓解压力、解决困扰，促进他们的心理健康发展。

五、对青少年父母教育的指导

为了有效地支持青少年父母，社区可以积极举办家长学校。这些学校可以定期开设课程，涵盖青少年的生理、心理发展特点，常见疾病与健康问题的预防与护理，以及教育策略和方法等内容。通过专业的讲师授课和互动讨论，家长可以深入了解青少年的成长需求，掌握正确的教育方法，更好地应对青少年的叛逆、焦虑等问题。

社区还需要向家长普及青少年期的生理和心理变化，这包括性发育、身体形态变化、情绪波动等方面的知识。通过普及这些知识，家长可以更加理解青少年的身体和心理变化，避免因为误解或忽视而给青少年带来不必要的困扰和压力。

对于青少年可能出现的叛逆、焦虑等问题，社区也可以提供应对策略和方法。例如，社区可以邀请心理咨询师或教育专家为家长提供咨询和指导，帮助他们了解如何应对青少年的叛逆行为，如何缓解青少年的焦虑情绪等。这些策略和方法可以帮助家长更好地陪伴青少年度过这个关键时期，促进他们的健康成长。

第八节　计划免疫与预防接种

一、计划免疫与预防接种的概念

计划免疫与预防接种是公共卫生领域中的两个重要概念，它们在保护人群免受传染病侵害方面起着至关重要的作用。

计划免疫是根据儿童的免疫特点和传染病的发生情况制定的免疫程序，有计划、有针对性地实施基础免疫及随后适时的加强免疫（复种）。它通过对特定年龄段的儿童进行一系列预防接种，建立起强大的免疫屏障，从而控制甚至消灭传染病。计划免疫的目标是根据疾病的传播规律，科学地安排接种时间和疫苗种类，以最大限度地提高人群的免疫水平，减少传染病的发生和传播。

预防接种是指有针对性地将生物制品（如疫苗）接种到人体内，使人对某种传染病产生免疫能力，从而预防该传染病的发生和流行。预防接种通过注射、口服或其他方式，将疫苗中的病原体或其部分成分引入人体，刺激免疫系统产生针对该病原体的特异性免疫反应。这样，当人体再次接触这种病原体时，免疫系统能够迅速、有效地应对，防止疾病的发生。

预防接种是计划免疫工作的重要组成部分，而计划免疫则是预防接种的发展和完善。两者共同构成了现代公共卫生体系的重要支柱，为保障人类健康、减少传染病危害发挥了巨大作用。

需要注意的是，预防接种和计划免疫都需要在严格的医疗监督下进行，确保疫苗的安全性和有效性。同时，公众也应积极了解和参与预防接种和计划免疫工作，共同为构建健康、安全的社会环境作出贡献。

一岁以内婴儿预防接种的种类及程序如下。①出生时：接种第一针卡介苗和乙型肝炎病毒疫苗。乙型肝炎病毒疫苗在新生儿出生后 24 小时内接种。②1 个月时：接种第二针乙型肝炎病毒疫苗。③2 个月时：进行脊髓灰质炎三型混合疫苗的接种。④3 个月时：再次接种脊髓灰质炎三型混合疫苗，并接种第一针百白破类毒素混合制剂。⑤4 个月时：完成脊髓灰质炎三型混合疫苗的第三次接种，并接种第二针百白破类毒素混合疫苗。⑥5 个月时：接种第三针百白破类毒素混合制剂。⑦6 个月时：接种第三针乙型肝炎病毒疫苗。⑧8 个月时：接种麻疹减毒活疫苗的第一针。此外，乙型脑炎疫苗也是重要的接种项目。乙型脑炎疫苗初种年龄为 1 岁，接种 2 次。

二、预防接种的禁忌证

预防接种的禁忌证需要严格遵守，以确保接种的安全性和有效性。

（一）一般禁忌证

1. 患有自身免疫性疾病和免疫缺陷者禁止接种，因为这些人群的免疫系统可能无法有效应对疫苗中的抗原，甚至可能产生严重的免疫反应。

2. 有急性传染病接触史而未过检疫期者暂不接种，以避免在潜伏期内接种疫苗可能导致疾病加重或疫苗效果不佳。

3. 活动性肺结核、较重的心脏病、风湿病、高血压等及慢性病急性发作者，在这些疾病状态下接种疫苗可能增加不良反应的风险或影响疾病的控制。

4. 有哮喘、过敏史者或严重化脓性皮肤病者，以及发热者不宜接种，以避免过敏反应或加重原有疾病。

（二）特殊禁忌证

1. 卡介苗　结核菌素试验阳性者、中耳炎患者不宜接种。

2. 脊髓灰质炎疫苗　免疫抑制剂治疗者、腹泻患者、妊娠者不宜接种。

3. 百日咳疫苗　本人或家庭成员有癫痫、神经系统疾病或抽搐史者不宜接种。

4. 麻疹疫苗　对疫苗成分过敏者、接受大量皮质激素治疗者、白血病患者暂缓接种，妊娠者不宜接种。

5. 乙肝疫苗　对酵母过敏或疫苗中任何成分过敏者不宜接种。

在接种疫苗前，医务人员应详细询问接种者的病史和过敏史，确保没有上述禁忌证。对于存在疑虑或特殊情况的接种者，应进行必要的检查和评估，以确保接种的安全。同时，家长和接种者也应主动告知医务人员自己的健康状况和过敏史，以便医务人员作出正确的判断。

三、预防接种的常见反应和异常反应

预防接种的常见反应主要包括局部反应和全身反应。局部反应是指在接种部位可能出现的症状，如红晕、浸润、轻微肿胀和疼痛，部分人可能出现硬结。这些反应通常较轻微，不需要特殊处理，注意保持皮肤清洁干燥，避免搔抓和沾水，多数会在几天内自行恢复。全身反应可能包括发热、乏力、头痛、眩晕、恶心、呕吐等症状。这些症状一般也是暂时性的，适当休息、注意保暖、多喝水，通常在 2 ~3 天内会自行缓解。

异常反应则可能包括局部化脓、过敏性休克等。局部化脓可能是由于疫苗分装时的致病菌污染或接种过程中消毒不严导致的。过敏性休克是一种严重的全身性过敏反应，可能在接种后数秒或数分钟内发生，表现为皮肤瘙痒、胸闷、面色苍白、出汗、四肢末梢发凉、血压下降等，需要立即进行紧急处理和抢救。

无论是常见反应还是异常反应，接种者都应密切关注自己的身体状况。一旦出现任何不适或异常反应，应立即就医并告知医生自己的预防接种史，以便医生作出正确的诊断和治疗。同时，在接种之前，应确认自己无预防接种禁忌证，如患有皮炎、严重湿疹、高热、严重心脏疾病、肝肾功能不全、哮喘等原发病者不宜进行接种，以避免加重病情或引发其他不良反应。

请注意，预防接种反应的具体情况可能会因个体差异和疫苗种类而有所不同。因此，在接种疫苗时，建议遵循医生的建议，并密切关注接种后的身体反应。

第九节　常见意外伤害院前急救与预防

儿童意外伤害，如车祸、溺水、气管异物、烧伤烫伤、触电、煤气中毒、误吸毒物、农药中毒和食物中毒等，已成为影响儿童生命安全、生活质量和身体健康的重要危险因素。因此，社区应积极采取措施，加强儿童意外伤害的预防与急救。

社区应加强儿童安全知识教育，提高儿童及其家长的安全意识。通过举办安全知识讲座、制作宣传资料等方式，向家长和儿童普及意外伤害的危害和预防措施，让他们了解如何避免意外伤害的发生。

一、儿童意外伤害的预防与急救措施

社区应建立健全安全管理制度，加强对公共场所、学校、幼儿园等儿童活动场所的安全监管。定期对这些场所进行安全检查，消除安全隐患，确保儿童在一个安全的环境中成长。

在院前急救方面，社区应配备必要的急救设备和药品，培训专业的急救人员，确保在意外伤害发生时能够迅速有效地进行急救。同时，社区还应普及急救知识，让更多的人掌握基本的急救技能，以便在紧急情况下能够自救互救。

社区还应关注影响意外伤害发生的心理－行为、环境、年龄、季节、性别和家庭因素等。针对不同因素，采取相应的预防措施，降低儿童意外伤害的发生率。

社区在儿童意外伤害的院前急救与预防方面发挥着重要作用。通过加强安全知识教育、建立安全管理制度、配备急救设备和培训急救人员等措施，可以有效降低儿童意外伤害的发生率，保障儿童的生命安全和身体健康。

（一）预防措施

社区在预防儿童意外伤害方面扮演着至关重要的角色。针对不同年龄段的儿童，社区需要采取不同的预防措施，以确保他们的安全和健康成长。

1. 婴儿期 虽然儿童尚无运动能力，意外伤害相对较少，但社区仍应关注防跌伤和防烫伤等问题。建议家长使用婴儿床或围栏，确保婴儿处于安全的环境中。同时，家长应避免将热水、热食物等放置在婴儿能够触及的地方，以免发生烫伤事故。

2. 幼儿期 儿童开始能够独立行走并探索家中的环境，此时防跌倒、防误食、防用火用电等问题成为重点。社区可以组织相关培训，向家长传授如何在家中设置安全环境，如使用防滑地毯、安装防护栏等。同时，教育家长将危险物品存放在儿童无法触及的地方，并教会他们如何正确使用电器和火源。

3. 学龄前期 儿童进入幼儿园，开始独自面对外界世界。此时，防丢失和防意外伤害成为关键。社区可以与幼儿园合作，加强门禁管理，确保儿童不会随意离开幼儿园。同时，社区还可以组织相关活动，向儿童传授交通安全、防溺水等安全知识，提高他们的自我保护意识。

4. 学龄期 儿童开始有强烈的自尊心，容易出现心理问题。此时，社区应加强安全教育，防车祸及心理问题出现。可以组织交通安全讲座，向儿童普及交通规则和道路安全知识。同时，关注儿童的心理健康，提供心理咨询和疏导服务，帮助他们应对各种挑战和压力。

（二）综合措施

除针对不同年龄段的预防措施外，社区还可以采取以下综合措施来预防儿童意外伤害。

1. 加强宣传教育 通过举办讲座、制作宣传资料等方式，向家长和儿童普及安全知识，提高他们的安全意识和自我保护能力。

2. 完善安全设施　在社区内设置安全警示标识，加强公共场所的安全监管，确保儿童在一个安全的环境中成长。

3. 建立急救体系　配备必要的急救设备和药品，培训专业的急救人员，确保在意外伤害发生时能够迅速有效地进行急救。

二、院前急救的培训和教育

除预防措施外，社区还应加强院前急救的培训和教育。一旦发生气管异物等意外事故，家长或目击者应立即采取急救措施，如使用海姆利希急救法尝试排出异物，并尽快拨打急救电话寻求专业医疗救助。社区可以组织急救知识讲座或培训课程，向家长和居民普及急救知识和技能，提高他们的自救互救能力。

此外，对于灼烫伤等常见意外事故，社区也应提供相应的院前急救指导。家长应了解如何正确处理烫伤部位，如用冷水冲洗、避免使用油膏等。同时，社区也可以提供急救包等应急物资，以便在意外发生时能够及时进行处理。

社区在预防和处理儿童常见意外事故方面发挥着重要作用。通过加强宣传教育、提供急救培训及配备必要的急救物资，社区可以有效地降低儿童意外事故的发生率，并为儿童的安全健康成长提供有力保障。

第十节　托幼机构儿童卫生保健

托幼机构，如托儿所和幼儿园，是儿童集体生活和教育的场所，因此其卫生保健工作至关重要。这不仅关系到儿童的身体健康，也影响到他们的心理发展。托幼机构作为社区的一部分，社区医护人员在其中扮演着重要角色，负责为机构内的儿童群体提供保健护理及管理。

一、管理方法

《托儿所幼儿园卫生保健管理办法》是针对托幼机构卫生保健工作的具体要求和指导。根据该方法，托幼机构需要遵循一系列卫生保健原则，确保儿童的身心健康。托幼机构应确保室内环境良好，保持通风和卫生整洁。定期清扫和消毒是减少细菌滋生、预防疾病传播的关键措施。托幼机构的食品安全和营养要求也非常重要。儿童正处于生长发育的关键阶段，因此供应安全、卫生、营养均衡的食物至关重要。食品的采购、储存、加工等环节必须严格遵循卫生标准，确保食品质量。托幼机构还需关注儿童的个人卫生。护理人员应定期观察儿童的个人卫生状况，为他们提供个人卫生用品，并培养良好的卫生习惯。通过定期检查儿童的身体状况，可以及时发现和防控疾病。托幼机构还应制定并执行健康检查制度，定期为儿童进行体检，记录他们的生长发育情况，及时发现并处理健康问题。同时，建立儿童健康档案，方便医护人员随时了解儿童的健康状况。

在疾病预防方面，托幼机构需要制定并实施传染病预防和控制措施。通过加强宣传教育、提高儿童及其家长的防病意识、做好环境消毒工作等，降低传染病在托幼机构内的传播风险。托幼机构儿童卫生保健工作要求细致入微，需要医护人员、家长和机构管理者共同努力，为儿童营造一个安全、卫生、健康的成长环境。

二、保健工作

托幼机构的保健工作涵盖了多个方面，每一项都是确保儿童健康成长的关键。以下是托幼机构保健工作的重点。

（一）建立制度

1. **建立合理的生活制度** 根据儿童的年龄特点，合理安排他们的一日生活内容，确保他们有足够的睡眠、游戏和学习时间。

2. **根据季节特点，调整作息制度** 如夏季适当延长午休时间，冬季则加强保暖措施。

3. **膳食管理制度** 制订科学合理的膳食计划，确保儿童获得均衡的营养。加强饮食卫生管理，包括食材采购、加工制作、餐具消毒等环节，防止食物中毒等事件的发生。

4. **体格锻炼制度** 安排适当的户外活动，让儿童充分接触阳光和新鲜空气，增强体质。

5. **组织体育锻炼活动制度** 根据儿童的年龄和兴趣，设计合适的运动项目，促进他们的身体发育和协调能力。

6. **卫生消毒制度** 定期对托幼机构的环境进行清扫和消毒，包括教室、寝室、卫生间等场所。督促儿童养成良好的个人卫生习惯，如勤洗手、勤剪指甲等。

7. **安全制度** 制定并执行安全预防措施，如定期检查设施设备的安全性、加强儿童的安全教育等。准备必要的急救措施和物品，以便在发生意外时能够迅速进行处理。

8. **健康检查制度** 入园前对儿童进行健康检查，了解他们的身体状况和既往病史。每日晨间检查，观察儿童的精神状态、体温等，及时发现异常情况。定期进行体检，监测儿童的生长发育情况，建立健康档案。

9. **疾病防治制度** 加强传染病的预防和控制工作，如定期接种疫苗、做好隔离和消毒措施等。针对常见疾病进行防治，如感冒、腹泻等，提供必要的医疗服务和指导。托幼机构的保健工作需要多方面的协作和努力，通过科学的管理和细致的照顾，为儿童创造一个安全、健康、快乐的成长环境。

（二）具体工作

1. 托幼机构应为儿童提供合理的营养膳食，科学制订食谱，保证膳食平衡。这有助于满足儿童的生长发育需求，增强他们的身体素质。

2. 托幼机构还需制订与儿童生理特点相适应的体格锻炼计划，开展游戏及体育活动，并保证儿童户外活动时间，增进儿童身心健康。这有助于提升儿童的体能和免疫力，预防疾病的发生。

3. 在疾病预防方面，托幼机构应建立健康检查制度，开展儿童定期健康检查工作，建立健康档案。同时，加强传染病的预防工作，要求教职员工定期进行健康检查，确保无传染病等不适合幼儿接触的情况。此外，托幼机构还应加强卫生知识的宣传，提高儿童和家长的防病意识。

4. 在环境卫生方面，托幼机构应保持干净整洁的环境，每天定时对教室、卫生间、食堂等场所进行清洁和消毒，保持通风。同时，教育儿童养成良好的个人卫生习惯，如勤洗手、剪指甲、洁净衣物等。

5. 托幼机构还需制定应急预案，明确各类突发事件的处理流程，包括疾病暴发、自然灾害、安全事故等。加强幼儿园内外的安全检查，确保儿童的生命安全。

托幼机构儿童卫生保健工作是一项综合性的任务，需要托幼机构全体人员的共同努力和配合。通过科学、合理的管理和措施，可以确保儿童在托幼机构中的身心健康和全面发展。

本章小结

思考题

1. 请分析社区在儿童及青少年保健工作中扮演的角色与责任，并讨论如何提升社区保健服务的普及性和有效性，以确保所有儿童和青少年都能享受到高质量的保健服务。

2. 针对当前社区儿童及青少年面临的营养问题、心理健康问题和不良生活习惯等问题，你认为社区应如何制定并实施有效的干预措施？请提出具体的策略和建议。

3. 请思考如何结合社区资源，构建儿童及青少年保健的多元化服务体系，包括健康教育、预防接种、定期体检、心理咨询等方面的内容，以满足不同年龄段儿童和青少年的保健需求。

更多练习

（赵　晶）

第五章 社区妇女保健

教学课件

学习目标

1. 素质目标

具备开展社区妇女各期保健及常见健康问题的保健指导的素质。

2. 知识目标

（1）掌握：社区妇女保健概念，妇女保健的目的及范围，哺乳期乳房问题的处理。

（2）熟悉：社区妇女围婚期、围生期和围绝经期保健指导的内容，妇女常见健康问题的保健指导内容。

（3）了解：社区妇女保健的意义、服务特点和评价指标。

3. 能力目标

（1）能运用本章所学知识，对社区不同时期妇女及社区妇女常见健康问题进行保健指导。

（2）能运用护理程序进行规范的产后家庭访视。

案例

【案例导入】

某社区护士对辖区内的一个产后家庭进行访视。产妇李女士，27 岁，6 天前经剖宫产娩出一女婴，现母女已出院回家。产妇的丈夫因工作出差，所以主要由新生儿的奶奶（60 岁）照顾产妇和新生儿。社区护士评估结果：产妇情绪不佳、睡眠不足、乳房胀痛，腹部伤口正常，子宫收缩良好；新生儿一般状况尚可，皮肤无黄染，脐部清洁干燥，体重 3200g，现为部分母乳喂养。经询问得知，在新生儿喂养问题上，婆媳二人发生分歧，新生儿奶奶认为“不能孩子想吃就吃，应定时喂奶，这样孩子才能长得壮实”。产妇则认为应根据孩子的需要喂奶。另外，新生儿的奶奶说自己总是时冷时热，有时还心烦、心悸。

【请思考】

（1）新生儿和产妇在健康保健方面存在哪些问题？

（2）新生儿奶奶不适的感觉可能是由什么原因造成的？为什么？

（3）社区护士应为产妇、新生儿及新生儿奶奶提供哪些健康指导？

【案例分析】

妇女是家庭和社会的重要组成部分，肩负着建设国家和孕育后代的双重任务，妇女的身心健康决定着下一代的健康及人口素质，影响着家庭和社会健康。女性要经历青春期、围婚期、孕期、产褥期、围绝经期，各个阶段都具有特殊的生理及心理变化，在这些特殊时期容易出现身心健康问题。因此，全社会都应高度重视妇女保健工作，积极行动起来，共同维护妇女的健康权益，提升其健康水平。

第一节　概　　述

一、社区妇女保健的概念

社区妇女保健以社区为服务场所，以社区妇女为服务对象，以保健为中心，防治结合，采取各种有效措施，达到保障妇女各期健康及降低各种妇女常见病的发生率、病死率的目的。它强调在社区范围内，针对妇女的生理和生殖特点，开展预防、医疗、保健、康复、健康教育等综合性的卫生服务。

二、社区妇女保健的目的和意义

（一）社区妇女保健的目的

1. 促进和维护妇女健康　社区妇女保健工作旨在通过积极的预防、普查、监测和保健措施，促进和维护妇女的身心健康，降低患病率，提高妇女的整体健康水平。

2. 控制疾病传播　通过宣传和教育，提高妇女对性传播疾病、遗传病等的认识，采取有效的预防措施，减少这些疾病的传播风险。

3. 提升生殖健康水平　关注妇女的生殖健康，提供专业的孕产期保健服务，确保孕产妇和围产儿的健康，降低孕产妇和围产儿死亡率。

4. 增强自我保健能力　通过健康教育和宣传，提高妇女的自我保健意识和能力，使其能够更好地管理自身健康。

5. 提高人口素质　通过做好妇女保健工作，保障妇女的身心健康，这有助于提高人口素质，为社会的繁荣和发展奠定坚实的基础。

（二）社区妇女保健的意义

1. 保障妇女健康权益 社区妇女保健工作是保障妇女健康权益的重要手段，通过提供专业的医疗保健服务，确保妇女在各个生命阶段都能得到适当的健康照护。

2. 促进家庭和谐 妇女的健康状况直接关系到家庭的幸福与和谐。加强社区妇女保健工作，可以减少因健康问题导致的家庭矛盾，促进家庭和谐。

3. 提升社会健康水平 妇女的健康状况对整个社会的健康水平有着重要影响。加强社区妇女保健工作，可以有效提升社会的整体健康水平，减少因健康问题导致的社会负担。

4. 推动社会进步与发展 妇女是社会的重要组成部分，其健康状况直接关系到劳动力资源的素质和国家的经济发展。加强社区妇女保健工作，可以推动社会的整体进步与发展。

5. 实现性别平等 加强社区妇女保健工作是实现性别平等的重要途径之一。为妇女提供与男性同等的医疗保健服务，有助于消除性别歧视，推动性别平等。

三、社区妇女保健的服务范围

社区妇女保健主要在社区范围内开展，服务内容涵盖妇女一生各期的生理、心理保健，如围婚期保健、孕期保健、产褥期保健和围绝经期保健，以及妇女常见病的防治工作。社区妇女保健强调对社区妇女健康状况及社区影响妇女健康的因素的评估，以便更好地发现妇女现存的和潜在的健康问题，并采取积极的干预措施。

四、社区妇女保健的服务特点

1. 可及性 社区护理服务具有可及性特点，社区护士可深入家庭为妇女提供及时的保健服务。

2. 综合性 在社区范围内提供预防、医疗保健、康复、健康教育等综合性的卫生服务。

3. 针对性 能更有效地针对不同年龄的妇女群体开展各种预防保健工作，降低疾病的发生率。

五、社区妇女保健的评价指标

（一）社区妇女保健主要统计指标

1. 孕产期主要工作统计指标

（1）产前检查率 = 期内接受过 1 次及以上产前检查的产妇人数/同期活产数 × 100%。

（2）孕产妇建卡率 = 期内由保健人员建立的孕产妇保健卡（册）人数/同期活产数 × 100%。

（3）产后访视率 = 期内产后接受过 1 次及以上产后访视的产妇人数/期内活产数 × 100%。

（4）孕产妇系统管理率 = 期内孕产妇系统管理人数/期内活产数 × 100%。

2. 妇女病普查普治主要统计指标

（1）妇女病普查率　期内某地区实查人数/同期该地区应查人数 × 100%。

（2）妇女病治愈率　期内某地区治愈例数/同期该地区患妇女病总人数 × 100%。

（二）社区妇女保健质量主要统计指标

1. 高危孕产妇比例 期内高危孕产妇人数/期内孕产妇总数 × 100%。

2. 剖宫产率　期内剖宫产活产数/期内活产数×100%。

3. 产后出血率　期内发生产后出血的产妇人数/期内产妇总数×100%。

4. 会阴侧切率　期内会阴侧切产妇人数/期内阴道分娩产妇总数×100%。

（三）社区妇女保健效果主要统计指标

1. 孕产妇死亡率　期内孕产妇死亡数/期内孕产妇总数×10万/10万。

2. 新生儿死亡率　期内新生儿死亡数/期内活产数×1000‰。

第二节　社区妇女不同时期保健指导

一、围婚期保健指导

围婚期是指从确定婚配对象到婚后受孕为止的一段时期，包括婚前、新婚及孕前三个阶段。围婚期保健是为保障婚配双方及其子代健康所进行的一系列保健服务措施，包括婚前医学检查、婚前卫生指导、婚前卫生咨询。

（一）婚前医学检查

1. 主要内容

（1）询问病史：了解男女双方的患病史、近亲婚配史、女方月经史、男方遗精史，重点询问与遗传有关的病史、生殖器官感染性疾病、精神疾病史、智力发育障碍等情况。

（2）体格检查：全身一般状态检查、生殖器与第二性征检查。

（3）辅助检查：胸部X线检查、血常规、尿常规、肝功能、肝炎抗原抗体、女性阴道分泌物滴虫和酵母假丝菌检查。必要时行染色体、精液及性病等检查。

2. 注意事项

（1）未婚女性的检查需取得受检者同意，一般只做直肠腹部双合诊检查。

（2）对男女双方有关性方面的问题应保密。

（3）对已妊娠者应视对象的年龄、健康状况等区别对待。

（4）发现有影响婚育的疾病时，应经过会诊或遗传咨询，根据具体情况进行指导。

（5）认真填写婚前检查记录，妥善保管，做好登记，定期分析。

（二）婚前卫生指导

1. 性卫生指导　预防蜜月期尿路感染。逐渐建立和谐的性生活，养成良好的性卫生习惯，保持外阴部清洁、禁止月经期性生活、掌握好性生活的频率。

2. 生育保健指导

（1）适宜的生育年龄：为确保育龄夫妇在生理和生殖功能上发育成熟，女性最佳生育年龄一般为25～29岁，男性为25～35岁。这一年龄阶段，男女双方生殖器官发育较完善，精子和卵子质量较好。35岁以后卵巢功能逐渐衰退，卵子中染色体畸变的机会增加，畸胎和流产的概率会增加。

（2）最佳受孕时机：受孕应计划在双方生理和心理都处于最佳状态的时期。新婚夫妇最好延缓到婚后3～6个月受孕。此外，5—7月气候宜人，男女双方精神饱满，这使得精卵细胞发育较好，而且多种新鲜蔬菜瓜果可供孕妇选择，为胎儿的发育提供有利的条件。另一方面，5—7 月受孕，预产期在第二年的3—5 月，婴儿出生可以避开酷暑和寒冬。冬末春初是各种病毒性疾病好发的季节，如风疹、流感、腮腺炎等，妊娠早期一旦感染容易造成胎儿畸形、流产等。

3. 避孕指导 社区护士需根据夫妇对避孕及生育的要求进行指导，主要包括屏障避孕法、药物避孕法、安全期避孕法及紧急避孕法等。

（1）屏障避孕法：①阴茎套，为男性避孕工具。使用时应选择合适的型号、检查有无漏孔，使用后检查有无破损。阴茎套还具有防止性传播疾病的作用。②阴道隔膜，又称阴道套，应根据女性个体情况，选择大小合适的阴道隔膜。已婚妇女均可使用，但对曾患有急性阴道炎、重度宫颈糜烂、子宫脱垂、膀胱或直肠膨出者不宜使用。③阴道内杀精剂，使精子丧失活动能力，如胶冻、药膜等。

（2）药物避孕法：目前国内常用的多为女性服用的避孕药，由雌激素和孕激素配伍组成，包括短效及长效口服避孕药、长效避孕针剂、避孕贴剂等。用药前应先询问病史，如果患有严重的心血管疾病、急慢性肝炎或肾炎、肝肾功能损害、血液病或血栓性疾病、内分泌疾病、子宫或乳房肿块、恶性肿瘤、癌前病变、精神病生活不能自理、哺乳期、月经稀少或年龄大于 45 岁者，不宜使用口服避孕药。

（3）安全期避孕法：又称自然避孕法。女性生理周期中，排卵前后 4 ~ 5 日为易孕期，其余时间不易受孕，为相对安全期。在相对安全期内进行性交达到避孕的目的，称为安全期避孕法。但由于其排卵过程可受情绪、健康状况及外界环境等因素的影响而推迟或提前，还可能发生额外排卵，所以安全期避孕法并不十分可靠。

（4）紧急避孕法：紧急避孕法是指在无保护性性生活或避孕失败后的 72 小时内，妇女为防止非意愿妊娠而采取的避孕方法。在无保护性性生活后 72 小时内服用的紧急避孕药，主要是激素类（如左炔诺孕酮片）和非激素类（如米非司酮）两类药物。该方法只能一次性起保护作用，不宜作为常规避孕的方法，最好在医生指导下应用。

（三）婚前卫生咨询

对婚前检查不合格者，应根据具体情况进行指导。

1. 禁止结婚的情况 直系血亲和三代以内旁系血亲禁止结婚。

2. 暂缓或不宜结婚的情况 《中华人民共和国传染病防治法》中规定的艾滋病、淋病、梅毒、麻风病，以及医学上认为影响结婚和生育的其他传染病在传染期内暂缓结婚，男女双方均有精神分裂症、躁狂抑郁性精神病或重度智力低下者不宜结婚。

3. 可结婚不宜生育的情况 对于患有严重的染色体显性或隐性遗传病及多基因遗传病者，可结婚但不能生育，应采取长效避孕措施或行结扎手术。

二、围生期保健指导

围生期保健是指对一次妊娠的孕前、孕期、分娩期、产褥期（哺乳期）和新生儿期所采取的一系列保健措施，其目的是保障母婴安全、降低孕产妇死亡率及围生儿死亡率。

（一）孕前保健指导

孕前保健是指通过在孕前对育龄夫妇进行危险因素评估、孕前健康咨询和有效干预等保健服务，达到降低出生缺陷、低出生体重等不良妊娠结局的一级预防措施，一般在受孕前 4～6 个月进行。

1. 受孕时间选择　选择最佳受孕时机和年龄计划妊娠，减少妊娠危险因素和降低高危妊娠。研究表明，女性 <18 岁或 >35 岁是妊娠的危险因素，易造成难产、产科并发症和胎儿染色体疾病。

2. 孕前健康评估　进行孕前慢性病和传染性疾病的评估和干预，可有效降低不良妊娠结局风险。

3. 生活方式指导　合理均衡的营养及维持适宜的体重。计划受孕前 3 个月补充叶酸预防神经管缺陷的发生。避免高强度高压力工作和家庭暴力，积极对待负性生活事件。

4. 避免危险因素　①高温环境、放射线等理化因素，若有接触，应与有害物质隔离 3～6 个月后再受孕。②风疹病毒、流感病毒等生物因素。受孕前 3 个月内及受孕期间应停止注射风疹病毒疫苗。③致畸或致突变药物。若服用避孕药物，应先停服药物，改用工具避孕，半年后再受孕为宜。④计划受孕前 3～12 个月戒烟戒酒。

（二）孕期保健指导

孕期分为三个时期：孕第 13 周末及以前为孕早期，第 14～27 周末为孕中期，第 28 周末及之后为孕晚期。基本公共卫生服务项目实施方案中指出，应为辖区内常住孕妇开展至少 5 次孕期保健服务。

1. 孕早期健康管理及保健指导

（1）孕早期健康管理内容：①孕 13 周前由孕妇居住地的乡镇卫生院、社区卫生服务中心建立《母子健康手册》，并进行第 1 次产前检查。②孕妇健康状况评估。询问既往史、家族史、个人史等，观察体态、精神等，进行一般体检、妇科检查和血常规、尿常规、血型、肝功能、肾功能、乙型肝炎检查，有条件的地区建议进行血糖、阴道分泌物、梅毒血清学试验、HIV 抗体检测等实验室检查。③根据检查结果填写第 1 次产前检查服务记录表，对具有妊娠危险因素和可能有妊娠禁忌证或严重并发症的孕妇，及时转诊到上级医疗卫生机构，2 周内随访转诊结果。④开展孕早期生活方式、心理和营养保健指导，特别要强调避免致畸因素和疾病对胚胎的不良影响，同时告知和督促孕妇进行产前筛查和产前诊断。

（2）孕早期保健指导内容

1）生活方式指导：①休息与活动。起居规律、睡眠充足，避免过度劳累；孕妇夜间睡眠 8 小时，午间卧床休息 1～2 小时；可做腿部与腰部的舒缓运动，目的在于减轻腰背部疼痛、下肢水肿和肌肉痉挛。②性生活。妊娠前 3 个月及后 3 个月均应避免性生活，以防流产、早产及感染；对有习惯性流产或早产史的孕妇，在整个孕期均应避免性生活。

2）饮食指导：宜摄入清淡可口、易消化食物，少食多餐，以减少妊娠反应。保证一定热量、蛋白质的摄入，多吃新鲜蔬菜水果，避免烟、酒、浓咖啡、浓茶及辛辣油腻食物。口服叶酸 0.4mg/d 至妊娠 3 个月。

3）心理指导：保持心情舒畅，如有心理不适及时咨询与就诊。

4）避免有害物质：应戒烟、戒酒，避免接触放射线，避免密切接触宠物，慎用药物等。

5）常见症状指导：①恶心与呕吐。大多数妇女在妊娠 6 周左右出现早孕反应，12 周左右消失。此期间应避免空腹，清晨起床后先食用面食或者小点心；少量多餐，两餐之间进食流质饮食；食物宜清淡，避免油炸、刺激、不易消化食物。②尿频。是因增大的子宫压迫膀胱所致。12 周左右，增大的子宫进入腹腔，该症状自然消失。

2. 孕中期健康管理及保健指导

（1）孕中期健康管理内容：①进行孕中期（孕 16～20 周、21～24 周各一次）健康教育和指导。②孕妇健康状况评估。通过询问、观察、一般体格检查、产科检查、实验室检查对孕妇健康和胎儿的生长发育状况进行评估，识别需要做产前诊断和需要转诊的高危重点孕妇。③对发现有异常的孕妇，要及时转至上级医疗卫生机构。出现危急征象的孕妇，要立即转上级医疗卫生机构，并在 2 周内随访转诊结果。④对未发现异常的孕妇，除进行孕期的生活方式、心理、运动和营养指导外，还应告知和督促孕妇进行预防出生缺陷的产前筛查和产前诊断。

（2）孕中期保健指导内容

1）营养指导：孕中期是胎儿生长发育较快的时期。孕妇每日摄入总热量增至 2300kcal 以上，以动物蛋白质为主，膳食中适当限制含脂肪、糖类较多食品；适当限制食盐摄入量；增加含铁食物的摄入，如动物肝脏、瘦肉、蛋黄、豆类等，必要时在医生指导下补充铁剂。

2）运动指导：坚持每天做孕妇体操，活动关节、锻炼肌肉，最好安排在早晨和傍晚，锻炼前排空小便且一般不宜进餐，锻炼结束后 30 分钟再进餐。有先兆流产、早产、多胎、严重内科合并症者则不宜做孕妇体操。

3）孕期自我监测指导：①听胎心音。指导家属掌握听胎心的方法，每日定时听胎心并记录。胎心率正常值为 110～160 次/分。②胎动监测指导。指导孕妇和家庭成员计数胎动并做记录。初产妇多于妊娠 20 周左右开始自觉胎动，胎动在夜间和下午较活跃。常用的胎动监测方法为每天同一时间计数胎动，每次“计数 10 次胎动”并记录所用时间，若用时超过 2 小时，建议就医检查；胎动计数＜10 次/2 小时或减少 50% 者，应考虑子宫胎盘功能不足胎儿有宫内缺氧的可能。③测量宫底高度及腹围。测量宫底高度及腹围可以了解胎儿生长发育情况。指导家属在孕妇妊娠 20 周开始为其每周测量一次，并记录。若宫底高度或腹围在 2～3 周后未增加或增加过快，提示胎儿宫内发育迟缓或羊水过多。④测量体重。指导孕妇每周测量体重一次，妊娠期间体重增长范围及增重速率见表 5－1。

表 5－1　妊娠期妇女体重增长范围及妊娠中期、妊娠晚期每周体重增长推荐值

妊娠前体重指数分类 /kg/m²	体重总增长值范围/kg	妊娠早期体重增长值范围/kg	妊娠中期和妊娠晚期每周体重增长值及范围/kg
低体重（BMI＜18.5）	11.0～16.0	0～2.0	0.46（0.37～0.56）
正常体重（18.5≤BMI＜24.0）	8.0～14.0	0～2.0	0.37（0.26～0.48）
超重（24.0≤BMI＜28.0）	7.0～11.0	0～2.0	0.30（0.22～0.37）
肥胖（BMI≥28.0）	5.0～9.0	0～2.0	0.22（0.15～0.30）

资料来源：中国营养学会．中国居民膳食营养素参考摄入量：2023 版［M］．北京：人民卫生出版社，2023.

4）常见症状指导：①便秘。孕激素水平升高导致胃肠蠕动减慢而引起便秘。指导孕妇多摄入含纤维素高的食物，多吃新鲜水果和蔬菜。未经医生允许，不能轻易使用大便软化剂或轻泻剂。②腰背痛。大多在孕 5～7 个月时出现。指导孕妇穿低跟鞋，在俯拾或抬举物品时，保持上身直立弯曲膝部，用双下肢的力量拾起。如工作要求长时间弯腰，妊娠期间应适当给予调整，疼痛严重者，必须卧床休息（硬床垫），局部热敷。③下肢痉挛。指导孕妇摄入含钙丰富的食物；避免腿部疲劳、受凉；伸腿时避免趾尖伸向前，走路时足跟先着地；发生下肢肌肉痉挛时，背屈肢体或站直前倾以伸展痉挛的肌肉，或局部热敷按摩，直至痉挛消失；必要时遵医嘱口服钙剂。

3. 孕晚期健康管理及保健指导

（1）孕晚期健康管理内容：①进行孕晚期（孕28～36周、37～40周各一次）健康教育和指导。②开展孕产妇自我监护方法、促进自然分娩、母乳喂养及孕期并发症、合并症防治指导。③对随访中发现的高危孕妇应根据就诊医疗卫生机构的建议，督促其酌情增加随访次数。随访中若发现有高危情况，建议其及时转诊。

（2）孕晚期保健指导内容

1）营养指导：孕晚期是胎儿生长发育最快的时期。孕妇应确保热量、蛋白质、维生素等均衡增加。增加鱼、禽、蛋、奶等蛋白质及钙、铁、碘的摄入。每天增加200g奶制品，使总摄入量达到500g/d；每天补充800mg的钙。增加红肉20～50g/d，每周摄入1～2次动物肝脏或动物血液，增加铁的摄入；必要时可额外补充铁剂。孕期推荐碘的摄入量为230μg/d，孕妇除选用碘盐外，每周还应摄入1～2次含碘丰富的海产品，如紫菜、海带等。禁烟酒，避免刺激性食物。

2）孕期自我监测指导：①宫高和腹围。孕28周后，胎儿体重平均每4周增加700g，身长平均每4周增加5cm。若间隔2周、连续2次，宫高和腹围无明显增长，应警惕胎儿生长发育受限。若增长过快，则应考虑羊水过多和巨大儿可能，需进一步检查。②胎动监测指导。监测方法见孕中期，临近足月时，孕妇可能感觉胎动略有减少，若计数2小时胎动不足10次，可变换体位如左侧卧位后再计数2小时，若仍少于10次，应及时就医检查。③测量体重。指导孕妇每周测量体重，体重增长范围及增重速率见表5-1。

3）心理指导：孕晚期易出现情绪不稳定，对分娩有紧张、焦虑、恐惧感；担心母子平安、有无出生缺陷等。应鼓励孕妇表达内心感受，有针对性地进行心理护理和人文关怀。

4）母乳喂养准备指导：通过健康教育让孕妇及家属了解母乳喂养的好处和方法，树立进行母乳喂养的信心。需做好乳房准备，用温开水毛巾擦洗乳头乳晕，按摩乳房。穿戴柔软棉布乳罩将乳房托起，以减少衣服对乳房的摩擦。

5）预防并及时发现并发症：常见并发症有前置胎盘、胎盘早剥、胎膜早破及早产。孕晚期应避免性生活，特别是有早产倾向或有既往早产史者。多注意休息，避免刺激乳头以引起子宫收缩。指导识别胎膜早破，如孕妇感到突然有液体从阴道流出，应采取平卧位，以免脐带脱垂，同时保持外阴清洁，及时送往医院。

6）常见症状指导：①下肢水肿、外阴静脉曲张。孕妇应避免长时间站立或坐着不动，睡眠时取左侧卧位，下肢稍垫高以改善血液回流，避免摄入含盐过高的食物。②仰卧位低血压综合征。孕妇长时间仰卧位时，由于增大的子宫压迫下腔静脉使回心血量减少，导致心排血量减少，出现低血压性休克。指导孕妇休息时采取左侧卧位，尽量避免仰卧位，以缓解右旋子宫对下腔静脉的压迫。③痔疮、便秘。指导孕妇摄入足够液体和高纤维素食物，多吃水果、蔬菜，定时排便，适当运动，以减少便秘，必要时遵医嘱口服缓泻剂。

（三）分娩期保健指导

1. 分娩准备教育　指导孕妇做好分娩前生理、心理和物品准备，并指导与分娩有关的知识，包括分娩的过程、合理应用放松技巧应对分娩时子宫收缩引起的疼痛和不适、合理运用腹压配合子宫收缩加快分娩的技巧等。此外，还应介绍分娩镇痛的方法及陪伴分娩的意义。

2. 分娩方式的确定 随着围产医学的发展，剖宫产手术安全性的提高，产前监测手段的过度使用及剖宫产指征的放宽，近年来我国的剖宫产率不断上升。因此，在妊娠38周左右，进行分娩评估，通过评估产妇和胎儿情况，确定合适的分娩方式，对无剖宫产指征的妇女，应进行分娩准备的教育，引导其树立对自然分娩的信心，促进自然分娩。

3. 指导孕妇识别临产先兆 分娩发动前，孕妇常出现假临产、胎儿下降感、见红。假临产的特点是宫缩持续时间短、不规律，宫缩强度不强，常在夜间出现、清晨消失。随着胎先露下降入盆，宫底随之下降，多数孕妇感觉上腹部变得舒适，呼吸轻快，常有尿频症状。见红是在分娩发动前24～48小时内，阴道排出少量血液。

4. 心理指导 产妇可能因宫缩痛、担心分娩能否顺利和母子是否平安而产生焦虑、恐惧等。应让产妇了解产程进展及产痛的规律性，指导其正确使用产痛应对技巧如自由体位、呼吸避痛法。同时应帮助产妇消除思想顾虑，耐心回答所提问题，让其认识到自己在正常分娩过程中的主动地位和作用。

5. 分娩体位指导 孕妇可采用任何自我感觉舒适的体位，如蹲位、跪位、坐位、前倾坐位（用物体支撑）、前倾跪位（用物体支撑）、侧卧位等。

6. 产痛保健指导 分娩镇痛方法有药物性镇痛和非药物性镇痛。前者旨在消除或缓解产痛的躯体感觉，而后者旨在增加舒适感，使产妇能应对疼痛。常用非药物性分娩镇痛方法包括呼吸减痛法、按摩减痛法和使用瑜伽球减痛法。

（1）呼吸减痛法：拉玛泽减痛分娩法是临床常用的呼吸减痛方法。①廓清式呼吸：每项运动开始和结束时，用鼻孔做缓慢深吸气，再缓慢呼出。②胸式呼吸：潜伏期，产妇身体放松，用鼻孔均匀吸气，用口均匀吐气，吸入与呼出气体量保持平衡，呼吸速度为平时的1/2。③浅慢呼吸和加速呼吸：活跃期，产妇用鼻孔吸气、口吐气，子宫收缩增强时则加速呼吸，子宫收缩减弱时则减慢呼吸。④浅呼吸：减速期，微张口呼吸；保持高位呼吸，呼吸速度根据子宫收缩强度调整。⑤憋气用力运动：第二产程，大口吸气后屏住，往下用力，头略抬起，尽可能保持20～30秒，呼气后马上再屏住用力，直到宫缩结束。⑥哈气运动：宫口近开全时，产妇有强烈便意或胎头娩出约2/3时，嘴张开，喘息式急促呼吸，全身放松。⑦吹蜡烛式呼吸：以吹蜡烛方式放松快速呼吸。

（2）按摩减痛法：具体如下。①肩部按摩：产妇采取坐位，或向前斜靠，头部枕在手臂或枕头上休息。按摩者站立在产妇后方进行。首先，将双手放置在近颈部的双肩位置。从颈部向肩部抚摸，再从肩部到上臂。揉捏几次上臂，然后再按颈部。重复以上动作3～4次。接下来，双手握持双肩上部，以产妇感到舒适的力度，揉捏或挤压然后松开，持续1～2分钟。之后，使用一只手的3个手指，在肩部上方或者脊柱小范围内做简单的深度环形按摩。每个部位按摩15～30秒，再转移到下一个部位。②腰骶部按摩：产妇趴在床上、地上、分娩球或其他物体上，可戴上护膝或跪在软垫上。按摩者站在产妇一侧，双手置于肋缘下腰背最细部位，左手放在对侧，手指朝下，右手放在同侧，手指朝上，双手指腹交叉由腹部向背部按摩腰背部，用力均衡适度，多次重复直至产妇舒适满意。

（3）使用瑜伽球减痛法：瑜伽球的弹性能使产妇盆底肌肉放松，加之上下起伏和左右摇摆瑜伽球对产妇腰部、臀部、外阴部起着间接按摩作用，从而缓解宫缩痛。此外，使用瑜伽球还能分散产妇对宫缩痛的注意力，增加舒适感。

（四）产褥期保健指导

产褥期是指产后 6 周内，是产妇身心恢复的一个关键期。产褥期保健是指通过产后家庭访视、产褥期保健指导及产后健康检查等方法对产褥期妇女进行保健指导，并提供对新生儿的健康指导，以促进产后妇女的身心健康和新生儿的健康。

1. 产后家庭访视　产后家庭访视是产褥期保健工作的重要措施之一。社区护士在家访中可通过询问、观察、一般状态检查和妇科检查及必要的辅助措施，对产妇恢复情况进行评估，加强对产妇及新生儿的保健指导，保证母婴健康顺利地度过产褥期。

（1）访视频率和时间：产褥期的家庭访视一般为 3 次，由社区护士分别在出院后 3 天、产后 14 天、产后 28 天入户完成。高危孕妇或发现异常情况者应酌情增加访视次数。

（2）访视前准备：社区护士在家访前应做好准备工作，如与产妇取得联系、了解产妇确切的休养地点及路径、确定访视时间，并简要了解产妇的一般状况，按需准备访视用物。

（3）访视内容：①产妇。测量产妇的生命体征，了解产妇的情绪、睡眠、心理社会状况、饮食及大小便等情况；检查产妇生殖器官恢复情况，如子宫收缩情况、恶露的性状、腹部或会阴部伤口的愈合情况、乳房有无肿胀及乳汁分泌情况。如发现产妇有产褥感染、产后出血、子宫复旧不佳、妊娠合并症未恢复者以及产后抑郁等问题时，应及时转至上级医疗卫生机构进一步检查、诊断和治疗。同时做好产后 42 天健康检查的宣传教育工作。②新生儿。通过观察、询问和检查，了解新生儿的基本情况。询问新生儿哺乳、睡眠、大小便情况；检查新生儿面色、皮肤有无黄疸或脓疱、脐带有无感染；指导产妇为新生儿进行口腔、脐部、臀部和皮肤护理，检查新生儿觅食、拥抱和握持等生理反射及张力、视力、听力等情况。每次访视后均应记录访视内容及指导意见，满月访视后填写新生儿生长发育表。

2. 保健指导内容

（1）适宜的环境：适宜的温度为 22 ~ 24℃，相对湿度为 50% ~ 60%，勤开窗有利于室内空气清新，避免过多探视，这样不仅使产妇得到良好的休息，也有利于新生儿的成长。

（2）良好的卫生习惯：产褥期出汗多，应勤换内衣裤及被褥，勤换会阴垫。每天用水清洗会阴两次，保持外阴清洁和干燥，产后四周内禁止盆浴，以预防感染。检查外阴伤口或腹部切口愈合情况，有无红肿、裂开和感染迹象。指导会阴部有伤口的产妇休息时尽量选择伤口对侧卧位，以免恶露污染伤口，会阴伤口出现肿胀疼痛时，可用 50% 硫酸镁湿热敷。

（3）均衡的营养：产妇不仅自身机体需要恢复，而且还担负着哺育新生儿的责任，因此，适当和均衡的饮食，保证足够的热量，对产妇非常重要。产妇应多摄入蛋白质和汤汁食物，如鱼汤、骨头汤、鸡汤等，以利于乳汁分泌；适当摄入高质量的脂肪不仅有利于婴儿大脑的发育，也有利于脂溶性维生素（如维生素 A、维生素 D、维生素 E、维生素 K）的吸收；多食新鲜的蔬菜水果，避免辛辣、刺激性饮食；在医生指导下适当地补充铁剂和维生素；禁止烈性酒类、咖啡，禁止吸烟，在医生指导下合理使用药物和保健品。

（4）适宜的运动：鼓励产后尽早活动，有助于子宫复旧、体力恢复、排尿及排便，避免或减少静脉栓塞的发生，且能使盆底肌及腹肌张力恢复，但尽量避免重体力劳动或蹲位活动，以防子宫脱垂。阴道自然分娩者，回病房后产妇即可在床上适当活动，产后 6 ~ 12 小时下床轻微活动，产后第 2 天在室内随意活动。会阴后 - 侧切开或剖宫产的产妇可适当推迟下床活动时间。此外，自然分娩8小时后、剖宫产拆线后可进行产后康复操，产后康复操应包括能增加腹肌张力的抬腿、仰卧起坐动作和能锻炼盆底肌的缩肛动作。产后2周时开始增加膝胸卧位，以预防或纠正子宫后倾。上述动作每天3次，每次15分钟，运动量应逐渐增加。

（5）心理调适：社区护士应为产妇提供充足的母婴保健的信息支持，鼓励产妇表达自己的感受，并调动产妇的家庭支持系统，促进家庭尽快接受孩子诞生后新的生活方式，协助产妇完成母亲角色的转变，建立和谐的家庭生活。

（6）促进子宫复旧：产后哺乳、适宜的活动、产后康复操和良好的卫生习惯有利于子宫的良好复旧。产后1周，在耻骨联合上尚能触及宫底，产后10天子宫降至骨盆，腹部不能触及宫底。指导产妇识别正常恶露，正常恶露有血腥味但无臭味，持续4~6周，产后3天为血腥恶露，之后转为浆液性恶露，2周后转为白色恶露。如果恶露时间延长或有异味，提示子宫复旧不良或感染，应及时就诊。

（7）计划生育指导：产褥期内禁止性生活，产后6周后应指导产妇采取适当的避孕措施。对于产后妇女，不论是否哺乳，宫内节育器都是较好的避孕工具，一般在产后42天即可放置。对哺乳的妇女，不宜用含雌激素的避孕药，以免影响乳汁的分泌。用避孕工具如避孕套是可供选择的方法之一，单纯孕激素避孕方法如皮下埋植避孕也是较好的避孕方法。

3. 产后健康检查 社区护士指导产妇于产后42天到乡镇卫生院、社区卫生服务中心（正常产妇）或原分娩医疗卫生机构（异常产妇）做产后健康检查。通过询问、观察、一般体检和妇科检查，必要时进行辅助检查对产妇恢复情况进行评估。对产妇应进行心理保健、性保健与避孕、预防生殖道感染、纯母乳喂养6个月、产妇和婴幼儿营养等方面的指导。

（五）哺乳期保健指导

1. 母乳喂养的优点 一方面，母乳喂养不仅可以为新生儿提供营养、促进发育、提高免疫力、预防婴儿腹泻、呼吸道和皮肤感染，而且有助于母婴之间的情感连接；另一方面，母乳喂养还有利于预防产后出血、避孕，以及减少乳腺癌、卵巢肿瘤的发生概率。社区护士应向母亲及家属宣传母乳喂养的优点，评估影响母乳喂养的因素，为产妇提供母乳喂养的信息，并调动其家庭支持系统，以增强母乳喂养的信心。

2. 正确的哺乳方法 指导产妇根据哺乳环境采取不同的哺乳姿势，如摇篮式、交叉摇篮式、环抱式、侧卧式等，以母婴舒适的姿势进行喂养。哺乳前，先给新生儿更换干净的尿布，清洗双手后，用温开水清洁乳房和乳头。哺乳时，使新生儿贴近母亲，让新生儿含住乳头和大部分乳晕，并注意不能堵新生儿的鼻子。哺乳时，新生儿先吸空一侧乳房，再换另一侧，下次哺乳时可以从另一侧乳房开始，这样可以保证新生儿吃到含蛋白质丰富的前乳，又可以吃到含脂肪丰富的后乳。哺乳结束后，将新生儿抱起轻拍背部1~2分钟，将吸入胃内的空气排出，以防溢奶。

3. 母乳喂养姿势指导

（1）半躺式（laid-back）：又称生物学哺乳，是产妇最先尝试的哺乳姿势。产妇处于半躺位，当其头颈部、肩膀、腰部都有良好的支撑时，将新生儿放在产妇的胸前或腹部，此时新生儿本能地向乳房挪动并试图衔乳，这种现象称为“寻乳”。母子肌肤的接触刺激新生儿的进食本能，而重力和妈妈的身体曲线帮助新生儿正确衔乳并停留在适当位置。这种姿势适合于新生儿和任何年龄段的婴儿。

（2）摇篮式（cradle hold）：是最传统、最常用的喂哺姿势。婴儿的头部枕在产妇肘部（肘关节侧），产妇的手臂支撑着婴儿颈背部，确保母子胸腹部紧贴。产妇另一只手的拇指和其他四指呈 C 形分别放在乳房上、下方托起整个乳房，以防止乳房堵住婴儿鼻孔。除非奶流量过急和发生呛奶，否则一般情况下，应避免使用“剪刀式”手势夹托乳房，因为它会反推乳腺组织，从而阻碍婴儿将大部分乳晕含入嘴内，不利于充分挤压乳窦内的乳汁排出。

（3）交叉摇篮式（cross-cradle hold）：产妇用一侧手臂支撑婴儿背臀部确保母子腹部紧贴；产妇同侧手掌托住婴儿的头颈部，且拇指和示指分别放在婴儿的耳后部，喂哺对侧乳房，即右手抱婴儿喂哺左侧乳房。产妇的另一只手托起整个乳房，手法同摇篮式。这种姿势适合于早产儿和衔乳困难的婴儿。

（4）橄榄球式（football hold）：又称环抱式。产妇用手夹着婴儿的双腿放在其身体侧腋下，婴儿上身呈半坐卧位姿势正对产妇胸前，产妇手掌托住婴儿的头颈部，且拇指和示指分别放在婴儿的耳后部。产妇另一只手托起整个乳房，手法同摇篮式。用枕头适当垫高婴儿以确保婴儿鼻尖与乳头在同一水平。这种姿势适合于剖宫产儿、双胎，以及大乳房和乳头平坦的产妇。

（5）侧卧式（side-lying hold）：产妇采取侧卧位，头部垫有枕头。婴儿侧身，与产妇正面相对。为确保母子腹部紧贴，可用一个小枕头垫在婴儿背后，同时产妇也可使用枕头支撑颈背部。这种姿势适合于夜间哺乳、疲倦或者患病的哺乳产妇、年龄稍大且有母乳喂养习惯的婴儿。

4. 哺乳时间　在母亲和新生儿健康允许的情况下，分娩后（1 小时内）立即给予母乳喂养。以按需哺乳为原则，但尽量减少夜间喂养次数，增加白天喂养次数，以免夜间频繁哺乳影响产妇休息，不利于乳汁分泌。此外，由于新生儿的大脑皮质处于抑制状态而需要较长的睡眠时间，所以应指导产妇，如果白天喂养间隔时间超过 3 小时，可唤醒新生儿进行哺乳。每次哺乳时间控制在 20 ~ 30 分钟，避免养成新生儿含乳头睡觉的习惯。

5. 母乳是否充足的判断　指导母亲通过观测新生儿的喂养及排泄情况来判断母乳是否充足。①每天哺乳次数达到 8 ~ 10 次；②哺乳时可看到吞咽动作并听到吞咽声；③两次喂养之间新生儿安静、满足，睡眠良好；④每天有 1 次量多或少量多次的软便，5 ~ 6 次小便；⑤新生儿体重增加正常，出生后前 3 个月每月增长 800 ~ 1000g；⑥母亲在哺乳前有乳房肿胀感，哺乳时有下乳感，哺乳后乳房较松软。

6. 母乳的储存　无法直接母乳喂养的产妇，可将乳汁吸出储于奶袋中。储存时间：20 ~ 30℃保存不超过 4 小时，4℃不超过 48 小时，－15 ~ －5℃可保存 6 个月。

7. 不宜或暂停母乳喂养的指征　母亲处于传染病急性期、患有严重脏器功能障碍性疾病、严重的产后心理障碍和精神疾病；母亲酗酒、暴怒、服用对婴儿有影响的特殊药物等；婴儿患有乳糖不耐受症等。

8. 乳房护理指导

（1）哺乳期乳房日常护理：指导母亲佩戴合适的棉质胸罩，以支托乳房和改善血液循环，哺乳前轻柔按摩乳房，刺激泌乳反射；切忌用肥皂或酒精擦洗乳头，避免引起局部干燥、皲裂；哺乳结束时，用示指轻轻向下按压新生儿下颌，避免在口腔负压下拉出乳头引起局部疼痛或皮肤损伤，并挤出少许乳汁涂在乳头和乳晕上。

（2）乳房胀痛的预防及护理：早开奶、早吸吮、按需哺乳、增加哺乳的次数，每次哺乳后挤出多余乳汁，可以预防乳房胀痛。哺乳前热敷乳房，两次哺乳间按摩乳房；每次哺乳时先让新生儿先吸空一侧乳房，再换另一侧；注意饮食清淡。

（3）乳头皲裂的预防及护理：采取舒适的哺乳姿势、避免婴儿长时间吸吮乳头可以预防乳头皲裂。一旦发生乳头皲裂，可以指导产妇：轻者可继续哺乳，可增加哺乳次数减少每次哺乳的时间；让婴儿含住大部分乳头和乳晕；每次哺乳后，涂少量乳汁于乳头上，乳汁具有抑菌作用并含丰富的蛋白质可以起到修复表皮的作用。乳头皲裂严重者可暂停哺乳，将乳汁挤出后喂婴儿。

（4）平坦/凹陷乳头哺乳指导：①乳头牵拉练习，用一只手托乳房，另一只手的拇指和中、示指向外牵拉乳头，重复 10 ~20 次，每天 2 次。此外指导产妇改变哺乳姿势，以利于婴儿含住乳头和乳晕，也可利用负压吸引的作用使乳头突出。②乳头伸展练习，将两示指平行放在乳头两侧，慢慢由乳头向两侧外方拉开，牵拉乳晕皮肤及皮下组织，使乳头向外突出。接着将两示指分别放在乳头上下方将乳头向上、向下纵向牵拉，重复多次练习，每次 15 分钟，每天 2 次。

（5）退乳指导：对因疾病（如妊娠合并心脏病等）或其他原因不适宜哺乳或需要终止哺乳的妇女，社区护士应指导产妇合理退乳。指导产妇少进食汤类食物，停止吸吮及挤奶。必要时用芒硝 250g 碾碎分装纱布袋中敷于两侧乳房上，湿硬时更换。同时可以用生麦芽 60 ~90g，水煎服，每日一剂，连服 3 ~5 天。

9. 母乳喂养婴儿的常见健康问题及保健指导

（1）饥饿与哭闹：如果婴儿不停地想吃奶，且离开乳房后总表现出未吃饱状态，此时应评估母乳喂养姿势和婴儿含乳方法是否正确。出生后 2 ~3 周、6 周左右和 3 个月左右是婴儿快速生长阶段，而该阶段的婴儿也会不停地想吃奶，这属于正常现象。以上情况，不需给婴儿喂食其他液体，建议增加哺乳次数，每小时一次。如果 4 ~5 天之后，这种频繁的喂养模式仍未解决婴儿饥饿问题则需要考虑请临床医生评估婴儿，或者请母乳喂养专家评估喂养过程。

（2）肠痉挛与哭闹：肠痉挛婴儿通常每天至少一段时间有痛苦的表现如两腿蹬直、大声哭闹、脸色涨红、拒绝吃奶和肛门排气。一般在出生后 4 周开始出现，3 ~4 个月停止，也可能持续到 6 个月。若经排除其他健康问题，母乳喂养婴儿发生肠痉挛，则婴儿可能是对其母亲所食用的某种食物过敏。针对肠痉挛婴儿，通常采取的措施包括：①改变体位，让婴儿趴在膝盖上，轻轻按摩其背部。②不能喂得过饱，前后两餐间隔 2 ~2. 5 小时。③评估产妇的饮食并予以调整，如停止摄取奶产品、咖啡因、洋葱及其他刺激性食物。

（3）打嗝：哺乳时，婴儿吸入冷空气，或者吸奶太快、太急引起膈肌突然收缩痉挛，以致打嗝。出现打嗝时，应立即将婴儿竖抱在胸前，一手扶住婴儿头背部，另一只手轻轻拍其背部；打嗝停止后再继续喂奶。若 5 ~10 分钟后，打嗝尚未自动停止，可尝试着喂哺几分钟。若哺乳时婴儿经常出现打嗝，则尽量在其安静时哺乳。

10. 哺乳期用药指导 哺乳期妇女原则上不用药。若必须用药，则需考虑以下几个方面。

（1）药物选择：选择半衰期短、蛋白结合率高、脂溶性低、口服生物利用度低的药物，且尽可能选用最小有效剂量。

（2）用药方式：选择局部外用或口服。全身用药时血液中药物浓度较大，而大多数药物经局部用药（如药膏、乳膏、阴道栓）不会被母体吸收入血，在乳汁中含量几乎为零。

（3）服药时机：避开血药浓度最高峰时哺乳。建议在哺乳结束后或者婴儿夜间进入长睡眠后用药，以确保下次哺乳时血药浓度已降至最低。每次服药后尽可能推迟下次哺乳时间，两次哺乳时间至少间隔 4 小时。

（4）用药疗程：若为短期用药，尽可能缩短用药疗程，一旦病因消除，则应立即停药。若为长期用药，应监测婴儿的血药浓度，且在临床医生指导下考虑先暂停哺乳或者调整用药剂量和哺乳时间间隔。

（5）恢复哺乳：哺乳期妇女可在停药 5 个半衰期后恢复哺乳。药物在最后一次给药达到峰值的 5 个半衰期后，血药浓度可降至峰值的 3% 左右，此时血浆中仅有微量药物残留，而乳汁中药物浓度更低。

（6）密切观察：哺乳期妇女用药时要密切关注婴儿的反应和精神状态，注意药物是否对婴儿产生消化道副作用，如腹泻、便秘。

知识拓展

哺乳期用药“L”分级

哺乳期用药“L”（lactation 的首字母）分级，由美国儿科学教授托马斯·黑尔（Thomas W. Hale）提出，共分为 5 级。

L1：最安全。哺乳期妇女用药研究中，尚无证据表明该药物对婴儿有害，或者对照研究未能显示有风险证据。

L2：较安全。哺乳期妇女用药研究中，很少证据表明药物对婴儿有害。

L3：中等安全。哺乳期妇女用药研究中，表明该药物对婴儿有轻度非威胁性的副作用，或者尚无证据表明可能出现的副作用。

L4：可能危险。哺乳期妇女用药研究中，有明确证据表明该类药物对婴儿有副作用。但在某些情况下，该类药物可能在哺乳期间使用。

L5：禁忌。哺乳期妇女用药研究中，已证明该类药物对婴儿有明显危害，哺乳期妇女禁用。

三、围绝经期保健指导

围绝经期是指围绕妇女绝经前后的一段时间，包括从接近绝经出现与绝经有关的内分泌、生物学和临床特征起至最后一次月经后 1 年。WHO 将卵巢功能衰退至绝经后 1 年内的时期称为围绝经期。此期间最突出的表现是绝经，并伴随一系列生理、心理变化，如心悸、潮热、出汗、激动易怒、焦虑、失眠、记忆力减退等。围绝经期大多数发生在 45～55 岁，平均持续 4～5 年，但是由于社会、经济、地区不同，个人身体、婚育状况的差异，时间略有不同。

围绝经期是每个妇女都要经历的重要阶段，此期卵巢功能衰退，激素水平下降，同时也受社会和心理因素的影响，约 2/3 的围绝经期妇女会出现生理和心理的不适。因此，针对此阶段妇女的生理和心理特点提供基于社区的综合性保健服务，提高围绝经期妇女的健康水平，维护妇女的身心健康，提高生活质量，对妇女、家庭和社会都有重要意义。

（一）围绝经期妇女的生理心理特点

1. 生理特点

（1）月经紊乱：是女性绝经过渡期的常见症状，表现为月经周期不规则，经期持续时间长及经血量增多或减少。与卵巢、下丘脑和垂体功能状态的波动有关，随着卵巢逐步停止排卵，激素的分泌相应地减少。

（2）心血管系统疾病发病率增加：绝经后妇女动脉硬化、冠心病发病率较绝经前明显增加。这可能与雌激素水平低下和雄激素活性增强有关。

（3）泌尿生殖道退行性改变：表现为泌尿生殖道萎缩，出现阴道干燥、性交困难和反复的阴道感染，排尿困难，尿痛、尿急及反复发生的尿路感染等。

（4）其他：潮热、出汗是女性雌激素降低的典型症状，表现为反复出现面颈部、胸部皮肤发红，伴有潮热、出汗，持续时间长短不一。严重者出现心悸、眩晕、头痛、失眠、耳鸣等自主神经失调症状。

2. 心理特点 由于围绝经期妇女内分泌环境改变、自主神经紊乱，加之家庭和社会环境的改变，情绪、记忆及认知功能都会发生改变，常会出现紧张、焦虑、悲观、情绪低落、易激动、情感脆弱等，同时还时常伴有失眠、头痛、头晕、乏力等躯体不适症状。这些症状是多变的，没有特异性的，但相对较轻、有波动、不是持续存在的。

为了了解围绝经期妇女生理和心理症状的严重程度，同时评价预防和治疗措施的效果，可以采用症状评分法进行评估，目前多采用改良的 Kupperman 法（表 5－2）。

表 5－2 妇女围绝经期症状评分标准（改良 Kupperman 法）

症状	基本分	程度评分			
		0	1	2	3
潮热出汗	4	无	<3 次/天	3～9 次/天	≥10 次/天
感觉障碍	2	无	与天气有关	平常冷热痛麻木	冷热痛感丧失
失眠	2	无	偶尔	经常，安眠药有效	影响工作、生活
易激动	2	无	偶尔	经常，能克制	经常，不能克制
抑郁，疑心	1	无	偶尔	经常，能自控	失去生活信念
眩晕	1	无	偶尔	经常，不影响生活	影响生活
疲乏	1	无	偶尔	上四楼困难	日常活动受限
骨关节痛	1	无	偶尔	经常，不影响功能	功能障碍
头痛	1	无	偶尔	经常，能忍受	需服药
心悸	1	无	偶尔	经常，不影响生活	需治疗
皮肤蚁走感	1	无	偶尔	经常，能忍受	需治疗
性生活	2	正常	性欲下降	性交痛	性欲丧失
尿路感染	2	无	偶尔	>3 次/年，可自愈	>3 次/月，需服药

注：结果解读如下。①症状评分：基本分×程度评分。②各项症状评分相加之和为总分，总计分 0～63 分。③围绝经期症状的程度评价标准：评分≤6 分为正常，7～15 分为轻度，16～30 分为中度，>30 分为重度，总分越高代表绝经相关症状越严重。

（二）围绝经期的保健指导内容

1. 营养与饮食指导 围绝经期妇女的基础代谢率较中年期可下降15%～20%，为适应这一代谢变化，需要均衡膳食，合理营养。均衡的膳食结构是预防绝经后疾病的有效措施。均衡膳食的原则是：适当控制总热量，供给充足的优质蛋白质，适当减少脂肪的摄入量，适量的碳水化合物，保证各种无机盐和维生素的充足供给。

（1）控制总热量：由于内分泌环境改变，围绝经期妇女容易发胖，肥胖会导致糖、脂肪代谢异常，促使动脉硬化症的形成和发展，增加心血管疾病的发病率。因此，饮食上要控制总热量，每日热量摄入以1800～2100kcal为宜，避免热量过剩引起肥胖。

（2）供给充足的优质蛋白质：每千克体重需要蛋白量为0.1～0.2g，或每日摄入60～70g蛋白，其中植物蛋白在1/3以上。摄入动物蛋白以鱼、鸡、奶等优质蛋白为主，植物蛋白以豆制品为主。应注意，蛋白摄入过量将加重肾脏负担，增加尿钙排出量，增加骨质疏松和骨折的危险。

（3）低脂、低胆固醇饮食：由于围绝经期妇女体内激素水平下降，容易诱发高胆固醇血症。所以，饮食要清淡，减少脂肪和胆固醇的摄入。每天摄入脂肪供热量最好不超过10%，摄入脂肪中，饱和脂肪酸：不饱和脂肪酸比例1：1为宜。

（4）增加蔬菜、水果、豆类的摄入：新鲜的蔬菜、水果含有丰富的维生素和纤维素，能够缓解高胆固醇血症、促进铁的吸收，因此，应增加蔬菜和水果的摄入。而豆类食品含有大豆异黄酮（又称植物雌激素），可以在一定程度上改善围绝经期症状，所以建议围绝经期妇女多吃豆类食物。

（5）低盐饮食：由于内分泌改变，围绝经期妇女容易发生水肿、高血压等，因此，适当限制食盐的摄入，每天不应超过5g。

（6）增加钙的摄入：由于激素水平下降，钙质流失增加和沉积减少，围绝经期妇女容易发生骨质疏松。因此，建议多吃含钙质丰富的食物，如乳制品、豆类、骨头汤、虾皮等，必要时补充钙剂，每天1000～1500mg，加服维生素D，促进钙的吸收，这不仅能预防骨质疏松症的发生，而且利于缓解情绪波动。

2. 运动指导 围绝经期适宜运动有助于提高妇女机体脂肪的供能比例、改善脂质代谢、维持正常血压和提高心肺功能。此外，运动还可改善妇女的心理状态，有助于降低焦虑和抑郁发生。根据个人爱好及具体情况选择合适的运动如散步、太极、广场舞，但也需注意以下几个方面。

（1）循序渐进、动静适度：遵循运动量由小到大的原则，逐步提高体力、耐力、灵巧度。不要急于求成，以不疲劳为宜。以“轻、柔、稳”为原则，宁少勿多，宁慢勿快，逐渐递增。运动时，应避免快速旋转或低头动作，或者有可能跌倒的动作。不宜参加带有突击性的紧张活动，锻炼中应尽量避免损伤。

（2）运动时间和频率：饭后1～2小时运动。运动最佳频率为每周至少3次，每次30分钟，强度达中等，根据运动时的心率来控制运动强度，即达到最大心率（最大心率预计值=220－年龄）的60%～70%。另外每周增加2次额外的肌肉力量锻炼更有益处。

（3）注意事项：运动前应做热身运动，以防止突然剧烈活动造成心悸、气促、晕倒等现象。运动后应进行调整活动，使身体逐渐恢复到正常状态，也可预防对身体不利的情况发生。

3. 性生活及避孕指导

（1）性生活指导：随着雌激素水平的下降，阴道黏膜萎缩、分泌物减少、阴道润滑度减弱，会导致性生活困难。应指导夫妇双方了解围绝经期的生理、心理变化，使其相互理解、尊重、支持和进行良好的情感交流。指导夫妇进行适度的性生活，每月 1～2 次，有助于维持生殖器官的良好状态和维持家庭的和谐与幸福。

（2）避孕指导：围绝经期卵巢功能逐渐衰退，阴道分泌物相对较少，偶有月经紊乱，但仍有可能意外妊娠。因此，围绝经期妇女应选择安全、有效和适宜的避孕方法。可选择屏障避孕、宫内节育器和避孕栓等避孕方法。原来使用宫内节育器的妇女，如无不适可继续使用至绝经后半年取出。

4. 心理卫生指导 围绝经期症状的发生除与卵巢功能衰退、激素水平下降有关外，还与个体的心理因素、文化水平、职业特征、社会支持系统等因素相关。因此可以通过以下几方面进行指导。

（1）加强宣传，提高认识：社区护士可以通过举办讲座、发放宣传资料、家庭访视等方式，对妇女进行有关围绝经期自我保健的健康教育。讲解围绝经期的生理、心理变化，使其意识到这些变化都是暂时的，围绝经期是人生必经的正常阶段。

（2）完善社会支持系统：鼓励围绝经期妇女多参与社会活动，保持心胸开阔，并调动其家庭支持系统，创造和睦的家庭氛围，以促进围绝经期妇女良好的心理调适，健康度过围绝经期。

（3）心理咨询与治疗：积极开展心理咨询帮助妇女纠正不健康的理念。采用认知行为疗法和人际心理治疗，使其正确认识围绝经期的各种变化，正确处理生活中遇到的各种问题，从而消除心理压力，恢复心理平衡。

（4）药物治疗：轻度心理障碍者，可用地西泮、氯氮草等药物辅助睡眠，使用谷维素调节自主神经；对症状明显者，可用盐酸帕罗西汀、氟西汀等治疗。另外，适当的雌激素替代疗法可改善围绝经期妇女心理障碍和提高记忆力。

5. 健康检查指导 定期的普查能及早发现妇女的常见病和多发病，通过健康教育提高妇女的自我保健意识，降低发病率，提高妇女的健康水平和生活质量。

（1）妇女乳腺癌筛查：①针对一般风险人群，每 1～2 年应进行 1 次乳腺超声检查；如不具备乳腺超声检查条件，可以使用乳腺 X 线摄影检查。每月 1 次乳腺自我检查。②针对高风险人群，每年应进行 1 次乳腺超声联合乳腺 X 线摄影检查；对于不具备乳腺 X 线摄影检查条件的地区，宜选择乳腺超声进行检查；对于检测为 *BRCA*1/2 突变携带者，宜使用乳腺超声联合乳腺 X 线摄影进行检查后，加用乳腺核磁检查。

（2）宫颈癌检查：指导妇女每半年到 1 年进行一次宫颈脱落细胞涂片检查，并及时治疗宫颈炎。

（3）常规体检：每年的常规体检主要包括体重、血压、胸部 X 线，以及血、尿和内分泌检查。

知识拓展

乳腺自我检查方法

一看：站立或坐于镜前，面对镜子仔细观察自己两侧乳房，包括大小、形态、轮廓、皮肤及颜色有无改变，乳头有无抬高、凹陷、溢液等。

二触：左手上提至头部后侧，用右手检查左乳，以手指的指腹轻压乳房，感觉是否有硬块，由乳头开始逐渐向外做环状顺时针或逆时针方向触摸；用同样方法检查右边乳房。注意不要遗漏乳晕及腋窝部位。

三挤：以拇指和示指压乳头，注意有无异常分泌物。

乳房自查应每月 1 次，最好在月经来潮后的 7～10 天，此时乳腺比较松软，无胀痛，容易发现异常；已停经的妇女可选择每月固定的时间进行自查。乳房自查如发现异常应及时去医院就诊，以达到早发现、早诊断、早治疗的目的。

第三节　社区妇女常见健康问题保健指导

一、少女妊娠

少女妊娠（adolescent pregnancy）是指 10～19 岁的女性，身心各方面尚未完全发育成熟而妊娠。WHO 报道 15～19 岁少女中 55% 的意外妊娠以流产告终，而在低收入和中等收入国家流产通常在不安全条件下进行。妊娠和分娩引起的并发症是低中等收入国家中导致 15～19 岁少女死亡的重要原因。少女妊娠严重影响少女自身的身心健康和子代健康，也影响家庭生活，同时增加家庭、社会救助和公共医疗卫生负担。

（一）影响因素

1. 个人因素　初潮及性成熟年龄提前而心理社会年龄“晚熟”，性知识缺乏，个人约束能力差及好奇心等是少女妊娠的原因。

2. 家庭因素　缺乏父母的关爱和家庭性启蒙教育，或存在家庭性暴力和家庭性虐待。

3. 社会因素　社区及学校开展性健康教育少，以致大多数少女缺乏必要的性卫生知识，且对性问题存在误区。加之发达地区外来文化产品的大量涌入、西方价值观及意识形态的不断传播，落后地区社会环境的不安定、对女性的歧视等，这些因素增加了少女妊娠的风险。

（二）保健指导

1. 加强青春期性教育　让少女了解男女生殖器官生理解剖知识、青春期发育过程、性生理和性心理卫生知识、性传播疾病及其预防、如何采取措施避孕等，降低少女妊娠的发生；树立青春期少女性道德和自我保护意识，加强自我约束和自我教育，锻炼自我控制能力。

2. 提供心理咨询和医疗支持　设立专业的少女妊娠心理咨询机构，有针对性地进行疏导；对家庭成员予以心理辅导，防止家庭来源的伤害；需终止妊娠者，应由正规医院的医生实施手术。整个手术过程医护人员应多关心体贴少女及其家属；严格要求心理咨询人员和医护人员保护少女的隐私权，避免医源性刺激。

3. 做好心理治疗及社会关怀 对有心理障碍者，应及早心理干预。避免对妊娠少女的过分攻击和指责，保障其将来享有平等的教育、就业和婚育权利。

二、产后抑郁

产后抑郁症（postpartum depression，PPD）是指产妇在分娩后出现抑郁症状，类似普通抑郁，主要表现为以抑郁、悲伤、沮丧、哭泣和烦躁，重者出现幻觉等一系列症状为特征的精神紊乱，是产褥期精神综合征中最常见的一种类型。产后抑郁症多在产后2周内发病，产后4～6周症状明显，病程可持续3～6个月。产后抑郁严重影响产妇的生活质量、社会功能状态和母婴联结，也严重影响婴幼儿的情绪、认知和行为发育。流行病学资料显示，亚洲国家PPD患病率为3.5%～63.3%。我国报道的PPD患病率为13.1%～16.3%，平均为14.7%，与目前国际上比较公认的患病率为10%～15%基本一致。

（一）影响因素

产后抑郁病因不明，可能与下列因素有关。

1. 产科因素 非计划妊娠、流产、妊娠并发症、难产、滞产、手术产等增加了产后抑郁症发生的风险。

2. 心理因素 具有敏感（神经质）、自我为中心、情绪不稳定、社交能力不良、好强求全、固执、内向性格等个性特点的产妇容易发生产后心理障碍。

3. 神经内分泌因素 各种神经递质及神经功能活动异常可能是产后抑郁症的发病原因之一。

4. 社会因素 孕期发生不良生活事件如失业、夫妻分离、亲人病丧、家庭不和睦、家庭经济条件差、缺少家庭和社会的支持与帮助（特别是丈夫与长辈的支持与帮助）等，是导致产后抑郁症发生的重要因素。

5. 遗传因素 有精神病家族史，特别是有产后抑郁症家族史的产妇，患PPD的概率比正常人群高。

（二）保健指导

1. 健康教育 产前可利用孕妇学校等多种途径宣传普及有关妊娠、分娩知识，减轻孕产妇对妊娠、分娩的紧张恐惧心理，提高自我保健能力。产后及时向产妇及家属传授育婴知识，指导如何进行母乳喂养、护理新生儿，利用心理量表对产妇进行产后抑郁症的早期筛查。

2. 心理指导 对待产妇，尤其是有不良妊娠史（畸形）和分娩史（难产、死产）产妇，有精神病家族史和抑郁史产妇，护理人员应鼓励产妇宣泄和抒发自身的感受，并耐心倾听产妇诉说感受和困难，做好心理疏导工作。让产妇感到被支持尊重、理解，增强产妇信心、自我控制能力和良好交流的能力，激发产妇应对自身问题的能动性。

3. 分娩方式选择 采取自由分娩体位促进自然分娩，严格掌握剖宫产指征，降低社会因素剖宫产。

4. 帮助产妇适应角色转换 实施母婴同室，指导母乳喂养，鼓励产妇与婴儿多交流、多接触，并多参与照顾婴儿，培养产妇的自信心。同时，鼓励其丈夫及家庭成员多给予产妇情感支持和物质支持，多照顾和陪伴产妇与婴儿。

5. 防止意外发生　做好安全防护，恰当安排产妇的生活与起居环境。产后抑郁产妇的睡眠障碍主要表现为早醒，而自杀、自伤等意外事件往往在此期间发生。

6. 药物治疗　应该在专科医生指导下用药，根据以往疗效和个体情况选择药物。首选5－羟色胺再摄取抑制剂，尽量选用不进入乳汁的抗抑郁药。遵医嘱指导产妇正确应用抗抑郁药，并注意观察药物疗效及不良反应。

三、尿失禁

尿失禁（urinary incontinence）指排尿失去意识控制或不受意识控制，尿液不自主地流出。尿失禁主要分为持续性尿失禁、压力性尿失禁、急迫性尿失禁、充溢性尿失禁四类。其中压力性尿失禁是产妇和绝经妇女常见的健康问题之一，其特点是正常状态下无遗尿，而在腹压增加如咳嗽、打喷嚏、举重物，上下楼时，尿液不自主流出。研究显示，成年女性尿失禁发生率平均为30%，而产后尿失禁的发生率为15%～40%，绝经妇女尿失禁发生率为5%～43%。

（一）影响因素

1. 妊娠因素　妊娠期随着子宫增大，重力作用对盆底的慢性牵拉造成不同程度的软组织损伤。加之，妊娠期激素水平变化导致盆底结缔组织的胶原代谢改变，盆底支持结构减弱，从而导致尿失禁的发生。

2. 分娩因素　产时盆底受胎头挤压，盆底拉伸延长，肌肉高度扩张，使盆底发生去神经改变，结缔组织间连接发生分离等；加之难产、器械助产等引起盆底及尿道周围组织损伤、膀胱颈位置及活动度改变、尿道闭合压下降，使产妇发生尿失禁的风险显著增加。

3. 激素因素　绝经后雌激素水平降低而引起盆底组织张力下降、尿道正常位置改变、关闭压力不足，使绝经妇女容易发生尿失禁。

4. 疾病因素　妇女患有慢性呼吸系统疾病、神经系统疾病和顽固性便秘。

5. 生活习惯　长期负重、高强度体育运动等。

（二）保健指导

1. 健康生活方式

（1）心理指导：尊重理解尿失禁的妇女，注意保护隐私，主动给予心理安慰及鼓励，帮助其转变观念，尿失禁是伴随机体器官生理性老化的病理现象。解除患者心理压力，帮助其建立信心，积极去除病因，配合治疗。

（2）饮食指导：平衡液体摄入，过量液体摄入会增加尿频尿急。此外，少喝含咖啡因及酒精成分的饮料，保持饮食清淡，多食用富含纤维素的食物，防止因便秘而引起腹压增加。

（3）去除诱因：积极治疗慢性咳嗽、尿路感染，避免长期负重、高强度体育运动等。同时避免饮用刺激性饮料如咖啡、浓茶、碳酸饮料等。

2. 定时排尿训练

（1）记录排尿日记：建议记录3天，如果时间紧急，则可以缩短，但至少记录24小时。

（2）选定排尿间隔时间：根据排尿日记选定适当的两次排尿间隔时间（可为平均时间，或两次最舒适排尿间隔时间）。如1小时，即晨起后先排尿，以后每间隔1小时排空膀胱。

夜间，尿急时可直接排尿，无须每1小时排尿一次。

（3）逐步延长排尿间隔时间：习惯原1小时间隔时间排尿后，将其在原有基础上延长15分钟即由原来的1小时排尿一次，延长到1小时15分钟排尿一次，坚持1周。再延长，以此类推逐步达到最终目标，即每2～4小时排尿一次，每次排尿量大于300毫升，且无尿失禁。

3. 盆底肌训练 主要通过自主、反复地盆底肌群收缩和舒张，增强盆底肌肉力量增加尿道阻力，达到预防和治疗尿失禁的目的。该方法简便易行，是预防和治疗尿失禁的有效方法。

（1）训练准备：排空膀胱，全身放松，可采取坐位、站位和卧位。

（2）收缩方法：目前有快收缩训练法和慢收缩训练法。①快收缩是指快速有力地收缩盆底肌后快速放松；持续快速收缩、放松5～10次，休息2～6秒，如此反复10～15次为1组；每天训练3～5组，持续4周以上。②慢收缩是指收缩盆底肌并保持收缩状态2～6秒，然后放松休息2～6秒，如此反复10～15次为1组。每天训练3～5组，持续4周以上。两种方法可交替进行，训练至少持续4周。若患者能耐受训练强度，则可逐步增加每天训练的次数，但需要以患者能耐受，且训练后第2天无明显疲劳感为宜。

4. 其他治疗指导 积极治疗慢性咳嗽、糖尿病、急性尿路感染等疾病，如予以抗胆碱药并局部应用雌激素治疗。此外，心理治疗和5－羟色胺类抗抑郁药物对成年女性尿失禁也有一定效果。对于单纯压力性尿失禁或者药物治疗无效时，应考虑选择外科手术。

本章小结

思考题

1. 简述社区妇女保健的定义及妇女保健的目的。
2. 简述孕前保健指导的内容。
3. 简述社区产后抑郁妇女的保健指导内容。

更多练习

（温桂敏）

第六章　社区老年人保健与护理

教学课件

学习目标

1. 素质目标

（1）具备积极老龄观、健康老龄化理念。

（2）具有尊敬老人、关爱老人、赡养老人的意识。

2. 知识目标

（1）掌握：老年人口系数、人口老龄化的概念，社区老年人健康管理服务流程。

（2）熟悉：社区老年人的特点和健康需求，社区老年人常见健康问题及护理措施。

（3）了解：社区老年人的生理特点。

3. 能力目标

（1）能够为社区老年人实施健康管理服务。

（2）能够运用所学知识，为出现血脂异常、视力/听力障碍、抑郁、认知症等健康问题的老年人制定社区护理干预措施。

案例

【案例导入】

高先生，66岁，中学文化程度，退休前为工人。患有高血压16年，糖尿病10年，听力不好。老伴62岁，退休在家，患有高血压15年，糖尿病10年，高脂血症10年。二位老人均长期服药，但服药依从性不好，导致血压和血糖控制不稳定。两位老年人的社交活动较少。女儿已婚，在外地生活，每月可探访老人一次。

【请思考】

（1）该案例中社区护理人员需为两位老人重点做哪方面的健康评估？

（2）社区护理人员应如何对两位老人进行健康指导？

【案例分析】

国家统计局发布的数据显示，2022 年末我国 65 岁及以上人口占比达到 14.9%。“十四五”时期，我国 60 岁及以上人口占比将超过 20%，进入中度老龄化社会。预计到 2035 年左右，我国 60 岁及以上老年人口将突破 4 亿，在总人口中的占比将超过 30%，进入重度老龄化阶段。我国老年人口数量多，人口老龄化速度快。有效应对我国人口老龄化，事关国家发展全局，对于全面建设社会主义现代化国家具有重要意义，有必要采取措施来提升广大老年人的获得感、幸福感和安全感。

第一节　概　　述

一、相关概念

（一）老年人

WHO 对老年人年龄界限的划分标准为 60 ~ 74 岁为年轻老人、75 ~ 89 岁为老老年人、90 岁及以上为长寿老年人。

《中华人民共和国老年人权益保障法》（2018 年修正版）规定，老年人指 60 周岁以上的公民。中华人民共和国国家卫生健康委员会发布的《中国健康老年人标准》中也将 60 周岁作为老年人的划分标准。我国国家统计局的统计标准：0 ~ 14 岁为少年儿童人口，15 ~ 64 岁为劳动年龄人口，65 岁以上为老年人口。

不存在“典型”的老年人，老化状态与年龄非线性关系。人的老化程度受遗传、环境和社会生活等多方面因素影响。

（二）老年人口系数和人口老龄化

1. 老年人口系数（coefficient of population）　指社会人口年龄结构中老年人口占总人口的比例。该系数是衡量及判断人口老龄化程度的重要指标，系数越大则老龄化程度越深。

2. 人口老龄化（aging of population）　指人口中老年人口系数日益提高的过程，尤其指在已经达到老年状态的人口中，老年人口系数继续提高的过程。1982 年维也纳老龄问题世界大会提出：把 60 岁及以上的人口占总人口比例达到 10%，或 65 岁及以上的人口占总人口的比例达到 7% 作为一个国家或地区进入老龄化社会的标准。

预计到 2030 年，全世界 60 岁以上人口将达到总人口 1/6；到 2050 年，全世界 60 岁以上人口将翻一番；2020—2050 年期间，预计 80 岁以上人数将增加两倍。据《2022 年度国家老龄事业发展公报》，截至 2022 年底，我国 60 岁及以上老年人口占总人口 19.8%。人口老龄化可加重社会负担，增大社会保障费用供需差；减弱家庭养老功能，增加长期照护和过渡性护理的需求。

（三）平均期望寿命与健康期望寿命

1. 平均期望寿命（average life expectancy）　又称平均预期寿命，国家统计局将其定义为同时出生的一批人若按照某一时期各个年龄死亡率水平度过一生平均能够存活的年数，是综合反映人们健康水平的基本指标。《2023 世界卫生统计报告》指出，预计到 2048 年，人口预期寿命将达到 77 岁。近十年间，我国平均预期寿命已从 74.8 岁增长到 78.2 岁。

2. 健康期望寿命（healthy life expectancy）　将期望寿命分为有疾病和无疾病的生命年数，为平均期望寿命的评估增加了一个生活质量的维度。健康预期寿命作为集合了生命长度与生存质量的综合性评价指标被各国引入人口健康研究之中，可反映国民生命质量，现阶段由于健康状态评价内涵的多维和测算方法的多样，加之数据源类型和影响因素复杂，导致测算结果存在一定的局限。

二、老年人的特点及健康需求

（一）老年人的生理特点

1. 外貌与形体　老年人皮下脂肪和皮肤弹力纤维减少，外分泌腺萎缩，皮肤变薄、松弛，导致皱褶粗糙、色素沉着，可见老年斑。由于黑色素减少，老年人头发逐渐变白。由于牙龈萎缩、牙周病等原因，牙齿易松动、脱落，影响老年人面容。此外，由于骨质疏松和退行性变引起椎间盘脱水、变薄，脊柱弯曲度增加，老年人躯干长度变短。

2. 各系统功能改变

（1）心血管系统：老年人血管壁弹性组织减少，胶原纤维增多，钙盐及脂肪组织沉积，血管管腔变窄且失去弹性，周围血管阻力增大，心脏负荷增大，易出现高血压。因心血管调节能力降低，易引起直立性低血压。因冠状动脉发生粥样硬化，心肌供氧量减少，易发生心绞痛、心肌梗死、心房颤动等。心脏传导系统的退行性变表现为窦房结的肌细胞逐渐减少，易发生心动过缓、期前收缩等各种心律失常。

（2）呼吸系统：老年人肺部弹性降低，肺泡数目减少，呼吸肌、膈肌及韧带萎缩，肺通气功能降低，气体交换能力下降。气管黏膜纤毛运动减弱，分泌物不易排出，易发生肺部感染。

（3）消化系统：老年人口腔腺体萎缩导致唾液分泌减少，唾液稀薄，淀粉酶含量降低。牙质变脆，易碎、易裂，甚至脱落，导致咀嚼功能下降。胃蠕动功能减弱，胃液量和胃酸度下降，胃蛋白酶分泌减少，不仅影响对食物的消化，也是老年人发生缺铁性贫血的原因之一。肠蠕动减慢，各种消化酶分泌减少且活性下降，对食物消化能力明显减弱，易导致食欲缺乏、消化不良、便秘等。胰岛素分泌减少，对葡萄糖耐受力下降。肝细胞数量减少，肝内纤维组织增多，肝脏解毒能力及合成蛋白能力下降，导致血浆蛋白减少，而球蛋白相对增多，进而影响血浆胶体渗透压，导致组织液生成及回流发生障碍，易出现水肿。肝功能减退导致药物代谢速度减慢。

（4）运动系统：老年人骨骼中有机物含量减少，骨的弹性和韧性减弱。骨皮质变薄，骨小梁减少并变细，骨密度降低，易引起骨质疏松。因脑细胞数量和联结减少，神经纤维变性，导致反应迟钝，动作协调能力下降，肌肉萎缩、肌力减退、关节稳定性下降，老年人易发生跌倒，甚至骨折。

（5）泌尿系统：老年人肾血管硬化，部分肾组织失去功能，肾血流量减少，肾小球滤过率下降，肾小管浓缩与稀释功能减退，导致尿液稀释及夜尿增多，膀胱和尿道括约肌松弛，容量减少，常出现尿频、尿急。女性老年人因雌激素分泌减少，出现子宫、阴道、乳房和生殖器的萎缩。男性老年人由于雄性激素的长期作用导致前列腺周围组织不断增生，年龄越大越容易出现排尿困难甚至尿潴留。

（6）神经系统：老年人的脑组织萎缩，神经组织细胞减少，星状胶质细胞增加，脑体积减小、重量减轻，脑沟增宽、脑回缩小，侧脑室扩大，脑脊液增多，脑灰质变硬、萎缩，脑组织水分减少，导致老年人神经系统衰老、记忆力下降，尤其近期记忆力减退明显。神经递质减少，易发生自主神经功能紊乱，脑内神经细胞树突变短或减少，膜代谢发生障碍，周围神经节段性脱髓鞘，神经纤维变性，神经传导速度减慢，神经反射变弱或消失。

（7）感觉系统：老年人的视力、瞳孔适应能力随年龄增长而减弱。调视功能和辨色能力减弱。大约有 1/3 的老年人有不同程度的听力障碍或耳鸣。老年人的嗅觉逐渐迟钝，老年人对味觉敏感性也降低。皮肤感觉迟钝，触觉、温觉、痛觉减弱。

（8）免疫系统：老年人免疫系统功能逐渐下降，防御能力低下，易患感染性疾病。

（二）老年人的心理特点

1. 记忆和思维 由于与学习和记忆有关的神经递质随年龄增长而减少，脑细胞数量也减少，老年人普遍出现记忆力减退，记忆的广度、机械记忆、再认和再现等功能减退，尤其是回忆和机械记忆能力下降明显，且随年龄增长越来越严重。老年人的思维普遍呈下降趋势，尤其在思维的敏捷性、灵活性、流畅性、创造性及独特性等方面比年轻人差，想象力受经验的制约而难以活跃。

2. 情绪和情感 由于老年人社会角色发生改变和一些生活事件的刺激，老年人情绪控制能力减弱且易受外界环境的影响，常表现为易兴奋、激惹、多变等。老年人较多地表现出消极情绪和情感。老年人刚离退休时，由忙碌状态转为空闲状态，子女早出晚归，自己独居空房，久而久之便产生孤独、空虚，甚至被冷落、被遗弃的心理。

3. 怀旧心理 怀旧心理是老年人的普遍心理，他们常常留恋过去的某些日子，留恋家里的旧物品，怀念已故的友人。面对失去工作、朋友和配偶，失去以往的权力和能力，怀旧心理越来越强烈。基于自身丰富的人生经验，固执、坚持己见的心理倾向逐渐增强，变得保守、易怒和缺乏宽容。

4. 牵挂心理 老年人既关心子女的健康，也牵挂子女的生活、工作和孙辈的成长，部分老年人竭尽全力为晚辈做后勤工作。老年人对子女及孙辈的情感依赖越来越强。老年人对晚辈过分牵挂时，总希望晚辈按自己的要求去做。当得不到晚辈的认同和支持时，老年人会产生失落感、自卑感。

（三）老年人的健康需求

2022 年 9 月，国家卫生健康委员会发布了《中国健康老年人标准》，该标准规定了 60 周岁及以上中国健康老年人标准、评估实施和评估标准，中国健康老年人应满足生活自理或基本自理、乐观积极和自我满意等 9 大标准，具体包括：生活自理或基本自理；重要脏器的增龄性改变未导致明显的功能异常；影响健康的危险因素控制在与其年龄相适应的范围内；营养状况良好；认知功能基本正常；乐观积极，自我满意；具有一定的健康素养，保持良好生活方式；积极参与家庭和社会活动；社会适应能力良好。评分标准：躯体健康（0～50 分）、心理健康（0～30 分）、社会健康（0～20 分）3 项一级指标，各一级指标下细分二级、三级指标，每项三级指标对应不同分值，总分达 80～100 分且健康评估 3 个维度均为“健康”的老年人，可评估为健康老年人；不满足“健康”和“不健康”评估标准的老年人评估为基本健康；59 分及以下，或躯体健康维度为不健康，或心理健康维度为不健康，或社会健康维度总分为 0 的老年人为不健康状态。

由于老年人存在患病率高、多种疾病共存、临床表现不典型及表述不全面等特点，社区护士需要关注老年人的健康状况，及时筛查疾病，以便早发现、早诊断、早治疗。老年人的健康需求主要集中在以下方面。

1. 因生理功能衰退所引起的老年常见疾病的治疗和护理需求。
2. 因活动受限所带来的生活起居及出行方面的特殊照顾和帮助。
3. 因角色改变所带来的社会交际需求。
4. 因负性生活事件累积和心态变化所带来的精神心理健康需求。

知识拓展

"十四五" 健康老龄化规划

2022 年，国家卫生健康委员会联合多部门发布了《"十四五"健康老龄化规划》。文件指出要以习近平新时代中国特色社会主义思想为指导，全面贯彻党的十九大和十九届历次全会精神，准确把握新发展阶段，深入贯彻新发展理念，加快构建新发展格局，落实全面推进健康中国建设和积极应对人口老龄化国家战略要求，坚持新时期卫生健康工作方针，从提高全人群、全生命周期健康水平出发，以满足老年人对健康的基本需求、兼顾多层次和多样化需求为目的，以体制机制的改革创新为根本动力，大力推进老龄健康服务供给侧结构性改革，把积极老龄观、健康老龄化理念融入经济社会发展全过程，深入开展老年健康促进行动，持续发展和维护老年人健康生活所需要的内在能力，促进实现健康老龄化。

第二节 社区老年人健康管理

一、社区老年人健康管理服务规范

实施国家基本公共卫生服务项目是促进基本公共卫生服务逐步均等化的重要内容，是我国公共卫生制度建设的重要组成部分。国家基本公共卫生服务项目自 2009 年启动以来，在基层医疗卫生机构得到了普遍开展，2011 年和 2017 年再次修订《国家基本公共卫生服务规范》，目前按《国家基本公共卫生服务规范（第三版）》实施，具体内容如下。

（一）服务对象

辖区内 65 岁及以上常住居民。

（二）服务内容

每年为老年人提供 1 次健康管理服务，包括生活方式和健康状况评估、体格检查、辅助检查和健康指导。

1. 生活方式和健康状况评估 通过问诊及老年人健康状态自评了解其基本健康状况、体育锻炼、饮食、吸烟、饮酒、慢性疾病常见症状、既往所患疾病、治疗及目前用药和生活自理能力等情况。

2. 体格检查 包括体温、脉搏、呼吸、血压、身高、体重、腰围、皮肤、浅表淋巴结、肺部、心脏、腹部等常规体格检查，并对口腔、视力、听力和运动功能等进行粗测判断。

3. 辅助检查 包括血常规、尿常规、肝功能（血清谷草转氨酶、血清谷丙转氨酶和总胆红素）、肾功能（血清肌酐和尿素氮）、空腹血糖、血脂（总胆固醇、甘油三酯、低密度脂蛋白胆固醇、高密度脂蛋白胆固醇）、心电图和腹部B超（肝胆胰脾）检查。

4. 健康指导 告知评价结果并进行相应健康指导。

（1）对发现已确诊的原发性高血压和2型糖尿病等患者同时开展相应的慢性病患者健康管理。

（2）对患有其他疾病的（非高血压或糖尿病），应及时治疗或转诊。

（3）对发现有异常的老年人建议定期复查或向上级医疗机构转诊。

（4）进行健康生活方式及疫苗接种、骨质疏松预防、跌倒预防、意外伤害预防和自救、认知和情感等健康指导。

（5）告知或预约下一次健康管理服务的时间。

（三）服务流程

服务流程如图6－1所示。

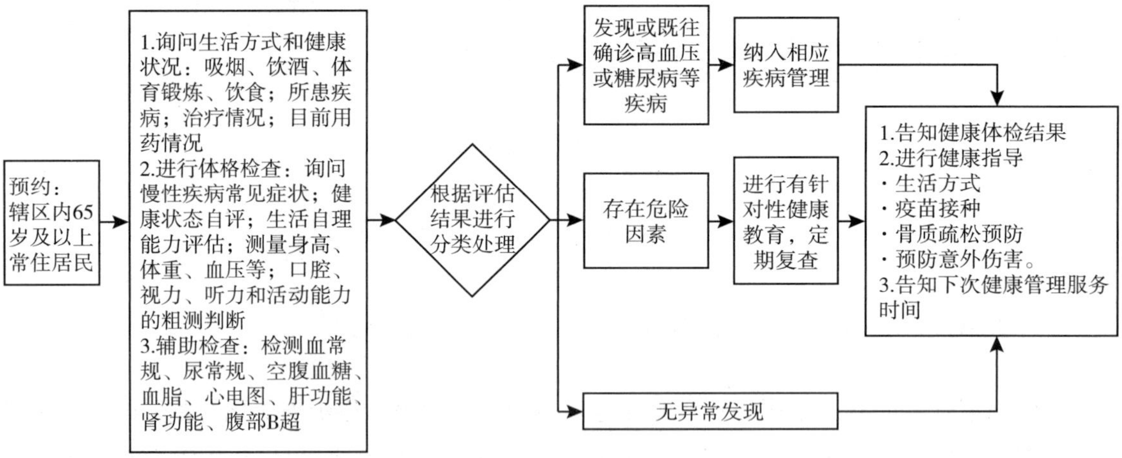

图6－1 社区老年人健康管理服务流程

（四）服务要求

1. 开展老年人健康管理服务的乡镇卫生院和社区卫生服务中心应当具备服务内容所需的基本设备和条件。

2. 加强与村（居）委会、派出所等相关部门的联系，掌握辖区内老年人口信息变化。加强宣传，告知服务内容，使更多的老年人愿意接受服务。

3. 每次健康检查后及时将相关信息记入健康档案。具体内容详见《居民健康档案管理服务规范》中的健康体检表。对于已纳入相应慢性病健康管理的老年人，本次健康管理服务可作为一次随访服务。

4. 积极应用中医药方法为老年人提供养生保健、疾病防治等健康指导。

（五）工作指标

老年人健康管理率 = 年内接受健康管理人数/年内辖区内 65 岁及以上常住居民数 ×100%。

注：接受健康管理是指建立了健康档案、接受了健康体检及健康指导、健康体检表填写完整。

二、社区老年人常见健康问题的管理

调查显示，我国老年人基本和工具性日常生活活动能力依赖发生率分别达 45.9% 和 80.5%，有跌倒风险的老年人占比超过 30%，有视力障碍的老年人占比超过 40%，有听力障碍的老年人占比接近 20%，有认知功能障碍的老年人占比达 30%，血脂异常的老年人占比超过 50%。

（一）常见躯体健康问题的管理

1. 血脂异常　近几十年来，我国老年人群的血脂水平、血脂异常患病率明显增高，以高胆固醇血症的增加最为明显，而居民对血脂异常的知晓率、治疗率和控制率均处于较低水平。血脂是血清中的胆固醇、甘油三酯和类脂（如磷脂）等的总称，与临床密切相关的血脂主要是胆固醇和甘油三酯。血脂不溶于水，必须与载脂蛋白结合形成脂蛋白才能溶于血液，被运输至组织进行代谢。临床血脂检测的常规项目包括总胆固醇（TC）、甘油三酯（TG）、低密度脂蛋白胆固醇（LDL-C）和高密度脂蛋白胆固醇（HDL-C）；载脂蛋白 A1、载脂蛋白 B、脂蛋白（a）等已被越来越多的临床实验室作为血脂检测项目。非高密度脂蛋白胆固醇可通过计算获得，是降脂治疗的次要干预靶点。

（1）病因及危险因素

1）年龄与性别：总胆固醇水平常随年龄增长而升高，但 70 岁后不再上升甚或有所下降，女性绝经后总胆固醇水平较同年龄男性高。

2）饮食习惯：长期高胆固醇、高饱和脂肪酸摄入可造成总胆固醇水平升高。

3）遗传因素：与脂蛋白代谢相关酶或受体基因发生突变，是总胆固醇水平显著升高的主要原因。

4）其他因素：吸烟可使 HDL-C 下降。糖尿病、肝炎和肝硬化等疾病状态可伴有低 HDL-C。高 TG 血症患者往往伴有低 HDL-C。运动可使 HDL-C 轻度升高。

（2）临床表现：高甘油三酯可引起急性胰腺炎，高 LDL－C 可导致角膜弓环及足跟、肘、膝肌腱处和掌指骨关节周围的黄色瘤。部分老年人可出现头晕、疲乏、胸闷、心悸等症状，也有部分老年人无症状，在体检时发现血脂水平异常。较严重者可出现头痛、口角歪斜、不能说话、肢体麻木等症状，继而导致动脉粥样硬化性心血管疾病（atherosclerotic cardiovascular disease，ASCVD）、脑卒中、周围动脉疾病等严重疾病。

（3）临床分类及筛查：血脂异常的临床分类如表 6－1 所示。

表 6－1　血脂异常的临床分类

分型	TC	TG	HDL－C	相当于 WHO 表型
高胆固醇血症	增高	—	—	Ⅱa
高甘油三酯血症	—	增高	—	Ⅳ、Ⅰ
混合型高脂血症	增高	增高	—	Ⅱb、Ⅲ、Ⅳ、Ⅴ
低高密度脂蛋白胆固醇血症	—	—	低	—

血脂检查的重点对象：有 ASCVD 病史者；存在多项 ASCVD 危险因素（如高血压、糖尿病、肥胖、吸烟）的人群；有早发 ASCVD 家族史者（指男性一级直系亲属在 55 岁前或女性一级直系亲属在 65 岁前患 ASCVD），或有家族性高脂血症患者；皮肤或肌腱黄色瘤及跟腱增厚者。老年人每年至少应进行 1 次血脂检测（包括 TC、LDL-C、HDL-C 和 TG）。

（4）预防及护理措施：依据 ASCVD 发病风险采取不同强度干预措施是血脂异常防治的核心策略，ASCVD 总体风险评估是血脂异常治疗决策的基础，推荐采用基于我国人群长期队列研究建立的"ASCVD总体发病风险评估流程图"进行风险评估和分层。

治疗要点：①LDL-C 是防治 ASCVD 的首要干预靶点，非 HDL-C 为次要干预靶点；②根据个体的 ASCVD 风险确定相应的 LDL-C 及非 HDL-C 目标值；③健康的生活方式是降低 LDL-C 及非 HDL-C 的基础；④降 LDL-C 治疗以中等剂量他汀类药物为初始治疗；⑤他汀类药物治疗后 LDL-C 未达标时应考虑联合胆固醇吸收抑制剂和/或前蛋白转化酶枯草溶菌素 9 抑制剂；⑥他汀类药物治疗后甘油三酯仍升高的高危 ASCVD 患者可联合高纯度二十碳五烯酸或高纯度 ω-3 脂肪酸或贝特类药物以降低 ASCVD 风险。

生活方式干预。降脂治疗中首先推荐健康生活方式，包括合理膳食、适度增加身体活动、控制体重、戒烟和限制饮酒等，其中合理膳食对血脂影响较大。关于 ASCVD 预防中的膳食推荐，较为一致的认识是要限制饱和脂肪酸及反式脂肪的摄入，增加水果、蔬菜、全谷薯类、膳食纤维及鱼类的摄入。在推荐中国心脏健康膳食模式基础上，对 ASCVD 中高危人群和高胆固醇血症患者应特别强调减少膳食胆固醇的摄入，每天膳食胆固醇摄入量应在 300mg 以下。当生活方式干预不能达到降脂目标时，应考虑加用降脂药物。

降脂药物治疗要点：①他汀类药物是血脂异常降脂药物治疗的基石；②中等强度的他汀类药物是中国人群降脂治疗的首选策略；③降脂药物联合应用是血脂异常治疗策略的基本趋势；④降脂治疗应定期随访观察疗效与不良反应并调整治疗方案，认真贯彻长期达标理念。

特别注意 75 岁以上老年人常患有多种慢性疾病，需服用多种药物，要注意药物间的相互作用和不良反应；高龄老年人大多有不同程度的肝肾功能减退，降脂药物剂量的选择需要个体化，起始剂量不宜太大，应根据治疗效果调整降脂药物剂量并监测肝肾功能和肌酸激酶。对 75 岁以上老年人的 ASCVD 一级预防，除考虑 ASCVD 发病风险外，还需要评估其生理功能状态、认知状态、多病共患、多重用药等老年综合征特点，更需个体化选择，以实现延长健康预期寿命并缩短残疾寿命的终身获益目标。

2. 视力障碍与听力障碍　老龄化经常伴随着视力和听力的下降。严重的视力障碍在 70 岁以上的老年人中非常普遍，是高收入和中高收入国家盲症的主要原因。我国最近一次（2006 年）制定的视力残疾标准和分级与 WHO（1972 年）推荐的标准一致，即将视力障碍分为低视力和盲。低视力为较好眼的最佳矫正视力≥0.05且<0.3；盲的诊断标准为较好眼最佳矫正视力<0.05或视野半径<10°。80%的视力障碍是可以预防或治愈的。2021年WHO将听力障碍分为7级，分别是轻度听力损失（25～<35dB）、中度听力损失（35～<50dB）、中重度听力损失（50～<65dB）、重度听力损失（65～<80dB）、极重度听力损失（80～<95dB）、听力完全损失/全聋（≥95dB）、单侧聋（好耳<20dB、差耳≥35dB）。视力损失限制老年人行动能力和日常活动，听力障碍影响老年人理解正常的会话，降低老年人生活质量，增加跌倒的发生率，还会导致其抑郁、残疾甚至死亡。

（1）病因及危险因素

1）年龄与性别：年龄是目前公认的视力障碍和听力障碍的危险因素，年龄越大发生视力/听力障碍风险越高。老年男性发生听力障碍的风险更高。

2）疾病相关因素：屈光不正和白内障是造成视力损害和盲症的主要原因。此外，2型糖尿病、年龄相关性黄斑变性、血管疾病、肾脏疾病、既往眼病史、手术史及外伤史等也可能影响视力。耳硬化症、年龄相关性感觉神经变性、突发性感音神经性听力损失可影响听力。

3）生活方式：不健康的生活方式与视力/听力障碍有关。吸烟可导致白内障、年龄相关性黄斑变性、青光眼和Graves眼病，并且吸烟也与听力障碍有关。大量饮酒与视力障碍的可能性较高有关。坐位时间越长、活动越少，患视力障碍的可能性越高。

4）社会经济因素：较低的文化程度、较差的经济状况、没有配偶与视力/听力障碍存在一定的相关性。教育程度较低的人可能对自身健康状况缺乏了解和认识，进行常规视力/听力检查的主动性较低；较低的收入人群拥有较少的经济资源，可能导致保健服务的可及性和效用不理想；离婚、分居或丧偶的个体可能因为缺乏社会支持导致较难获得保健服务。

（2）临床表现：视力障碍可表现为视野缩小、视野向心性缩小，视力下降、视物变形、夜盲等。听力障碍可表现为在嘈杂或安静环境中听到声音有困难。

（3）预防及护理措施：老年人应该在基层保健设施中接受视力障碍常规筛查，并及时获得综合眼部保健。应及时识别和处理听力损失问题，提供听力筛查和相应的助听设备。

1）在基层保健层面，可以使用Snellen图进行视力筛查、检查视觉敏感度。

2）通过定期的社区病例筛查和外展活动，提高老年人视力/听力损失和康复益处的社区意识。

3）在基层和社区卫生服务中推广病例筛查，培训社区医务人员等医疗卫生工作人员开展视觉灵敏度筛查；通过定期询问老年人的听力情况来筛查听力损失，进行听力检查、耳镜检查和耳语测试。

4）建立综合眼部保健服务，以便在基层保健层面提供适当的屈光矫正工具。

5）在低收入环境中，提供全新、高质量、可获得、负担得起的眼镜；助听器是听力损失老年人的优选治疗方法，可以减少听力损失，改善日常功能。

6）老年人视力障碍最常见的原因包括老花眼、白内障、青光眼、糖尿病视网膜病变和年龄相关的黄斑变性。因此，应对有视力障碍的老年人诊断是否患有疾病；审查药物潜在的耳毒性。

7）具有5年及以上糖尿病史的老年人必须转诊到眼科医生处进行评估，建议有患青光眼风险（包括非洲裔和有青光眼家族病史的人）、患糖尿病风险的人或有严重近视的人也接受眼科医生的评估；慢性中耳炎或突然失聪的老年人，或者没有通过听力筛查的老年人，都应被转诊到耳鼻喉科医生。

8）向眼部保健员和职业治疗师咨询，他们具有环境改造（在低视力人群生活的环境中运用颜色和对比）的经验，能够教授视力障碍老年人日常生活技能，例如洗衣服。

9）可通过减少背景噪声和使用简单的沟通技巧，例如说话清晰，来帮助有听力障碍的老年人沟通。

（二）常见精神健康问题的管理

1. 老年期抑郁症 老年期抑郁症（late life depression，LLD）是老年人最常见的精神疾病之一，有广义和狭义之分。广义 LLD 指存在于老年期（60 岁及以上）的抑郁症，包括原发性（含青年或成年期发病，在老年期复发）和继发性抑郁；而狭义 LLD 特指首次发病年龄大于或等于 60 岁的原发性抑郁。2022 年 6 月，英国国家卫生和临床技术优化研究所发布了新版《成人抑郁障碍的治疗和管理》，指出抑郁障碍是一种广泛存在的精神健康问题，其特征包括缺乏正性情感（对普通的事物及娱乐活动失去兴趣和享受）、心境低落，以及其他情绪、认知、躯体症状表现。抑郁症严重影响老年人及其家人的情绪和生活质量，甚至导致老年人自杀。此外，各年龄段发生抑郁症均可能会增加患痴呆的风险。

（1）病因及危险因素：LLD 是一种异质性疾病，病因目前尚不明确，可能原因如下。

1）遗传因素：有明显的家庭遗传倾向，但遗传在发病中的作用随年龄增大而减小。

2）生化代谢异常：随年龄增长及老化过程的影响，神经递质如 5 - 羟色胺、多巴胺、脑源性神经生长因子等异常是抑郁症发病的重要基础。

3）大脑组织结构改变：脑损害如海马体体积减小。

4）心理—社会因素：各种心理社会应激事件如家庭矛盾、丧偶、离退休等可成为 LLD 的诱发因素。

5）认知方式：消极的认知方式如回避、自责使老年人易患此病。

（2）临床表现：老年期抑郁发作以心境低落为主，其主要表现有兴趣丧失、缺乏愉快感、精力减退及疲乏感、自我评价低、联想困难、精神运动性迟滞、消极念头、睡眠障碍、食欲下降、体重减轻、内疚自责、对前途失去信心、躯体症状等。老年人的抑郁发作与典型抑郁发作特点有所不同，表现为：躯体症状较突出；焦虑情绪较常见；常伴有妄想；自杀危险大；可能出现抑郁性“假性痴呆”；病程较长，常转为慢性。

（3）常用评估工具

1）汉密尔顿抑郁评估量表（Hamilton depression scale，HAMD）：是临床上评定抑郁状态时应用得最为普遍的量表，有多种版本。需要由经过培训的两名评定者独立对被评者进行评分，量表总分能较好地反映疾病严重程度。

2）老年抑郁量表（geriatric depression scale，GDS）：专用于老年人的抑郁筛查，针对老人 1 周以来最切合的感受进行自我测评，常用的版本有 30 个题目。题目包括以下症状：情绪低落、活动减少、容易激惹、退缩痛苦的想法，以及对过去、现在与未来的消极评分。

3）流调中心用抑郁量表（center for epidemiological studies depression scale，CES-D）：该量表较广泛地用于流行学调查，用以筛查抑郁症状，以便进一步检查确诊。该自评量表着重于个体的情绪体验，较少涉及抑郁时的躯体症状。

4）患者健康问卷（patient health questionnaire，PHQ - 9）：该自评量表有 9 个问题和 1 个单独问题。

（4）预防与护理措施

1）日常生活护理：生活要有规律，保证休息与睡眠。指导老年人晚上入睡前避免观看过于令人激动、兴奋的电视节目或会客、谈论病情。可根据个人习惯喝热饮、热水泡脚、洗热水澡，或按摩安眠、神门、内关、三阴交等穴位促进睡眠，或采用耳穴埋籽法；营造舒适安静的睡眠环境有助于提高睡眠质量。指导老年人加强营养，既要保证营养成分的充分摄取，又要保持食物的清淡。摄入足量高蛋白、富含维生素的食品，如瘦肉、牛奶、鸡蛋、豆制品、水果、蔬菜等，适当控制糖和淀粉类食物。

2）用药护理：密切观察用药后反应。选择性5－羟色胺再摄取抑制剂（selective serotonin reuptake inhibitors，SSRI）主要包括氟西汀、帕罗西汀、氟伏沙明、舍曲林、西酞普兰及艾司西酞普兰6种，是LLD患者的首选药物。常见副作用有头痛、失眠、食欲缺乏、恶心等，症状轻微，多发生在服药初期，之后可消失，不影响治疗的进行。5－羟色胺和去甲肾上腺素再摄取抑制剂（serotonin-norepinephrine reuptake inhibitors，SNRIs）主要包括文拉法辛、米那普仑、度洛西汀、左米那普仑等。SNRIs是一类治疗重度抑郁症和其他精神障碍的抗抑郁药，主要用于对当前抗抑郁药治疗无效或不能耐受时。三环类和四环类抗抑郁药主要包括多塞平、阿米替林、氯丙嗪等，这些药物应用时间较久，疗效肯定，但可出现口干、便秘、视物模糊、直立性低血压、嗜睡、心动过速、无力、头晕、皮疹等副作用，对LLD患者不作首选药物。单胺氧化酶抑制剂（monoamineoxidase inhibitors，MAOIs）和其他新药物，因前者毒副作用大、后者临床应用时间不长，可供选用但不作为一线药物。指导老年人坚持用药。由于老年抑郁症容易复发，因此强调长期服药。根据《抑郁症基层诊疗指南（2021年）》，抑郁症的治疗分为急性期治疗（8～12周）、巩固期治疗（4～9个月）和维持期治疗（2～3年）。药物不良反应和认为病已痊愈不需治疗是造成老年人自行治疗终止的重要因素，患者对治疗信心不足或服药依从性差，可表现为拒药、藏药或随意增减药物。社区护士要耐心说服患者严格遵医嘱服药。

3）严防自杀：自杀观念与行为是抑郁症患者最严重而危险的表现。LLD患者往往事先计划周密、行动隐蔽，甚至伪装病情好转以逃避医务人员与家属的注意，并不惜采取各种手段与途径以达到自杀的目的。

识别自杀动向。社区护士首先应与LLD患者建立良好的治疗性人际关系，准确识别其有无自杀动向，如在近期内曾经有过自我伤害或自杀未遂的行为，或焦虑不安、失眠、沉默少语或抑郁情绪突然“好转”，在危险处徘徊，拒餐、卧床不起等。

适当布置环境。LLD患者宜住在光线明亮、空气流通、整洁舒适的房间，墙壁以明快色彩为主，并挂上壁画，摆放适量的鲜花，以利于调动其积极的心态，焕发对生活的热爱。

管理危险物品。凡能成为LLD患者自伤的工具都应做好管理，妥善保管好药物，以防其一次性大量吞服造成药物中毒。

专人守护。对有明显自杀倾向的LLD患者，应安排专人24小时看护，不离视线，必要时予以约束，并及时送往医院治疗。

4）心理护理：社区护士在接触语言反应很少的LLD患者时，应以耐心、缓慢及非语言的方式与其沟通，表达关心与支持，通过这些活动逐渐引导LLD患者把注意力转移至外界环境，同时利用治疗性的沟通技巧，鼓励患者抒发自己的想法。

指导LLD患者增强正向自我看法。LLD患者常会不自觉地对自己或事情保持负向的看法，社区护士应协助患者正确认识这些负向的想法并加以取代。社区护士及其照顾者可以帮助患者回顾自己的优点、长处、成就来增加正向的看法。此外，还要协助患者检视其认知、逻辑与结论的正确性，修正不合实际的目标，协助患者完成某些建设性的工作和参与社交活动，减少患者的负向评价，并提供正向、增强自尊的机会。

怀旧治疗。通过引导老年人回顾以往的生活，重新体验过去的生活片段，并给予新的诠释，协助老年人了解自我，减轻失落感，增加自尊并增进社会化的治疗过程。

5）健康指导：社区护士应指导LLD患者丰富自己的日常生活，要面对现实，多与社会保持密切联系，多参加体育锻炼和娱乐活动；常动脑，多学新知识，参加力所能及的劳作；按照自己的志趣培养爱好，如种花、钓鱼、跳舞、书法、摄影、集邮等，多交朋友，要学会倾诉，心里有不愉快的事，要向子女或朋友诉说。

提倡子女精神赡养。子女对老年人不仅要在生活上给予照顾，同时要在精神上给予关心，给予精神赡养。家人特别是子女，多关心和支持老年人，尽力保持家庭和谐气氛，营造和睦、温暖的家庭和社交圈。尽量避免和减少住所的搬迁，以免老年人不适应陌生环境而感到孤独。

2. 认知症 认知症是记忆和至少包括其他一个认知领域（包括语言、视空间或执行功能）功能减退的后天综合征。最常见的原因包括阿尔茨海默病和血管性痴呆。

（1）病因及危险因素

1）遗传因素：家族史是认知症的危险因素，患者的一级亲属有较高患病风险。

2）环境因素：铝盐对学习和记忆有影响，认知症的患病率与饮水中铝的含量有关。

3）神经递质：目前最为明确的神经递质及递质受体是乙酰胆碱和谷氨酸的减少。

4）疾病因素：认知症可能为慢性病毒感染所致，感染源为一种不含核酸的朊蛋白，但至今未分离出病毒。严重脑外伤也可能是认知症的病因之一。

5）其他因素：认知症还可能与炎症反应、神经毒性损伤、氧化应激、自由基损伤、血小板活化、雌激素水平低下、维生素B_{12}缺乏和免疫功能缺陷等有关。

（2）临床表现：认知症最常见的初期症状为记忆力减退，以近期记忆下降明显，影响工作与生活、语言表达困难、判断力变差、东西放错位置、人格特质与个性改变、无法操作熟悉的物品、时间及空间定向力异常、无法抽象思考、情绪及行为改变、对事物丧失兴趣及原动力。

（3）常用评估工具：对于轻度患者至少每6个月评估一次；重度患者至少每月评估一次。

1）日常生活能力量表（activity of daily living scale，ADL）：主要包括躯体生活自理能力及工具性日常生活活动能力两方面的评定，该量表可用于评定老年人的日常生活能力。

2）画钟试验：可用于检查患者理解能力、抽象思维、视觉记忆、计划性、数字知识、注意力、视空间功能、图形重建能力、动作执行功能，主要用于筛查认知症。

3）简易智力精神状态检查表（minimum mental state examination，MMSE）：主要用于确诊认知症患者的测量，检查注意力、短程记忆能力、计算能力及物体命名能力，常用于评估老年人的认知能力。

4）焦虑抑郁自评量表：可用于评估老年人的焦虑抑郁状况。

5）社会支持评定量表：可用于评定老年人的客观支持、主观支持以及社会支持利用度的情况。

（4）预防与护理措施

1）生活护理：饮食方面，建立规律的用餐时间，在患者能力范围内，鼓励其自行用餐。准备食物时要注意食物的质地，避免准备容易噎住的食物，如馒头、糕饼等。餐具应简单化，适当调整餐具和器皿。如患者出现失能情况，需要适时地口头提醒进餐的步骤。清洁护理方面，洗澡时间尽量固定时段与频率。确认水温是否合适，为患者准备他所熟悉的沐浴用品。留意患者是否能够准确完成沐浴流程。浴室应加装防滑装置，避免跌倒。浴室里避免放置危险物品。此外，晚期患者应设专人照护，注意饮食及排便的护理，保证营养。预防走失、跌倒等意外的发生。长期卧床者，要定时翻身、清洁，预防发生压疮及肺部感染。

2）对症护理：日常生活用品需定点放置，并注明标识，不随意移动，不放置患者未见过的物品。当患者找不到物品时，需协助其寻找，不可对其训斥或取笑。提供安静的睡眠环境，光线暗淡，尽量减少在睡眠时间进行活动。督促其遵守睡眠时间，如因病情原因，则给予药物处理。轻、中度患者应尽可能指导其进行生活技能训练，如练习洗漱、穿脱衣服、用餐、如厕等。加强对照顾者生活护理及生活技能训练等相关知识和技能的培训。

3）心理护理：向患者及其家属提供情感支持，鼓励患者表达内心感受，以及因疾病的进展导致的挫折感。

4）智力康复训练：开展记忆训练，鼓励患者回忆过去的生活经历，帮助其认识目前的真实人物及事件。通过游戏的方式开展智力训练，提高患者的图片认知、数字计算等能力。帮助老年人掌握生活中必须掌握的常识，以提高其解决日常生活问题的能力。

（三）常见社会心理问题的管理

1. 离退休综合征 离退休综合征指老年人由于离退休后不能适应新的社会角色、生活环境和生活方式的变化而出现的焦虑、抑郁、悲哀、恐惧等消极情绪，或因此产生偏离常态的行为的一种适应性的心理障碍，主要表现为厌世、守旧、多虑、善疑、易怒、抑郁等，对任何事情都不满或不快或不感兴趣。社区护士可指导老年人有意识地培养一些爱好，以丰富和充实自己的生活，如书法、养花、打球、练习八段锦等；指导老年人调整心态，保持良好作息时间，每天多与家人沟通交流。

2. 空巢综合征 空巢综合征指老年人生活在“空巢”环境下，由于人际关系疏远而产生被分离、舍弃的感觉，常出现孤独、空虚、寂寞、伤感、精神萎靡、情绪低落等一系列心理失调症状。随着我国人口老龄化加剧，空巢老人数量快速增长。据全国老龄办统计，目前我国约 2/3 老人家庭出现空巢现象。对于有独居老人的家庭，社区护士可指导其家人表现出对老人的依赖和关爱，通过适当的方式增加老人的成就感，让他们感到自己仍然是家庭不可或缺的一部分；子女要时常回家陪陪父母或通过视频通话与老人联系，用实际行动传递对家庭的关怀；鼓励老人培养兴趣和爱好，多与同龄人交流；鼓励老人参与社区活动，接受社会化支持。

（四）常见安全问题的管理

1. 跌倒 跌倒指突发的、不自主的、非故意的导致身体任何部位（不包括双足）的体位改变，倒在地面或比初始位置更低的平面上，不包括由于瘫痪、癫痫发作或外界暴力作用引起的摔倒。按照国际疾病分类（international classification of diseases，ICD），跌倒分为两类：从一个平面至另一个平面的跌落、同一平面的跌倒。

（1）原因及危险因素

1）年龄和性别：年龄是跌倒发生的独立危险因素之一，年龄越大跌倒风险越高。在动态平衡仪测试中，发现随年龄增加传导神经和中枢整合能力明显降低。女性绝经后雌激素水平下降，骨量减少，易发生肌肉骨骼疾病导致跌倒。

2）步态稳定性和平衡功能下降：人体姿势的稳定性有赖于感觉器官、中枢神经系统及骨骼肌功能的协调一致。老年人视力减退是引起跌倒的重要因素之一，无论是视敏度的降低，还是立体影像知觉的退化，都会使老年人跌倒的风险增加。由于中枢神经系统的信息减少，影响大脑的准确分析和判断，再加上前庭感觉功能的减退，会影响机体平衡。随着年龄增长，老年人运动系统功能下降、下肢肌肉（尤其是股四头肌）力量下降而导致肌肉、关节功能减弱，移动功能下降，易引起跌倒。

3）疾病因素：急、慢性疾病病理性改变可影响感觉输入，进而影响中枢神经系统与骨骼肌肉系统的协调。关节炎、脑卒中、痴呆、直立性低血压和贫血等都可能导致跌倒，骨质疏松症、帕金森病、周围神经疾病、脑水肿等也是老年人跌倒的常见原因。跌倒也是许多急性病如肺炎、尿道感染、心肌梗死和发热的非特异性表现，癫痫、颈椎病等慢性病急性发作也可引起跌倒。

4）用药情况：老年人对药物的耐受性和敏感性与成年人不同，容易发生不良反应。镇静药、催眠药、抗精神病药、抗高血压药、降糖药、抗心律失常药、泻药、肌肉松弛药、血管扩张药及其他一些影响人体平衡的药物，均易引起跌倒。这些药物使老年人反应减退或削弱认知能力，增加跌倒的危险性。

5）环境因素：环境因素是引起老年人跌倒的重要因素之一，如老年人周围环境是否危险、无序和老年人能否适应环境等。周围环境较差和个体对环境的适应能力下降，均可引起老年人跌倒次数增加，如路面不平和照明不足是公共场所跌倒的常见原因；室内不良的环境也会增加老年人跌倒的危险。

6）心理因素：害怕跌倒的心理可限制老年人的活动，致使活动能力降低，使跌倒的危险性进一步增高；沮丧和焦虑可削减老年人对环境和其他人的注意力，不易发现危险情况，从而增加跌倒的机会。

7）其他因素：肥胖或体重指数过低都是跌倒的危险因素之一。家庭社会支持及照护者缺乏风险管理意识，也是老年人跌倒的潜在危险因素。

（2）临床表现：老年人跌倒后可并发多种损伤，如软组织损伤、骨折、关节脱位和内脏器官损伤等，具体表现与跌倒情况有关。若跌倒时臀部先着地，易发生髋部股骨骨折，表现剧烈疼痛，不能行走或跛行。若跌倒时向前扑倒，易发生股骨干、髌骨及上肢前臂骨折，出现局部肿胀、疼痛、破损和功能障碍。若跌倒时头部先着地，易发生头部外伤、颅内血肿，当即或数日甚至数月后出现出血症状。

（3）常用评估工具

1）托马斯跌倒风险评估表：适合评估住院老年人，包含5个维度，即老年人在医院内是否发生跌倒、是否躁动不安、视觉不佳对功能的影响、有无尿失禁或尿频、行走和躯体活动。

2）Morse跌倒风险评估量表：主要用于住院老年患者，包含6个维度，即跌倒史、其他疾病诊断、使用助行器、静脉滴注、步态、认知状态。

3）Hendrich Ⅱ跌倒风险评估量表：评估老年住院患者的跌倒风险，包含 8 个维度，即认知和定向力、抑郁状况、排泄方式、头晕或眩晕、性别、服用抗癫痫药、服用镇静药、起立和行走测试。

4）其他：VIC-FRAT 跌倒风险评估量表等。

（4）预防与护理措施

1）环境设置：老年人居住房间应有足够的采光，夜间室内有照明，特别在卧室和卫生间有良好的夜间照明设施且电源开关容易触及，光线宜分散柔和，避免灯光直射。居室布局应适合老年人生活习惯和生活需要，物品应摆放有序，通道无障碍物；地面应平坦、防湿、防滑，各房间尽量不设置门槛；走廊、楼梯、厕所及浴室设扶手，厕所及浴室的门宜外开式，以便发生意外时入室救治；浴池不宜过高，旁边配防滑垫；沙发勿过度松软、塌陷，座椅应调高，便于站起。

2）着装合体：指导老年人选择合适的着装，避免衣裤过长、过肥，裤腿过长会影响行走，甚至容易导致跌倒。鞋不宜过大，穿合适的布鞋，不穿拖鞋。

3）生活起居安全：对于行动不便的老年人，日常活动如起床、散步、如厕及洗澡等需要随时有人照顾，以防跌倒。洗澡时间不宜过长，水温不宜过高，老年人提倡坐式淋浴。在变换体位时动作不宜过快，以防止直立性低血压。行走前应先站稳，再起步，必要时使用拐杖。

4）外出安全：老年人外出应避开上下班高峰，鼓励老年人穿戴色彩鲜艳的衣帽，以便引起路人和驾驶员的注意，减少意外伤害的危险。行动不便者外出时应有家人陪伴出行。上、下楼梯要抓紧扶手，转身动作要慢。

5）药物管理：老年人用药过程中注意观察是否有药物不良反应，必要时去医院调整药物，加强宣教和用药指导。

6）营养支持：平衡营养膳食的同时，补充维生素 D 和钙质。戒烟，避免过量饮酒。

7）发生跌倒后的紧急处理：发现老年人跌倒，不要急于扶起，不要随意搬动，以免加重病情。首先检查其意识和生命体征，随后进行全身检查，重点检查着地部位、受伤部位。根据情况酌情处理，并安慰老年人。如果老年人跌倒后意识不清，应立即拨打急救电话。如有外伤、出血，立即止血、包扎。保持老年人呼吸道通畅。对于意识清楚的老年人，应先经评估排除脑血管意外、骨折等可能，如无法判断则不要随意搬动，以免加重病情。

8）社区保健指导：在社区面向老年人开展各种形式的健康教育，普及保健知识。向高危人群讲授跌倒的不良后果及预防跌倒的措施，指导老年人结合自己的具体情况，坚持体育锻炼和适量活动，保持骨关节的灵活性，预防肌肉萎缩无力和骨质疏松，特别是要加强下肢肌肉、关节的锻炼。对高龄体弱、独居老人提供充分的社区支持和家庭保健服务。

2. 用药　与成年人相比，老年人的肝、肾功能减退，药物的代谢速度减慢，药物在体内易蓄积而产生毒性作用。同时，随着机体逐渐老化，老年人罹患慢性病和器质性疾病需要用药机会增加。老年人服用药物的种类较多，药物不良反应发生率也较高。因此，老年人的用药安全是社区护士重点关注的问题之一。除一般的药物护理外，社区护士应勤家访、多沟通，全面了解老年人的服药情况，重点观察容易导致机体损伤的药物服用情况，针对老年人服药过程容易出现的特殊问题给予指导，加强用药监督，保证用药安全。

（1）严格遵医嘱服药：指导老年人勿滥用药，宜先就医后用药。掌握正确的服药时间和方法，不要擅自改变药量和服药时间，也不要擅自停服或加服药物。用药种类宜少不宜多，最好不超过5种，避免同时服用会发生相互不良作用的药物。严格控制抗生素及滋补药的使用。用药剂量宜小不宜大，用药时间宜短不宜长。需长期用药者要坚持服用，并注意观察药物不良反应。在用药过程中，如出现异常症状，应高度警惕，首先考虑是否为药物不良反应，必要时停药并及时就诊。

（2）详细注明：根据老年人的具体情况，用其能够理解的语言将服药方法、时间和剂量在药物的包装上注明，服药时间如“饭后”“睡前”等，服用剂量如“2片”“半片”等，不宜使用抽象的计量单位，如克、毫克等，也可采用老人智能药盒等，以防发生药物过量、误服等意外。书写字号应大，使老年人能看清。社区护士要定期检查老年人服药的情况，并指导家属协助监督老年人准确合理用药，必要时做到定时服药提醒和记录，以避免漏服和重复服药，保证用药安全。

（3）正确服药：服药时尽量避免取平卧位，应取坐位或半卧位，以免发生呛咳，也有利于药物顺利进入胃内以尽快发挥作用。使用镇静类药物最好上床后服用，以防药物在老年人上床前发挥药效而引起跌倒。用温水服药后，再多饮几口水，使药片能顺利咽下，避免因药片粘在食管壁而刺激局部黏膜，并影响药物的吸收。

（4）药物的储存与保管：药物要分类放置。内服药与外用药、常用药与急救药均要分开放置。经常服用的药物和急救药物应分别置于老年人易于取放的位置，急救药品可随身携带。根据药物说明书的要求对药物进行妥善保管，大部分药物应在干燥、常温、避光的条件下存放，生物制剂应冷藏。要经常检查药物的有效期，过期变质的药物应妥善处理。

（五）老年人社区护理服务体系

1. 社区居家养老 社区居家养老指以家庭为中心，以社区为依托，以专业机构服务为支撑，为居家的老年人提供生活照料、家政服务、康复护理和精神慰藉等方面服务的一种养老模式。对身体状况较好、生活基本能自理的老年人，提供家政服务、老年食堂、法律咨询等服务；对生活不能自理的高龄、独居、失能等老年人提供家务劳动、家庭保健、辅具配置、送饭上门、无障碍改造、紧急呼叫和安全援助等服务。它是对传统家庭养老模式的补充与更新，是我国发展社区服务、建立养老服务体系的一项重要内容。

2. 日间照料服务 社区日间照料是一种介于专业机构照料和家庭照料之间的社区养老服务形式，为社区内自理老年人、半自理老年人提供膳食供应、个人照料、保健康复、精神文化、休闲娱乐、教育咨询等日间服务。它的服务对象主要是家庭暂时无人或者无力进行日间照护的社区高龄老人、非自理老人。日间照料是社区养老服务的重要内容之一，与居家养老上门服务共同构成了社区养老服务。社区老年人日间照料中心的护理服务主要包括饮食护理、个人清洁卫生照料、康复训练、心理疏导、休闲活动指导等。由政府招聘的、经过培训的助老服务员、养老服务志愿者、社区卫生服务中心的工作人员等提供服务，老年人及其家庭根据老年人身体健康状况及经济条件申请不同的服务项目。

3. “互联网+”社区老年健康管理 “互联网+”的居家养老模式能够利用移动互联网、物联网等技术，突破时空限制，为老年人提供线上线下优质服务，全面提高老年人生活质量。该模式包括线下智能设备搜集信息传输到线上平台、线上大数据发掘养老需求由线下服务圈向老年人输出精准服务内容，可以帮助医疗及养老机构动态把握老年人的健康数据，也为老年人获取养老信息提供了便利，缓解目前普遍存在的老年群体信息不对称问题；为老年人配备可穿戴式智能监测设备有助于保障老年人居家及出行安全；居家老年人还可通过智能终端向养老信息平台呼叫或预约服务，如上门照护、康复理疗等。“互联网＋医联体”的老年慢性病患者延续护理模式仍在探索中。

知识拓展

社区老年人日间照料中心建设标准

2010 年 11 月，《社区老年人日间照料中心建设标准》发布。该建设标准是社区老年人日间照料中心建设项目决策和合理确定建设水平的全国统一标准，是编制、评估和审批社区老年人日间照料中心项目建议书的依据。社区老年人日间照料中心房屋建筑应根据实际需要，合理设置老年人的生活服务、保健康复、娱乐及辅助用房。其中，老年人生活服务用房可包括休息室、沐浴间（含理发室）和餐厅（含配餐间）；老年人保健康复用房可包括医疗保健室、康复训练室和心理疏导室；老年人娱乐用房可包括阅览室（含书画室）、网络室和多功能活动室；辅助用房可包括办公室、厨房、洗衣房、公共卫生间和其他用房（含库房等）。

本章小结

思考题

1. 老年人的健康需求有哪些？

2. 血脂异常老年人的治疗要点有哪些？

3. 我国常见的养老模式有哪些？

更多练习

（刘　玉）

第七章　社区慢性病患者管理与护理

教学课件

学习目标

1. 素质目标

(1) 树立大健康意识，关爱社区慢性病患者。

(2) 具有维护与促进民众健康的职业责任。

(3) 关爱生命，尊重护理对象的价值观、文化习俗、个人信仰和权利，平等、博爱，体现人道主义精神和全心全意为护理对象的健康服务的专业精神。

2. 知识目标

(1) 掌握：慢性病的概念、危险因素、特点及流行病学特点，以及社区管理原则；高血压的诊断标准、分级、危险因素及流行病学特点。

(2) 熟悉：糖尿病的诊断标准、危险因素及流行病学特点；冠心病的危险因素及流行病学特点。

(3) 了解：高血压、糖尿病、冠心病、脑血管疾病、慢性阻塞性肺疾病患者的健康指导内容。

3. 能力目标

能够运用所学知识为社区高血压、糖尿病、冠心病、脑血管疾病、慢性阻塞性肺疾病患者进行健康管理。

案例

【案例导入】

一位45岁的女性到社区卫生服务中心初次就诊。她在体检中发现血糖水平异常，并被诊断为2型糖尿病。

社区护士与患者进行面对面的病史采集，了解她的家族病史、饮食习惯和生活方式等信息。患者平时喜欢熬夜，饮食不规律，不喜欢锻炼，以往健康状况良好，但最近总是出现乏力。护士进行血压测量、体重测量和血糖监测，以评估患者的整体健康状况。接下来，护士向患者提供关于糖尿病的基本知识、饮食建议和药物管理指导，并与患者共同制订一个个性化的糖尿病管理计划。

【请思考】

（1）该案例从社区健康管理的角度如何对社区的慢性病患者进行健康管理？

（2）社区护士如何针对患者的具体情况进行健康指导？

【案例分析】

随着我国工业化、城镇化、人口老龄化进程不断加快，居民生活方式、生态环境、食品安全状况等对健康的影响逐步显现，慢性病发病、患病和死亡人数不断增多，严重威胁着我国居民的健康，疾病负担日益沉重，已成为影响国家经济社会发展的重大公共卫生问题。慢性病的发生和流行与经济、社会、人口、行为、环境等因素密切相关，其影响因素的综合性、复杂性决定了防治任务的长期性和艰巨性。慢性病患者的多数时间在家庭和社区中度过，因此，在社区卫生服务工作中，应以控制慢性病危险因素、建设健康支持性环境为重点，以健康促进和健康管理为手段，加强对慢性病患者的管理，提高社区慢性病患者的自我管理能力，降低高危人群发病风险，提高患者生存质量，减少可预防的慢性病发病、死亡和残疾，促进全生命周期健康，提高居民健康期望寿命，为推进健康中国建设奠定坚实基础。

第一节　概　　述

WHO 称慢性病为非传染性疾病，在我国称其为慢性非传染性疾病，主要包括：心脑血管疾病、癌症、慢性呼吸系统疾病、糖尿病和口腔疾病，以及内分泌、肾脏、骨骼、神经等一系列非传染性的疾病。

一、慢性病的概念及特点

（一）慢性病的概念

慢性病（chronic disease）是对一类起病隐匿、病程长且病情迁延不愈、缺乏明确的传染性生物病因证据、病因复杂或病因未完全确认的疾病的概括性总称。美国慢性病学会将慢性病定义为“慢性病具有以下一种或多种特征：是永久性的、会造成残疾、有不可逆转的病理变化、根据病情需要进行不同的康复训练和长期的治疗和照顾。”美国疾病控制中心将其定义为“一种长期的、不能够自然消退、几乎不能完全治愈的疾病。”

（二）慢性病的特点

从慢性病的发生过程看，具有以下几方面的特点。

1. 致病因素复杂　慢性病与急性传染病不同，病因复杂，没有明确的病因。现代病因学研究证明，其发生与遗传因素、环境因素、生活行为因素、心理因素和卫生服务因素有关。

2. 发病隐匿，早期症状不明显 大多数慢性病早期症状不明显而容易被忽略，慢性病在多种病因的长期作用下，器官和功能的损伤逐步积累，直至症状较为严重或急性发作时才被发现。

3. 病理改变不可逆而难治愈 慢性病的病理改变是不可逆的，在目前的医疗条件下不能根治。但是通过现代医疗技术的控制，如治疗用药、护理、康复等，可以延缓或暂时控制疾病的发展，减少残疾的发生，最大限度地促进疾病的康复，提高患者的自我照顾能力，提高生活质量。

4. 病程长，需要长期的治疗和护理 慢性病形成后，持续时间较长，可达数年，有的长达几十年，甚至终生。病情反复迁延，最终导致残疾，甚至威胁生命。因此需要特殊康复、训练及长期的自我管理、治疗与护理，最大限度地预防并发症和伤残。

5. 可预防与控制 慢性病是可以预防的，可以通过对环境、生活方式等可改变因素的干预，预防或减缓慢性病发病。

二、慢性病的危险因素与不良影响

（一）慢性病的危险因素

慢性病的主要危险因素可分为行为因素、环境因素和不可改变因素三大类。其中年龄、性别、遗传等因素是不可改变的，而行为和环境因素是可以改变的。

1. 行为因素

（1）吸烟：研究表明，吸烟是高血压、糖尿病、冠心病、脑卒中、慢性阻塞性肺疾病、恶性肿瘤等慢性病的重要危险因素。例如，烟草中的有害物质进入体内后，会引起血管收缩、血栓形成、动脉硬化等，增加心脏病和脑卒中的风险，还会增加支气管哮喘和肺癌的风险。吸烟量越大、吸烟起始年龄越小、吸烟史越长，对身体的损害就越大。WHO已将烟草流行作为全球最严重的公共卫生问题列入重点控制领域。

（2）饮酒：适量饮酒可能对心血管健康有一定的益处，但过量饮酒却会增加患心脏病、高血压、脑卒中等心脑血管疾病的风险，也是导致肝炎、肝硬化和肝癌的主要危险因素，并与多种癌症的发生、肾脏疾病、胃病、胰腺炎、神经系统等疾病相关。

（3）不合理膳食：均衡饮食是机体健康的基石，而不合理膳食是慢性病的主要原因之一。不合理膳食主要表现为饮食结构不合理、烹饪方法不当、不良饮食习惯等。饮食结构不合理包括高盐、高胆固醇、高热量饮食、低纤维素饮食；不恰当的烹饪方法如烟熏、腌制等；不良饮食习惯可表现为进食时间无规律、暴饮暴食等。

（4）缺乏运动：缺乏运动会增加患多种慢性疾病的风险。缺乏有氧运动会导致心肌衰退，增加心脏病、高血压、脑卒中发作的风险；还会导致能量消耗不足，容易积累多余脂肪，引发肥胖和代谢紊乱，导致高血压、糖尿病、冠心病、胆囊疾病、社会心理问题和某些类型的恶性肿瘤等。

2. 环境因素

（1）自然环境：环境污染会破坏生态平衡和人们正常的生活条件，对人体健康产生直接、间接或潜在的有害影响。空气污染、水污染、化学物质暴露、辐射暴露、职业暴露、噪声污染、不安全的食品等都是各类慢性病发生的危险因素。

（2）社会环境：政府的卫生政策、卫生资源的配置、医疗系统的可利用程度、社会风俗习惯、人口的构成与流动状况、个人的受教育程度、社会经济地位等社会因素都会影响人们的健康。

（3）心理环境：现代社会生活工作节奏加快，竞争激烈，人际关系复杂，使生活中的紧张刺激增加，心理因素和情绪反应已成为一个重要的致病因素。紧张、焦虑、恐惧、愤怒、忧愁、悲伤、痛苦等情绪虽然是适应环境的一种必要反应，但强度过大或时间过久，都会使人的心理活动失去平衡，导致神经系统功能失调，对健康产生不良影响。如果这些消极情绪经常反复出现，引起长期或过度的精神紧张，可产生如神经功能紊乱、内分泌失调、血压持续升高等病理改变，从而导致某些器官、系统的疾病。

3. 不可改变因素

（1）年龄和性别：年龄和性别也是一些慢性病的危险因素。慢性病可发生于任何年龄，许多慢性病的发病率与年龄成正比，即年龄越大，发生慢性病的概率越大，如心脑血管疾病、恶性肿瘤等。女性在围绝经期期前后和妊娠期可能面临激素变化和代谢变化，增加患上一些慢性病的风险。与女性相比，男性患心脑血管病突发事件的可能性大且早。

（2）遗传因素：遗传因素在某些慢性病的发展中起着重要作用。一些慢性病，如高血压、心脏病、糖尿病、某些癌症等，可能与家族病史有关。具有家族史的人更容易患上这些疾病，但不意味着遗传因素是唯一的因素。

（二）慢性病的不良影响

慢性病给个人和社会都带来了重大的不良影响。

1. 健康问题 慢性病可以导致身体的长期或永久性损害，影响个人的身体健康和生活质量。例如，心血管疾病可能导致心脏病发作或脑卒中，糖尿病可能引发并发症如血管病变、神经病变和视力问题，骨质疏松症可能导致骨折等。

2. 经济负担 慢性病需要长期的治疗和护理，这可能导致巨大的经济负担。医疗费用、药物费用、康复和康复设备的成本等都会增加家庭和社会的负担。

3. 劳动力和生产力的损失 慢性病会导致个人在工作能力和生产力方面的损失。疾病的严重程度和持续时间可能导致工作时间的减少、工作效率的下降，甚至失业。

4. 心理和情绪问题 慢性病对个人的心理和情绪状态也会产生负面影响。长期的身体不适、疼痛和功能受限可能会导致焦虑、抑郁、社交隔离和心理压力等问题。

5. 社会影响 慢性病对家庭和社会关系也会带来很大影响。慢性病患者大多需要家人和护理人员的支持和照顾，对家庭成员和社会资源造成压力。

因此，预防和管理慢性病是重要的公共卫生目标，包括促进健康生活方式、提高健康教育水平、提供适当的医疗保健和支持等。

三、慢性病的社区管理

《中国居民营养与慢性病状况报告（2020年）》中显示，2019年我国因慢性病导致的死亡占总死亡88.5%，其中心脑血管病、癌症、慢性呼吸系统疾病死亡比例为80.7%，防控工作仍面临巨大的挑战。

（一）慢性病的社区管理原则

我国依据《“健康中国2030”规划纲要》，制定了《中国防治慢性病中长期规划（2017—

2025年)》(以下简称《规划》),《规划》中指出在进行慢性病管理时应遵循以下原则。

1. 坚持统筹协调 统筹各方资源，健全政府主导、部门协作、动员社会、全民参与的慢性病综合防治机制，将健康融入所有政策，调动社会和个人参与防治的积极性，营造有利于慢性病防治的社会环境。

2. 坚持共建共享 倡导“每个人是自己健康第一责任人”的理念，促进群众形成健康的行为和生活方式。构建自我为主、人际互助、社会支持、政府指导的健康管理模式，将健康教育与健康促进贯穿于全生命周期，推动人人参与、人人尽力、人人享有。

3. 坚持预防为主 加强行为和环境危险因素控制，强化慢性病早期筛查和早期发现，推动由疾病治疗向健康管理转变。加强医防协同，坚持中西医并重，为居民提供公平可及、系统连续的预防、治疗、康复、健康促进等一体化的慢性病防治服务。

4. 坚持分类指导 根据不同地区、不同人群慢性病流行特征和防治需求，确定针对性的防治目标和策略，实施有效防控措施。充分发挥国家慢性病综合防控示范区的典型引领作用，提升各地区慢性病防治水平。

（二）我国慢性病管理策略

《规划》中指出防治慢性病从以下几个方面进行。

（1）加强健康教育，倡导健康文明的生活方式，提升全民健康素质。

（2）实施早诊早治，降低高危人群发病风险，开展个性化健康干预。

（3）强化规范诊疗，提高治疗效果。

（4）促进医防协同，实现全流程健康管理。

（5）完善保障政策，切实减轻群众就医负担。

（6）控制危险因素，营造健康支持性环境。

（7）统筹社会资源，创新驱动健康服务业发展。

（8）增强科技支撑，促进监测评价和研发创新。

（三）慢性病的社区管理流程

慢性病的社区管理流程见图7-1。

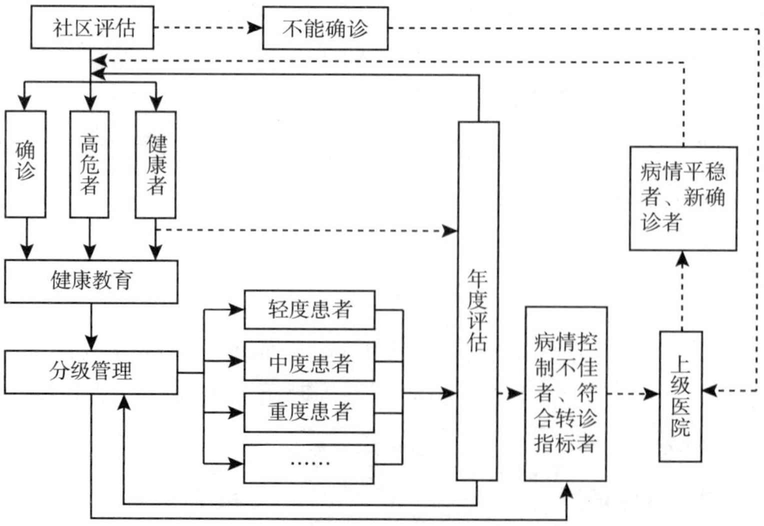

图7-1 慢性病的社区管理流程

四、双向转诊服务

在我国医疗体制改革进程中，双向转诊制是在社区首诊基础上建立的扶持社区医疗卫生，解决“看病难、看病贵”的一项重要举措，对于减少由于城市综合性大医院承担大量常见病、多发病的诊疗任务而造成的卫生资源浪费，以及基层医院和社区医疗服务机构需求萎靡、就诊量过少等现象具有重要意义。转诊服务是社区卫生服务工作的一项内容，分为上转和下转。上转是指把某些在社区卫生服务中心（站）不具备治疗和康复训练的患者介绍到有能力的上一级医疗机构。下转是指上级医院的患者转向社区卫生服务中心（站）。

1. 转诊的程序

（1）上转患者：接到上转单后在办公室进行登记，门诊就诊者免收挂号费，实行优先就诊、检查、交费、取药；提供预约门诊检查；组织会诊；需住院者优先安排，由办公室协调处理住院事宜，安排专人送至病区。

（2）下转患者：符合下转条件者，征得患者及家属同意后填写下转单上报办公室，办公室与社区卫生服务机构联系同意后，由医院安排患者附带诊断证明、辅助检查、治疗方案、预后评估及诊治医生姓名、联系电话等资料转送社区。

双向转诊流程见图 7－2。

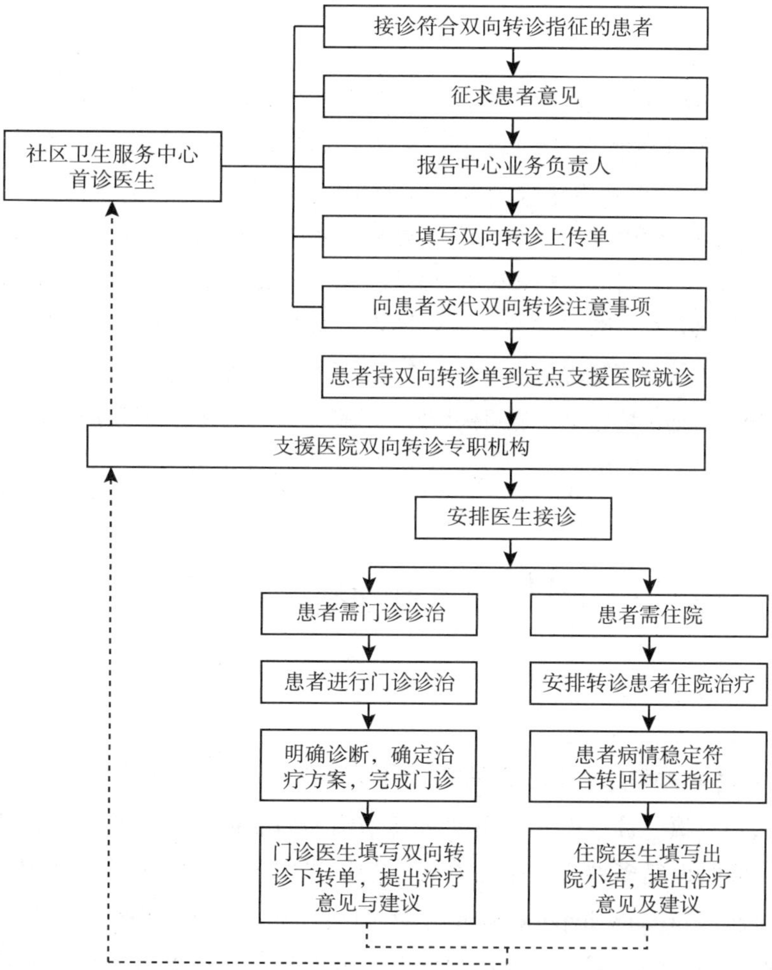

图 7－2　双向转诊流程

2. 双向转诊条件

（1）上转条件（除急诊抢救外）：①各种损伤（工伤、交通事故、房屋倒塌、烧、烫伤等）、急性中毒（毒物、毒气、毒品等）伤情严重或较重者。②各种原因致大出血、咯血者。③慢性疾病急性发作，病情较危重者或社区卫生服务机构难以实施有效救治的病例。④诊断不明确或常规治疗无效的病例，疑难复杂的病例。⑤甲、乙、丙类传染病及其他需要住院治疗的新发传染病患者。⑥精神障碍疾病急性发作期的病例。

（2）下转条件：①各种危、重症患者经救治后病情稳定进入疗养康复期的病例。②诊断明确，不需特殊治疗或需要长期治疗的慢性病患者。③手术愈合后需要长期康复的病例。④各种恶性肿瘤患者的晚期非手术治疗或临终关怀的病例。⑤老年患者护理和照护。⑥心理障碍等精神疾病恢复期可以在社区进行恢复性治疗的病例。⑦经治疗后病情稳定，具有出院指征，家属要求继续康复治疗者。⑧一般常见病、多发病患者。⑨甲类及参照甲类传染病管理的乙类传染病需治愈后才能出院，其他乙类传染病患者及住院治疗的新发传染病患者和丙类传染病患者经治疗后症状缓解或症状较轻，且结束隔离期者；肺结核病经定点诊疗医院治疗出院后实施督导管理者。

知识拓展

家庭签约医生

《关于规范家庭医生签约服务管理的指导意见》（国卫基层发〔2018〕35 号）中指出，各地要结合区域卫生健康信息平台建设，加快签约服务信息系统建设和应用，运用互联网、手机 APP 等，为签约居民提供在线签约、健康咨询、预约就诊、健康管理、慢病随访、报告查询等服务。通过短信、微信等渠道，每季度至少为签约居民推送 1 条个性化健康教育信息，增加签约居民的感受度。推动二级以上医疗机构与基层医疗卫生机构之间的信息整合，推进医联（共）体内签约居民健康数据共建共享。推进利用信息化手段采集家庭医生团队的签约数量、服务质量、签约居民满意度等信息，作为对家庭医生团队进行考核评价的主要依据，逐步实现签约服务管理信息化，提高工作效率。

第二节　社区常见慢性病患者管理与护理

一、高血压

高血压（hypertension）是社区常见病、多发病之一，是以体循环动脉血压升高为主要表现，并可造成心、脑、肾、血管等重要脏器结构和功能损伤，最终导致这些脏器功能衰竭的临床综合征，同时也是多种心、脑血管疾病的重要病因或危险因素。病因不明的血压升高称为原发性高血压（primary hypertension），占高血压患者总数的 90% 以上，也称为高血压病。临床上，根据病因的不同，高血压病又分为原发性高血压和继发性高血压两大类，其中约 95% 的高血压患者是原发性高血压。本节涉及的主要是原发性高血压。

（一）流行病学特点

《中国居民营养与慢性病状况报告（2020年）》中指出，截至2020年12月31日，中国有3.24亿高血压患者，这些患者群体预计将持续增长。患病率和流行性存在地区、城乡和民族差别，北方高于南方，城市高于农村，东部高于西部，高原少数民族地区患病率较高。在性别上男性高于女性。发病率随年龄的增长而升高，60岁以上可达33%，65岁以上可达50%，其中半数以上是收缩期高血压。

（二）危险因素

原发性高血压的病因尚未完全清楚，目前认为发病与多种危险因素有关，可分为不可改变因素和可改变因素。

1. 不可改变因素　包括遗传、性别和年龄。高血压为多基因遗传，有明显的家族聚集性，家族中患高血压的人与自身的血缘关系越近、人数越多、发病越早，患高血压的风险就越大。同时，环境因素也起着重要作用。

2. 可改变因素　包括钠盐摄入过多、体重超重和肥胖、长期过量饮酒、吸烟、心理因素及其他危险因素。

（1）钠盐摄入过多：人群高血压的水平与钠盐的摄入量有关。流行病学和临床观察均显示钠盐摄入量与高血压的发生和血压水平呈正相关。WHO发布的标准是每人每天盐的摄入量不超过6g，但目前我国每人每天盐的摄入量已达到15～20g。

（2）体重超重和肥胖：是高血压的重要危险因素。一般采用体重指数（body mass index，BMI）来衡量肥胖程度，即体重（kg）/[身高（m）]^2（20～24为正常范围），体重超重人群患高血压的危险比正常人群高3～5倍；男性腰围≥85cm、女性腰围≥80cm者高血压的危险是腰围低于此界限者的3.5倍。

（3）长期过量饮酒：长期过量饮酒是高血压的重要危险因素之一，可诱发高血压患者发生脑卒中，尤其是脑出血。酒精可使高血压患者对降压药物的敏感性下降。

（4）吸烟：吸烟是公认的心脑血管疾病发生的重要危险因素。烟雾中的有害物质可损伤动脉内膜，引发动脉粥样硬化，刺激交感神经引起小动脉收缩，使血压升高。吸烟者高血压患病率明显高于非吸烟者。

（5）心理因素：长期劳累、精神紧张、睡眠不足、焦虑、恐惧和抑郁、长期的噪声及视觉刺激都可引起高血压。

（6）其他危险因素：除了以上高血压发病危险因素外，其他危险因素还包括缺乏体力活动、糖尿病、血脂异常等。近年来大气污染也备受关注。研究显示，暴露于$PM_{2.5}$、PM_{10}、SO_2和O_3等污染物中，均增加高血压的发生风险和心血管疾病的死亡率。

（三）高血压的诊断与评估

1. 诊断及血压水平分级　首诊发现血压增高的患者，应在不同的时间点多次测量血压，在未服用抗高血压药物的情况下，非同日进行3次测量，收缩压≥140mmHg和/或舒张压≥90mmHg。患者既往有高血压史，目前正在用抗血压药，血压虽然低于140/90mmHg，也应诊断为高血压。目前我国采用正常血压、正常高值和高血压进行血压水平分类，根据血压升高水平，进一步将高血压分为1级、2级和3级，具体见表7－1。

表 7-1 血压水平的分类和定义（中国高血压防治指南，2020）

分类	收缩压/mmHg	舒张压/mmHg
正常血压	<120	和 <80
正常高值	120~139	和/或 80~89
高血压	≥140	和/或 ≥90
1级高血压（轻度）	140~159	和/或 90~99
2级高血压（中度）	160~179	和/或 100~109
3级高血压（重度）	≥180	和/或 ≥110
单纯收缩期高血压	≥140	和 <90

注：以上标准适用于任何年龄的成人，当收缩压和舒张压分属于不同分级时，以较高的级别作为标准；单纯收缩期高血压也可以按照收缩压水平分为1、2、3级。

2. 心血管风险分层 高血压及血压水平是影响心血管事件发生和预后的独立危险因素，但并非唯一决定因素。因此，高血压患者的诊断和治疗不能只根据血压水平，必须对患者进行心血管风险的评估并分层。心血管风险水平分层根据血压水平、心血管危险因素、靶器官损害、伴临床疾患，分为低危、中危、高危和很高危四个层次。具体分层标准见表7-2。

表 7-2 高血压患者心血管风险水平分层（中国高血压防治指南，2020）

其他危险因素	血压/mmHg		
	1级高血压	2级高血压	3级高血压
无其他危险因素	低危	中危	高危
1~2个其他危险因素	中危	中危	很高危
≥3个其他危险因素或靶器官损害	高危	高危	很高危
伴临床疾患	很高危	很高危	很高危

（四）临床表现

1. 脑部损害 头痛、头晕是高血压常见症状，因血压急剧升高可引起脑血管痉挛；短暂的脑血管痉挛可引起一过性脑缺血，可出现头痛、失语、肢体瘫痪等，数分钟或数天恢复；广泛而急剧的脑血管痉挛可引起脑水肿，使颅内压增高，表现为剧烈头痛、呕吐、抽搐或昏迷，又称高血压脑病；也可导致脑出血，表现为头痛、失语、偏瘫、呕吐、嗜睡或昏迷。

2. 心脏损害 长期高血压可引起心脏结构和功能的改变，包括心肌肥厚、心脏扩大、冠状动脉粥样硬化等。在心功能代偿期可无明显症状，到失代偿期时常发生左心衰竭；到病变的晚期可出现心律失常，合并冠状动脉粥样硬化的患者可发生心绞痛或心肌梗死。

3. 肾脏损害 长期高血压可引起肾小动脉硬化，导致肾功能减退。表现为夜尿增多，蛋白尿、血尿、管型尿，晚期可出现氮质血症和尿毒症。

4. 眼底改变 高血压可引起眼底病变，表现为视网膜动脉痉挛、变细；逐步发展致视网膜动脉狭窄，动静脉交叉压迫，眼底出血或棉絮状渗出、视盘水肿。

（五）社区高血压的健康管理

1. 社区高血压的健康管理内容 根据《国家基本公共卫生服务规范（第三版）》的要求，高血压的社区管理包括以下内容。

（1）高血压筛查：高血压筛查的流程见图7－3。

1）对辖区内35岁及以上常住居民，每年为其免费测量1次血压（非同日3次测量）。

2）对第一次发现收缩压≥140mmHg和/或舒张压≥90mmHg的居民在去除可能引起血压升高的因素后预约复查，非同日3次血压高于正常，可初步诊断为高血压。如有必要，建议转诊到上级医院确诊，2周内随访转诊结果，对已确诊的原发性高血压患者纳入高血压患者健康管理。对可疑继发性高血压患者，及时转诊。

3）如有以下6项指标中的任1项高危因素，建议每半年至少测量1次血压，并接受医务人员的生活方式指导。①血压高值，收缩压130～139mmHg和/或舒张压85～89mmHg。②超重或肥胖和/或腹型肥胖。超重：24≤BMI＜28。肥胖：BMI≥28。腰围：男性腰围≥90cm（2.7尺），女性腰围≥85cm（2.6尺）为腹型肥胖。③高血压家族史（一、二级亲属）。④长期膳食高盐。⑤长期过量饮酒（每日饮白酒≥100ml）。⑥年龄≥55岁。

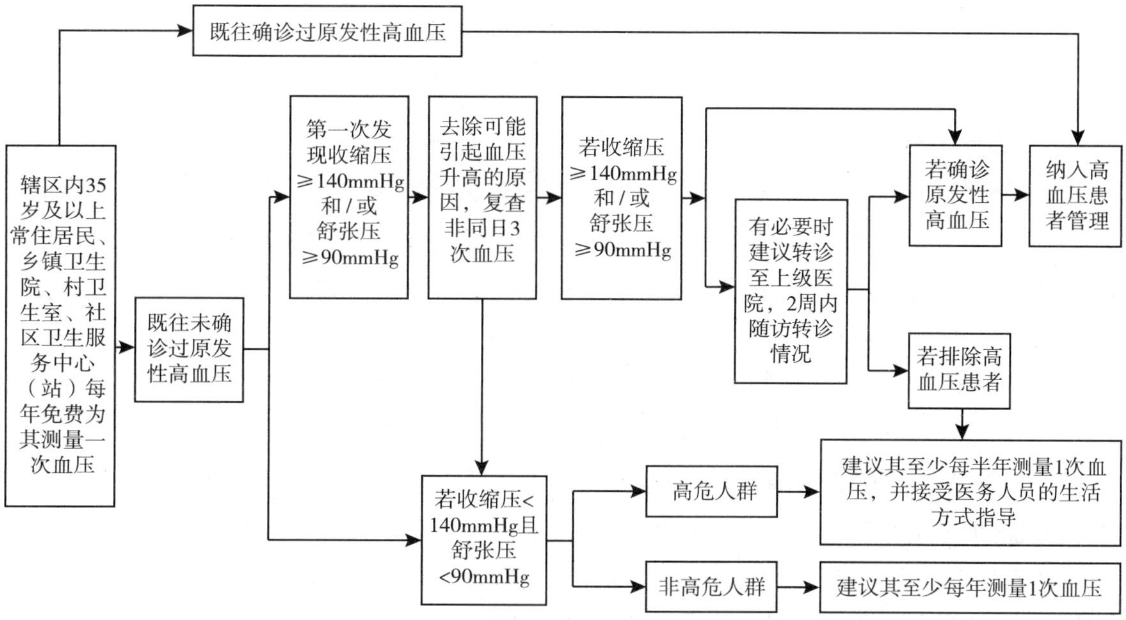

图7－3　高血压筛查流程

（2）随访评估：对原发性高血压患者，每年要提供至少4次面对面的随访。高血压患者随访流程见图7－4。具体随访内容如下。

1）测量血压并评估是否存在危急情况，如出现收缩压≥180mmHg和/或舒张压≥110mmHg，意识改变、剧烈头痛或头晕、恶心呕吐、视物模糊、眼痛、心悸、胸闷、喘憋不能平卧及处于妊娠期或哺乳期同时血压高于正常值等危急情况之一，或存在不能处理的其他疾病时，须在处理后紧急转诊。对于紧急转诊者，乡镇卫生院、村卫生室、社区卫生服务中心（站）应在2周内主动随访转诊情况。

2）若不需紧急转诊，询问上次随访到此次随访期间的症状。

3）测量体重、心率，计算体重指数（BMI）。

4）询问患者疾病情况和生活方式，包括心脑血管疾病、糖尿病、吸烟、饮酒、运动、摄盐情况等。

5）了解患者服药情况。

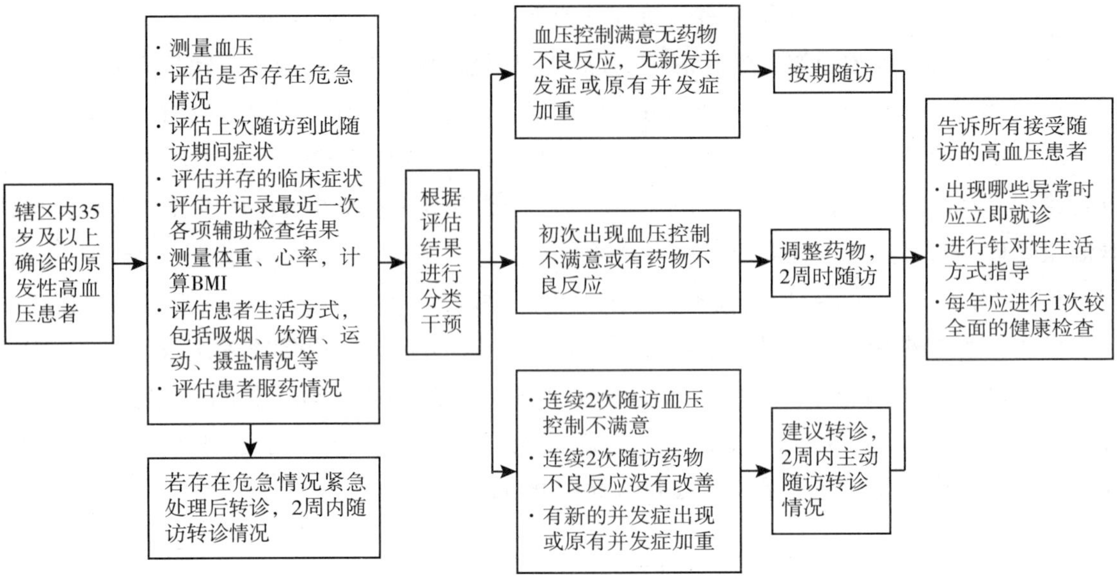

图7-4 高血压患者随访流程

（3）分类干预

1）对血压控制满意（一般高血压患者血压降至140/90mmHg以下；≥65岁老年高血压患者的血压降至150/90mmHg以下，如果能耐受，可进一步降至140/90mmHg以下；一般糖尿病或慢性肾病患者的血压目标可以在130/90mmHg基础上再适当降低）、无药物不良反应、无新发并发症或原有并发症无加重的患者，可预约下一次随访时间。

2）对第1次出现血压控制不满意，或出现药物不良反应的患者，结合服药依从性，必要时增加现用药物剂量、更换或增加不同类的降压药物，2周内随访。

3）对连续2次出现血压控制不满意或药物不良反应难以控制，以及出现新的并发症或原有并发症加重的患者，建议转诊到上级医院，2周内主动随访转诊情况。

4）对所有的患者进行针对性的健康教育，与患者一起制定生活方式改进目标并在下一次随访时评估进展。告诉患者出现哪些异常时应立即就诊。

（4）健康体检：对原发性高血压患者，每年进行1次较全面的健康检查，可与随访相结合。内容包括体温、脉搏、呼吸、血压、身高、体重、腰围、皮肤、浅表淋巴结、心脏、肺部、腹部等常规体格检查，并对口腔、视力、听力和运动功能等进行判断。

2. 社区高血压患者健康管理的服务要求

（1）高血压患者的健康管理由医生负责，应与门诊服务相结合，对未能按照管理要求接受随访的患者，乡镇卫生院、村卫生室、社区卫生服务中心（站）医务人员应主动与患者联系，保证管理的连续性。

（2）随访方式包括预约患者到门诊就诊、电话追踪和家庭访视等方式。

（3）乡镇卫生院、村卫生室、社区卫生服务中心（站）可通过本地区社区卫生诊断和门诊服务等途径筛查和发现高血压患者。有条件的地区，对人员进行规范培训后，可参考《中国高血压防治指南》对高血压患者进行健康管理。

（4）发挥中医药在改善临床症状、提高生活质量、防治并发症中的特色和作用，积极应用中医药方法开展高血压患者健康管理服务。

（5）加强宣传，告知服务内容，使更多的患者和居民愿意接受服务。

（6）每次提供服务后及时将相关信息记入患者的健康档案。

3. 高血压患者社区管理的工作指标

（1）高血压患者规范管理率 = 按照规范要求进行高血压患者健康管理的人数/年内已管理的高血压患者人数 ×100%。

（2）管理人群血压控制率 = 年内最近一次随访血压达标人数/年内已管理的高血压患者人数 ×100%。

注：最近一次随访血压指的是按照规范要求最近一次随访的血压，若失访则判断为未达标，血压控制是指收缩压 < 140mmHg 和舒张压 < 90mmHg（65 岁及以上患者收缩压 < 150mmHg 和舒张压 < 90mmHg），即收缩压和舒张压同时达标。

（六）高血压患者的健康指导

1. 用药指导 高血压通常需要长期治疗，维持规律的用药非常重要。指导患者按照医嘱准确地服用降压药物，并遵循药物的用法和用量说明。不要随意停药或自行调整剂量，除非得到医生的指导。并注意观察药物的不良反应。密切观察病情变化，如遇血压突然升高、视物模糊、胸闷气促等特殊情况应及时就医。

2. 生活方式指导 对于高血压患者，采取健康的生活方式对于控制血压非常重要。具体内容如下。

（1）饮食指导：①限制钠盐摄入，每人每天食盐的摄入量以低于 5g 为宜。指导患者避免食入过多盐腌食品，尽量不吃腌菜、腐乳、腌熏食物，因味精、小苏打、饮料中的防腐剂含有钠盐，也应少食用。②限制能量的摄入，减少饱和脂肪和胆固醇的摄入，选择低脂肪乳制品、瘦肉、鱼类和植物油。以不超过总热量的 10% 为宜，控制体重。指导患者可补充适量的蛋白，如瘦肉、牛奶、家禽、鱼类等。适当增加降脂食物的摄入，如洋葱、大蒜、香菇、木耳等，避免刺激性食物。③增加水果和蔬菜摄入：水果和蔬菜富含纤维和各种营养素，有助于控制血压。建议每天摄入 5 份以上的水果和蔬菜。④控制饮酒：饮酒过量会导致血压升高，所以应限制饮酒量。⑤减少咖啡因摄入：咖啡因可能会导致血压升高，因此应减少含咖啡因食物的摄入，如咖啡、茶、巧克力和某些软饮料。

（2）戒烟：吸烟会导致血压升高，并增加心血管疾病的风险。

（3）减轻体重：建议 BMI 控制在 24 以下。减重对健康的获益是巨大的，如在人群中平均体重下降 5 ~ 10kg，收缩压可下降 5 ~ 20mmHg。高血压患者体重减少 10%，则可减缓胰岛素抵抗、糖尿病、高脂血症和左心室肥厚等并发症的发生。

（4）适度运动：高血压患者宜适度进行有氧运动，指导患者依据自己的身体状况，选择运动的种类、强度、频度和持续运动的时间。对中老年患者，可选择步行、慢跑、太极拳、门球、气功等。运动强度要因人而异，按科学锻炼的要求，运动时心率（次/分）= 170 − 年龄。运动频度一般每周 3 ~ 5 次，每次持续 30 分钟左右。避免参加举重、俯卧撑等强度大的运动及竞技性质的运动。

（5）减轻精神压力：长期精神压力和心情抑郁是引起高血压和其他一些慢性病的重要原因之一，指导患者注意劳逸结合，保证有充足睡眠，减轻精神压力和改变心态，尝试采用应对压力的健康方法，如深呼吸、冥想、放松技巧或参加瑜伽等，积极参加社会和集体活动。

3. 预防和处理直立性低血压 告知高血压患者直立性低血压的表现有乏力、头晕目眩、心悸、恶心、呕吐等，尤其在联合用药、首次服用或加量时要特别注意，指导患者预防和处理直立性低血压，方法包括：①变换姿势宜缓慢，特别是从卧位、坐位起立时动作宜缓慢；服药时间可选在平静休息时，服药后继续休息一段时间再下床活动；如在睡前服药，夜间起床排尿时应注意。②避免长时间站立，特别是服药后的最初几小时。如果需要长时间站立，尽量采取一些措施来改善血液循环，如经常变换站立姿势、踮脚尖、屈伸腿部等。③避免用过热的水洗澡，保持水温在40℃为宜，洗澡时间不要过长，不要洗蒸汽桑拿浴。不宜大量饮酒。④下床活动时应穿上弹性袜，促进下肢静脉回流，减少腿部的血液淤积。⑤指导患者在发生直立性低血压时，应立即采取仰卧位，可将下肢抬高超过头部，促进下肢血液回流，增加脑血流量。

4. 血压监测指导 教会患者及家属正确测量血压，监测服药与血压的关系，并记录。具体指导内容：①告知患者及家属测血压应做到“四定”，即定时间、定部位、定体位、定血压计。②测量高峰期血压。每日上午6—8时和下午4—8时这两个时间段为全天血压最高峰，指导患者测量这两个时间段血压以了解血压的高峰。③监测药物治疗效果。短效制剂一般在服药后2小时测量，中效药物一般在服药后2~4小时测量，长效药物一般在服药后3~6小时测量。④血压不稳定或方案调整时进行监测。一般要连续监测2~4周，掌握自身血压规律，以了解新方案的疗效。

5. 高血压急症处理 指导患者家属，一旦患者出现意识改变、剧烈头痛或头晕、恶心、呕吐、视物模糊等高血压急症表现时，应迅速让患者卧床休息，抬高床头，避免一切不良刺激，放松心情，保持呼吸道通畅，拨打120及时送往医院治疗。

二、糖尿病

糖尿病（diabetes mellitus，DM）是一组由多种原因引起的胰岛素分泌缺陷和/或作用缺陷引起糖、蛋白质、脂肪代谢紊乱而导致的慢性高血糖疾病。临床上出现多饮、多食、多尿、体重减轻等，即典型的“三多一少”表现，久病可导致严重代谢紊乱，甚至危及生命。糖尿病是继心脑血管疾病、肿瘤之后的第三位“健康杀手”。糖尿病分为四大类型：1型糖尿病、2型糖尿病、其他特殊类型糖尿病和妊娠糖尿病。社区最常见的是2型糖尿病，占90%~95%。

（一）危险因素

糖尿病的病因和发病机制尚未完全清楚，目前普遍认为糖尿病的发生主要与不可改变因素、可改变行为因素有关。

1. 不可改变因素 主要包括遗传和年龄。糖尿病属于多基因显性遗传性疾病，常呈现出家族聚集性，如果直系亲属中有人患有糖尿病，患糖尿病的风险会增加。随着年龄的增长，患糖尿病的风险也会增加。尤其是40岁以上的人更容易患上2型糖尿病。

2. 可改变行为因素 主要包括不合理膳食，如高热量、高脂肪、高胆固醇、低纤维素饮食，静坐生活方式，中度以上饮酒，心理压力过大及肥胖等。

（二）流行病学特点

随着社会经济的发展和居民生活水平的提高，糖尿病的发病率和患病率正逐渐上升，已成为严重威胁人类健康的世界性公共卫生问题。根据国际糖尿病联盟（International Diabetes Federation，IDF）统计，2019 年全球约有 4.63 亿人患有糖尿病，有 420 万人死于糖尿病，预计到 2045 年全球患者数将会增加到 7.002 亿。我国糖尿病患病率也呈迅速上升趋势，《中国居民营养与慢性病状况报告（2020 年）》中指出，截至 2020 年 12 月 31 日，中国有 1.33 亿糖尿病患者。

（三）诊断

目前国际上通用的是 1999 年由 WHO 提出的糖尿病诊断标准：典型糖尿病症状 + 任意时间静脉血浆葡萄糖水平≥11.1mmol/L，或空腹静脉血浆葡萄糖水平≥7.0mmol/L，或口服葡萄糖耐量试验中，2 小时静脉血浆葡萄糖水平≥11.1mmol/L。儿童的糖尿病诊断标准与成人一致。

（四）临床表现

糖尿病多起病缓慢，逐渐进展。临床表现归纳为两大方面：一是糖、脂肪和蛋白质代谢紊乱症候群，二是器官并发症和功能障碍的表现。

1. 慢性代谢紊乱 典型的“三多一少”症状（即多饮、多食、多尿、体重减轻），仅见于部分患者。患者可出现皮肤瘙痒，女性患者常见可因尿糖刺激出现外阴瘙痒。其他症状包括四肢酸痛、麻木、性欲减退、月经失调、便秘、视物模糊等。有部分患者无任何症状，往往在常规体检、手术前及妊娠等常规实验室检查中被发现。

2. 急性代谢紊乱 酮症酸中毒最常见。临床表现：早期酮症阶段常仅有多尿、多饮、疲倦等；当酸中毒出现病情恶化，可出现食欲缺乏、恶心、呕吐、尿量增多，此外伴有头痛、嗜睡、呼吸加深加快（Kussmaul 呼吸）、呼吸有丙酮味（烂苹果味）；患者后期脱水明显，尿少、皮肤干燥、皮肤弹性差、眼球下陷、脉细速、血压下降以至昏迷、死亡。高渗性非酮症糖尿病昏迷，虽然较少见，但死亡率高，多见于 50～70 岁的老人，约 2/3 患者于发病前无糖尿病史或仅有轻症。

3. 慢性器官功能障碍 糖尿病的慢性并发症有大血管病变、微血管病变、神经病变、糖尿病足。大血管病变主要累及大、中动脉，引起冠心病、脑血管病、肾动脉硬化、下肢动脉硬化等。微血管病变主要引起糖尿病肾病、视网膜病变。慢性并发症是糖尿病的主要致残和致死原因。另外，继发于神经病变、下肢血管病变和感染等因素的糖尿病足可致残，严重影响糖尿病患者的生活质量。

4. 感染 糖尿病患者容易发生感染，如皮肤疖、痈等化脓性感染很常见，有时可引起败血症或脓毒血症。尿路感染以肾盂肾炎、膀胱炎多见。肺结核发病率亦高，病变以渗出性为主，进展快且易形成空洞。

（五）糖尿病的社区管理

1. 社区糖尿病的健康管理内容 根据《国家基本公共卫生服务规范（第三版）》的要求，糖尿病患者的社区管理内容如下。

（1）筛查：对工作中发现的 2 型糖尿病高危人群进行有针对性的健康教育，建议其每年至少测量 1 次空腹血糖，并接受医务人员的健康指导。对辖区内 35 岁及以上常住居民中 2 型糖尿病患者进行规范社区管理。

（2）随访评估：对确诊的2型糖尿病患者，每年提供4次免费空腹血糖检测，至少进行4次面对面随访。

1）测量空腹血糖和血压，并评估是否存在危急情况，如出现血糖≥16.7mmol/L或血糖≤3.9mmol/L；收缩压≥180mmHg和/或舒张压≥110mmHg；意识或行为改变、呼气有烂苹果样丙酮味、心悸、出汗、食欲缺乏、恶心、呕吐、多饮、多尿、腹痛、有深大呼吸、皮肤潮红；持续性心动过速（心率超过100次/分）；体温超过39℃或有其他的突发异常情况，如视力突然骤降、妊娠期及哺乳期血糖高于正常值等危险情况之一，或存在不能处理的其他疾病时，须在处理后紧急转诊。对于紧急转诊者，乡镇卫生院、村卫生室、社区卫生服务中心（站）应在2周内主动随访转诊情况。

2）若不需紧急转诊，询问上次随访到此次随访期间的症状。

3）测量体重，计算体重指数（BMI），检查足背动脉搏动。

4）询问患者疾病情况和生活方式，包括心脑血管疾病、吸烟、饮酒、运动、饮食控制情况等。

5）了解患者服药情况。

（3）分类干预：根据评估结果进行分类干预。

1）对血糖控制满意（空腹血糖值＜7.0mmol/L），无药物不良反应、无新发并发症或原有并发症无加重的患者，预约下一次随访。

2）对第1次出现空腹血糖控制不满意（空腹血糖值≥7.0mmol/L）或出现药物不良反应的患者，结合其服药依从情况进行指导，必要时增加现有药物剂量、更换或增加不同类的降糖药物，2周时随访。

3）对连续两次出现空腹血糖控制不满意或药物不良反应难以控制，以及出现新的并发症或原有并发症加重的患者，建议其转诊到上级医院，2周内主动随访转诊情况。

4）对所有的患者进行针对性的健康教育，与患者一起制定生活方式改进目标并在下一次随访时评估进展。告诉患者出现哪些异常时应立即就诊。

（4）健康体检：对确诊的2型糖尿病患者，每年进行1次较全面的健康体检，体检可与随访相结合。内容包括体温、脉搏、呼吸、血压、空腹血糖、身高、体重、腰围、皮肤、浅表淋巴结、心脏、肺部、腹部等常规体格检查，并对口腔、视力、听力和运动功能等进行判断。糖尿病社区管理流程见图7－5。

2. 社区糖尿病患者健康管理的服务要求

（1）2型糖尿病患者的健康管理由医生负责，应与门诊服务相结合，对未能按照健康管理要求接受随访的患者，乡镇卫生院、村卫生室、社区卫生服务中心（站）应主动与患者联系，保证管理的连续性。

（2）随访包括预约患者到门诊就诊、电话追踪和家庭访视等方式。

（3）乡镇卫生院、村卫生室、社区卫生服务中心（站）要通过本地区社区卫生诊断和门诊服务等途径筛查和发现2型糖尿病患者，掌握辖区内居民2型糖尿病的患病情况。

（4）发挥中医药在改善临床症状、提高生活质量、防治并发症中的特色和作用，积极应用中医药方法开展2型糖尿病患者健康管理服务。

（5）加强宣传，告知服务内容，使更多的患者愿意接受服务。

（6）每次提供服务后及时将相关信息记入患者的健康档案。

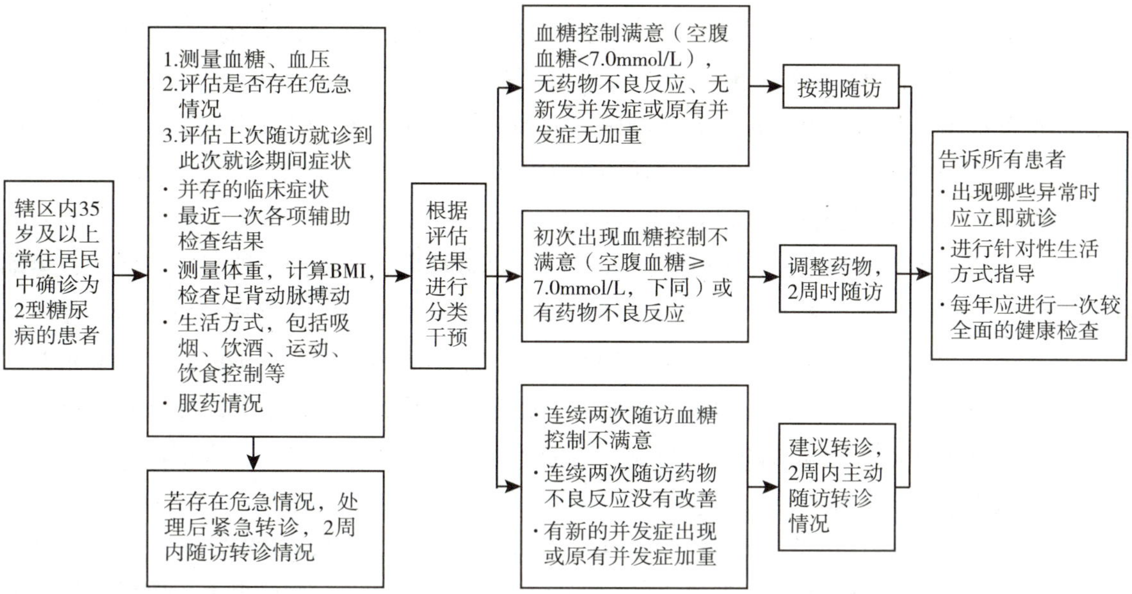

图7-5　糖尿病社区管理流程

3. 糖尿病患者社区管理的工作指标

（1）2型糖尿病患者规范管理率=按照规范要求进行2型糖尿病患者健康管理的人数/年内已管理的2型糖尿病患者人数×100%。

（2）管理人群血糖控制率=年内最近一次随访空腹血糖达标人数/年内已管理的2型糖尿病患者人数×100%。

注：最近一次随访血糖指的是按照规范要求最近一次随访的血糖，若失访则判断为未达标，空腹血糖达标是指空腹血糖<7mmol/L。

（六）糖尿病患者的健康指导

对于糖尿病患者，采取健康的生活方式和管理血糖非常重要。

1. 饮食指导　营养治疗是糖尿病治疗的一项基础措施，也是糖尿病自然病程中任何阶段都必不可少的措施。需有营养均衡的膳食、维持健康体重、维持理想的血糖水平、减少心血管疾病的危险因素。

（1）控制饮食总量：控制饮食总热量摄入，以维持适当的体重。

（2）控制碳水化合物摄入：平衡饮食中的碳水化合物摄入，特别是简单的糖类和高血糖指数食物。选择复杂的碳水化合物，如全谷物等。

（3）避免高脂饮食：限制饱和脂肪和膳食胆固醇的摄入，选择健康的脂肪来源，如鱼类、坚果和橄榄油。

（4）控制盐摄入：限制高盐食物的摄入，食盐<5g/d，以降低高血压和心血管疾病的风险。

（5）定时定量，分食多餐：将食物分成多个小餐，有助于控制血糖水平。

2. 运动指导　运动是糖尿病治疗的重要措施。

（1）运动治疗的原则：糖尿病患者运动应循序渐进，持之以恒；不宜参加比赛和剧烈活动；运动场地应空气新鲜，地面平整；最好与他人一起运动，发生意外时可得到及时救助；选择自己喜爱的运动项目；运动时间每周至少150分钟（如每周运动5日，每次30分钟)；运动强度以中等强度（50% ~70% 最大心率，运动时有点用力，心搏和呼吸加快但不急促）的有氧运动为主，如骑自行车、慢跑、太极拳、游泳等；如无禁忌证，应每日进行中高强度运动，每次 30 ~ 60 分钟，或者每周进行抗阻训练（≥3 天/周)，每次 20 ~ 30 分钟，如负重抗阻、弹力抗阻、相关力量器械训练等，但是糖尿病衰弱患者耐受力较差，更适合运动强度低、安全性高且价格低廉的弹力带阻力训练，如弹力带抗阻训练，可每周 3 次，每次 30 分钟，可强壮肌肉和改善胰岛素敏感性。

（2）运动中的注意事项：运动时间相对固定；运动前后应测血糖；做好准备活动；运动中出现胸痛、胸闷症状，应立即停止运动，原地休息，如不缓解应立即就医；发生低血糖时应立即停止运动，口服含糖饮料或食品，若不能缓解，应立即就医；空腹血糖 >16.7mmol/L 的患者、反复发生低血糖或血糖波动较大的患者、有急性并发症的患者、慢性并发症在进展期的患者不宜参加运动；运动时随身携带糖尿病急救卡，注明姓名、地址、联系人电话号码，以便得到救助。

3. 用药指导 指导患者按照医生的指导，按时使用处方药物，如胰岛素或口服降糖药物，必要时让家属参与提醒和督促患者。对于使用胰岛素的患者，教会患者或家属辨认不同类型、准确抽吸和注射，注意轮换注射部位，并定期评估注射部位，预防脂肪萎缩和硬结形成。同时要预防发生低血糖，教会患者及家属掌握低血糖的表现及处理措施。

4. 自我监测指导 定期测量血糖，以了解自己的血糖控制情况，并根据医生的建议调整药物使用和饮食。

5. 并发症护理指导

（1）低血糖：是糖尿病治疗过程中常见的并发症。轻度时可出现心悸、手抖、饥饿、出冷汗等表现。严重时可昏迷，甚至死亡。预防低血糖应注意以下几点：药物治疗要逐渐加量，谨慎进行调整；定时、定量进食；在体力活动前吃一些碳水化合物；不要饮酒过多。如出现上述低血糖症状，意识清醒的患者应尽快口服含糖饮料，如橙汁、糖水、可乐等，或吃一些糖果、点心。意识不清的患者应立即送医院治疗。要注意检查低血糖的原因，予以纠正。

（2）糖尿病足：糖尿病患者因血管病变和神经病变造成足部供血不足，感觉缺失并伴有感染。糖尿病足的主要表现有下肢疼痛、皮肤溃疡，间歇性跛行和足部坏疽。创口久不愈合，严重者不得不截肢致残。对于糖尿病患者，定期进行足部评估是预防糖尿病足的重要步骤，包括检查足部皮肤状况、足弓形态、足底压力分布等。任何异常发现，如溃疡、麻木、脚背或足底压力点等，都应引起注意并进行及时处理。

足部护理：①保持足部的干燥和清洁是足部护理的重要方面。养成每天洗脚的良好习惯，使用温水和温和的肥皂清洗足部，彻底冲洗并轻轻擦干。中性皂液洗脚后用温水泡脚，泡脚前一定要用温度计试温，防止烫伤，足部有破损患者禁止泡脚。泡脚后用毛巾轻擦脚，注意擦干脚裂隙残留水迹，尤其是脚趾尖，同时仔细观察皮肤的色泽、温度、湿度变化，查看有无外伤、水肿、水疱、皮损，评估疼痛程度及血管搏动、感觉功能运动及反射情况等。保持足部干燥，特别是脚趾之间的区域，以防止真菌和细菌感染的发生。②保持足部皮肤的柔软和水分也很重要；足部皮肤干燥者易出现龟裂，应用羊脂油类润滑剂，均匀涂抹足部皮肤，轻轻按摩，使之充分吸收。同时，定期修剪趾甲，修剪时要小心谨慎，尽量避免剪得过短或过尖，减少创伤和内伤的风险。③选择合适的鞋子。鞋子应该具有足够的支撑，以减少足部压力和摩擦。应选择尺寸合适、鞋尖宽大、厚底、面料软、透气性好、宽松舒适的软底鞋。避免高跟鞋和尖头鞋。④穿着适当的袜子。应选择平整、柔软、舒适、透气、大小适宜的白色棉织透气袜或毛线袜。注意袜口不宜过紧，棉质的袜子避免其有粗糙纹理。冷季节禁用热水袋进行足部保暖，禁用电热炉烤脚，以免烫伤。睡眠时脚冷可穿护脚套。

创面护理：糖尿病患者的足部溃疡如果感染会进一步加重病情。因此，糖尿病足的创面，尽量减少创面的压力，避免外力刺激。选择合适鞋袜及注意清洗足部的方法。经常给予创面清创换药，保持创面清洁，外界环境不能太干或太湿；清除伤口内的坏死组织，防止局部进一步感染。在清创换药过程中，保持创面敷料的清洁，避免应用刺激性消毒液刺激创面。严禁使用硬膏、鸡眼膏或腐蚀性药物接触伤口。

（3）感染的预防：注意保持皮肤清洁，做到勤洗澡，勤换衣服，衣服要柔软、透气，避免皮肤感染；做好口腔护理，保持口腔清洁，做到勤漱口、刷牙，防止口腔感染；保持会阴部清洁，特别是女性患者要勤清洗会阴，防止发生会阴及尿路感染；同时要做好足部护理，防止足部感染或损伤导致糖尿病足；避免与结核患者接触，防止发生肺结核。

三、冠心病

冠状动脉粥样硬化性心脏病（coronary atherosclerotic heart disease）简称冠心病，又称为缺血性心脏病，是指冠状动脉粥样硬化，使血管腔狭窄或阻塞和/或冠状动脉功能改变（痉挛）导致心肌缺血、缺氧，甚至坏死而引起的心脏病。1979 年世界卫生组织将冠心病分为无症状性冠心病、心绞痛、心肌梗死、缺血性心肌病和猝死五种类型。近年趋于根据发病特点和治疗原则将本病分为慢性冠脉疾病（chronic artery disease，CAD）或慢性缺血综合征（chronic ischemic syndrome，CIS）和急性冠脉综合征（acute coronary syndrome，ACS）两大类。前者包括稳定型心绞痛、隐匿性冠心病和缺血性心肌病。后者包括不稳定型心绞痛（unstable angina，UA）、非 ST 段抬高心肌梗死（non-ST elevation myocardial infarction，NSTEMI）、ST 段抬高心肌梗死（ST-segment elevation myocardial infarction，STEMI），也有将冠心病猝死包括在内的。

（一）危险因素

冠心病的主要病因是冠状动脉粥样硬化。促使动脉粥样硬化的因素很多，主要的危险因素包括以下两大方面。

1. 不可改变的危险因素

（1）年龄：任何年龄均可发生，但 40 岁以上的中老年人多见，50 岁以后进展较快。致死性心肌梗死患者中约 4/5 是 65 岁以上的老年人。

（2）性别：男性多于女性，男性的冠心病死亡率为女性的 2 倍，但女性绝经后发病率与男性相同。

（3）遗传：动脉粥样硬化有家族聚集倾向，具有早发冠心病家族史（男性 60 岁前，女性 50 岁前）的子女易患冠心病。

2. 可改变的危险因素

（1）血脂异常：血脂异常与冠状动脉粥样硬化形成关系密切，包括高胆固醇血症、高甘油三酯血症、低密度和极低密度脂蛋白增高、高密度脂蛋白降低。

（2）高血压：高血压与冠心病的发病密切相关，冠状动脉粥样硬化患者中60%～70%有高血压，高血压患者患冠心病较血压正常者高3～4倍，收缩压和舒张压增高都与本病关系密切。

（3）糖尿病：由于糖尿病患者多伴有脂代谢紊乱，同时高血糖对动脉血管内膜的损伤、凝血因子Ⅷ增高、血小板黏附增加，使动脉硬化发病率明显增加。冠心病是糖尿病的重要并发症，糖尿病患者中粥样硬化发生较早并更为常见。

（4）吸烟：本病的发病率和病死率吸烟者比不吸烟者高2～6倍，且与每日吸烟的支数成正比。主要由于吸烟可造成动脉壁氧含量不足，促进动脉硬化的形成；烟草中的尼古丁可使心率加快，心肌耗氧量增加，外围血管和冠状动脉收缩，使血压升高；另外，还可以使血液中一氧化碳浓度增高，导致血液携氧能力下降，诱发和加重动脉粥样硬化。被动吸烟也是冠心病的危险因素。

（5）体力活动少：缺乏运动常与肥胖、血中高密度脂蛋白减少有关。不同职业的发病率回顾性研究表明，久坐的职业人员与体力活动较多的职业人员相比，冠心病的危险增加1.9倍。从事中等度的体力活动的人冠心病的死亡率比活动少的人降低1/3。

（6）肥胖：肥胖多并发血脂异常、高血压等。体重超过标准体重的20%者易患冠心病，尤其是短期内体重明显增加者。

（7）饮食习惯：胆固醇、动物脂肪、饱和脂肪酸及热量摄入过多而体力活动较少的人易发生营养过剩，导致肥胖，使冠心病发病率增高。

（8）性格和社会心理因素：研究表明A型性格与冠心病发生有直接关系，并与长期焦虑、性情急躁、好胜心和竞争性强，不善于劳逸结合等社会心理因素有关。

（二）流行病学特点

近年来，中国冠心病的发病率和死亡率迅速上升，严重威胁人们的健康。据《中国心血管健康与疾病报告2022概要》报道，我国心血管疾病患病率处于持续上升阶段，据推测心血管病现患病人数3.3亿，其中冠心病1139万人。多发生在40岁以后，男性多于女性，脑力劳动者多于体力劳动者，城市多于农村，北方高于南方。随着生活方式的改变，冠心病发病率还呈现出年轻化的趋势。

（三）临床表现

1. 疼痛 主要表现为发作性胸痛或胸部不适。疼痛多位于胸骨中、上段，可波及心前区或放射至左肩部，疼痛可表现为压榨性紧缩、发闷感，有时可呈窒息样且伴有濒死感。心绞痛持续时间多为3～5分钟，一般不超过15分钟，休息或服硝酸甘油可缓解；心肌梗死表现为胸痛症状持久而严重，休息和服硝酸甘油不能缓解。

2. 心律失常 见于75%～95%的患者，多发生在起病1～2天内，尤以24小时内最多见，可伴乏力、头晕、昏厥等症状。以室性心律失常最多，尤其是室性期前收缩。前壁心肌梗死易发生室性心律失常，下壁心肌梗死易发生房室传导阻滞。

3. 心力衰竭 发生率为32%～48%。主要是急性左心衰竭，可发生于最初几天内，或在疼痛、休克好转阶段出现。患者突然出现呼吸困难、咳嗽、发绀、烦躁等，严重者可发生肺水肿，随后可出现右心衰竭表现。

4. 低血压和休克 心肌梗死多在起病后数小时至1周内可出现，因疼痛引起血压下降，休克的发生率约为20%，主要为心源性休克，由心肌广泛（40%以上）坏死，心排血量急剧下降所致。若疼痛缓解而收缩压仍低于80mmHg，有烦躁不安、面色苍白、皮肤湿冷、脉搏细数、大汗淋漓、尿量减少（少于20ml/h）、神志不清甚至昏厥者，则为休克表现。

（四）诊断

主要通过临床表现、心肌酶学检查和心电图诊断心绞痛或心肌梗死。近年来，发展了许多新的检查方法和技术，如放射性核素检查、超声心动图、冠状动脉造影、血管内超声等。其中冠状动脉造影是诊断冠心病的“金标准”。

（五）冠心病患者的健康指导

1. 建立良好的生活方式

（1）合理膳食：宜摄入低盐、低脂、低胆固醇、富含维生素和纤维素的食物，多吃新鲜蔬菜、水果及粗纤维食物，避免暴饮暴食，少食多餐，忌食兴奋及刺激性食物或饮料。

（2）控制体重：超重者要改变饮食结构，适当控制饮食量，增加体力活动，减轻体重。减重治疗的首次目标为体重较基线下降5%～10%，最终将体重指数控制在18.5～24.9kg/m^2。

（3）适当运动：应根据患者具体情况制订个性化的运动干预计划，以不过多增加心脏负荷和不引起不适感为原则，建议患者每周至少3～5天进行有氧训练，如骑自行车、散步、做广播操、游泳等有氧运动。对于老年人，提倡采用散步（每天1小时，可分次进行）、保健体操、太极拳、八段锦等运动形式。指导患者应根据自身的具体情况决定活动量和时间，要循序渐进、持之以恒。

（4）戒烟、限酒：积极劝导患者戒烟，并监督实施戒烟计划，同时也要防止患者被动吸烟，限制饮酒。

（5）心理指导：指导患者保持乐观、平和、舒畅的心情，正确对待疾病。指导家属要积极支持和配合患者，为患者创造一个良好的身心休养环境，如患者出现紧张、焦虑或烦躁等不良情绪时，应予以理解，并设法给予疏导，减轻患者的压力。

（6）日常生活指导：指导患者洗澡时水温要适中，不宜过高或过低，洗澡的时间要适当，一般不超过半小时，以免加重心脏负担。平时要预防和治疗便秘，最好使用坐式马桶，不要用力排便，以免诱发心绞痛。要注意休息，避免劳累。

2. 家庭用药指导 指导冠心病患者及家属提高服药的依从性，督促患者按时服药，不要自行增减药量。外出时随身携带硝酸甘油、速效救心丸等药物。硝酸甘油见光易分解，应装在棕色避光瓶内放置于干燥处。

3. 疼痛发作时的护理 冠心病患者在疼痛发作时需要及时采取护理措施，以减轻症状和预防进一步的并发症。当心绞痛发作时，患者应该稳定情绪，立即停止活动，静卧休息。保持平静和放松的状态，避免过度劳累。并迅速舌下含化硝酸甘油0.3～0.6mg，每5分钟含服1次直至症状缓解，15分钟内含服最大剂量不超过1.2mg，有条件的给予氧气吸入。心绞痛反复或持续发作者及时到医院就诊。

（六）冠心病的社区管理

1. 预防 社区护士应协助并监督稳定性冠心病患者改善生活方式，控制血糖、血压、血脂、尿酸、体重指数（BMI）等危险因素，遵医嘱用药，定期门诊复诊，及时调整药物治疗方案等。

2. 随访 冠心病往往与不良的生活方式、心理状态及躯体因素有关，需要综合干预和系统化的全程管理。社区护士是基础医疗的主体，应熟悉患者病情，通过建立健康档案，有计划地进行健康教育，针对性地定期随访，评估患者的心脏情况及心理，制订个体化的干预方案，并注意让家属参与到患者的治疗过程中，协助建立家庭支持体系，以促进患者自我健康管理，为患者提供生理、心理和社会的全面、全程管理与关爱。

随访方式：门诊、电话、微信等。

随访频率：若病情反复、加重或不稳定，随访间期可为2周、1个月或3个月；若病情稳定，随访间期可延长至半年至1年。

四、脑血管疾病

脑血管疾病（cerebral vascular diseases，CVD）是由各种脑血液循环障碍引起的脑部疾病的总称。广义上讲，病理损伤累及脑、脊髓、视网膜及周围神经；狭义上讲，病理损伤主要累及脑。根据病理可以分为缺血性、出血性、占位性（如动静脉畸形、动脉瘤压迫等）及无症状性脑血管病（即无神经功能缺损的脑血管病，如未引起缺血性卒中的动脉粥样硬化性脑血管病）；根据神经功能缺损发生的急缓分为急性脑血管病，又称为卒中（stroke）和慢性脑血管病（如血管性痴呆、慢性脑缺血等）。脑血管疾病是社区常见病、多发病，死亡率和致残率均高，严重危害人们的健康，与心脏病、恶性肿瘤共同构成人类的三大致死疾病。

（一）危险因素

1. 不可改变的危险因素 年龄、性别、种族、遗传及低出生体重等。具有这些不可干预的危险因素者需要重视其他可干预危险因素的筛查与干预。

2. 可改变的危险因素 包括干预后可以明确获益的危险因素，如高血压、心脏病、血脂异常、糖尿病、无症状颈动脉狭窄、超重与肥胖、缺乏身体活动、饮食和营养、吸烟、饮酒等，以及一些干预后可能潜在获益的危险因素，如高同型半胱氨酸血症、代谢综合征、高凝状态、口服避孕药、偏头痛、炎症与感染、阻塞性睡眠呼吸暂停、绝经后激素治疗、药物滥用等。

（二）流行病学特点

2013年首次完成的我国规模最大的脑血管病流行病学调查显示，全国20岁及以上成年人卒中加权患病率1114.8/10万，首次卒中加权发病率246.8/10万，死亡率114.8/10万；卒中后1年复发率为8.2%，5年复发率为41%。缺血性卒中占卒中的69.6%～70.8%，预后差，其1年后致死/致残率为33.4%～33.8%。

世界范围内导致死亡的原因中，卒中占第2位，仅次于心脏病。2008年卫生部公布的第3次全国死因调查，卒中已经成为第一致死病因（136.64/10万）。2017年由中国疾病预防控制中心与美国华盛顿大学健康测量及评价研究所（Institute for Health Metrics and Evaluation，IHME）合作完成的研究显示，1990—2017年年龄校正后的卒中死亡率下降了33.5%，但卒中仍是我国人口死亡的首要病因。

缺血性卒中具有高发病率、高患病率、高复发率、高致残率及高死亡率的特点，且近几年在我国有年轻化并愈演愈烈的趋势，加上导致缺血性卒中发生风险增高的血管疾病危险因素及病因，如高血压、糖尿病、高脂血症、心脏病、动脉粥样硬化等，也是危害公众健康的主要慢性疾病，因此针对缺血性卒中的防治与管理意义重大。

（三）临床表现

1. 脑卒中的先兆症状 大约60%以上患者在发病之前数小时至1个月内可能出现先兆症状，如面部、手臂或腿部麻木，尤其是身体单侧；说话困难或理解困难；单眼或双眼视力出现问题，视物不清；行走困难，头晕目眩，失去平衡或协调能力；不明原因的剧烈头痛等。

2. 出血性脑卒中的临床表现 脑出血多突然发病，症状在数分钟至数小时内达高峰，多有血压明显升高，常有头痛、呕吐、肢体瘫痪、失语和意识障碍。临床表现轻重主要取决于出血量和出血部位。蛛网膜下腔出血时突发头部剧烈胀痛或炸裂样痛，位于前额、枕部或全头部，常伴恶心、喷射状呕吐。50%的患者发病时有短暂的意识障碍或烦躁、谵妄等精神症状，脑膜刺激征。

3. 缺血性脑卒中的临床表现 脑血栓形成的患者多在安静状态下发病，发病较缓、有先兆症状、意识清楚、偏瘫、失语，症状和体征因受累血管不同而不同。脑栓塞的患者有心肌梗死等病史，发病急、偏瘫、短暂意识丧失、肢体抽搐。

（四）诊断

根据病史、临床表现怀疑为脑卒中的患者应尽快进行头颅CT检查；对蛛网膜下腔出血的患者应争取进行数字减影全脑血管造影或磁共振成像检查，以明确出血原因及病变性质。对条件不具备又需要尽快明确诊断者，可行腰椎穿刺。

（五）治疗原则

1. 急性期治疗 缺血性脑卒中急性期的治疗要点是溶栓、抗凝治疗，防止并发症的发生。溶栓在发病后越早开始，效果越好，病残程度有可能越低。但必须严格掌握适应证和禁忌证，否则容易合并颅内出血或其他内脏出血，增加死亡率和致残率。出血性脑卒中急性期的治疗要点是止血和降颅压，以免导致急性脑功能障碍，采取止血、控制脑水肿、降低颅内压、处理并发症的综合措施。

2. 恢复期治疗 目的是纠正脑卒中病因或危险因素，防止复发。促进瘫痪肢体的功能恢复，改善脑功能，减少后遗症。可选用非药物治疗的方法，如功能锻炼、理疗、体疗、针灸等；也可选用促进神经代谢的药物，如吡拉西坦、胞磷胆碱、脑活素、辅酶Q、B族维生素、维生素E类及扩张血管的药物等，还可选用活血化瘀、益气通络、益肝补肾、化痰开窍的中药方剂。避免情绪激动，生活规律，合理膳食，预防和治疗便秘。

（六）脑血管疾病的健康指导

1. 家庭日常生活护理 指导患者及家属进行生活护理：长期卧床患者要定时翻身，按摩，对突出易受压部位使用气圈、气垫等，床铺要保持清洁干燥，防止压疮发生。口腔护理：保持口腔清洁，饭后及时漱口，及时清除呼吸道分泌物，定时翻身、拍背，促进排痰，预防呼吸道感染及肺炎的发生。指导患者使用方便的生活用具，如拐杖、轮椅等，吃饭时可选用汤勺等。

2. 饮食护理 指导患者摄入足够的营养和水分。评估患者的呕吐反射与吞咽情况，对口腔、咽喉部有部分瘫痪的患者，要耐心地喂饭，让患者取半卧位，将食物放入患者口中的健侧，慢慢咽下，不要催促患者，避免发生呛咳或吸入。患者常害怕呛入或因进食困难感到窘迫或挫折，拒绝进食或进食减少，无法获得足够的营养。鼓励患者尽量自己进食、适量多进食，对无法吞咽、不能进食的患者，应协助及鼓励患者进行鼻饲。

3. 康复护理 康复治疗是脑血管疾病治疗的重要组成部分，通过康复治疗可促使神经功能的恢复和代偿，最大限度减少损害，减轻残疾程度。社区护理人员应到患者家中进行康复护理。与患者、照顾者一起制定康复护理计划，身体条件允许的患者可以到社区医院的康复训练室，在专业康复师的指导下，进行康复训练，并与康复治疗人员积极配合，协同工作，做好患者的康复护理，达到回归家庭、回归社会的目标。

（1）肢体功能锻炼：保持卧床的患者注意瘫痪肢体的位置摆放，防止关节变形而失去功能。系统进行患侧肢体运动，在瘫痪期间可早期进行被动运动，原则：先上肢后下肢，先大关节后小关节，运动幅度由弱到强，运动时间由短到长，逐渐增加活动量。鼓励患者多使用患肢，以加强患肢的肌力。协助患者练习床上翻身、床上坐起、床边行走、室内行走及一些小关节的精细运动。使患者主动活动和被动活动相结合，床上锻炼和下地锻炼相结合，全身锻炼和局部锻炼相结合。鼓励患者完成力所能及的生活自理，如床上移动、翻身、坐起、吃饭、梳头等，循序渐进，坚持锻炼，以逐渐恢复生活自理。

（2）语言功能锻炼：指导家属与失语患者讲话时语言尽量简练、易懂，不要过于复杂。要有耐心，不要催促患者，给患者充分的思考和反应时间，要与患者交谈其最感兴趣的话题，多鼓励患者讲话。在交流过程中，要维持双目接触，可利用手势等身体语言进行沟通，患者在回答问题时可以用最简单的词语回答，如“是”或“否”，多鼓励患者，增加患者的自信心。对失语患者可采用发音训练，从字、词到句子，强化刺激，反复矫正直至患者理解。

（3）排便功能训练：保证患者有充足的入量，增加排尿次数，以防尿路感染。晚间适当减少饮水，以免影响患者夜间睡眠。对尿失禁的患者要勤换衣裤和床单，女性患者要及时清洗外阴。可间歇导尿，以增强膀胱括约肌的功能。防止便秘，增加患者饮水量及粗纤维食物的摄入，养成定时排便的习惯，利用胃结肠反射，于每日早餐后30分钟排便可增强训练效果。

4. 心理护理 脑血管疾病患者，不仅存在着不同程度的语言、肢体功能障碍，也存在着不同程度的心理功能障碍，还会引起患者社会适应能力障碍。社区护士应帮助患者建立信心，指导家属关心患者，为患者创造良好的生活环境，有利于患者的康复，不断提高患者的自我适应能力和社会适应能力。

（七）脑血管疾病的预防

1. 一级预防 在社区进行健康教育和健康管理，可以采取综合防治方法，加强早期干预，采用专题讲座、板报及宣传资料等多种形式，使社区居民了解脑血管疾病的危险因素，改变不良的生活习惯，如避免精神紧张和过度劳累，注意合理饮食，以低脂肪、低热量，丰富的蛋白质、维生素、微量元素和粗纤维食品为主。戒烟戒酒，多食水果蔬菜，控制体重，积极治疗高血压、冠心病、糖尿病等。

2. 二级预防 具有脑卒中危险因素，但未合并其他慢性病者，要加强脑血管疾病危险因素的监测。主要监测内容为血压、血糖、血脂和短暂性脑缺血发作。通过监测，争取做到早期发现，及早采取有效的干预措施，避免脑卒中的发生。脑卒中患者的家属也应被纳入高危人群进行管理，尤其是已患有高血压、糖尿病、高脂血症的家属，应与患者同步管理，加强脑血管疾病的预防措施。

3. 三级预防 三级预防的目标是减少后遗症和并发症的发生，提高生活质量。针对疾病的各个时期，采用各种方法进行综合处理。通过健康教育使患者尽快稳定情绪，明确脑卒中的管理目标，让患者及家属树立战胜疾病的信心，使患者能主动配合治疗、护理及功能锻炼，使患者最大限度地恢复部分或全部机体功能，提高患者的生活质量，减轻家庭和社会负担。

（八）随访管理

1. 社区随访 缺血性卒中的风险筛查与防控、急诊识别与转诊、社区康复及二级预防是基层医生管理缺血性卒中的3个时期。对社区居民建立健康档案，记录健康状况，未发生缺血性卒中时做好一级预防，发生后做好二级预防及康复，及时调整缺血性卒中的管理策略，定期随访。

2. 年度达标评估 运用临床流行病学的方法，对缺血性卒中管理的效果进行科学评估，定期进行追踪随访，获取缺血性卒中发生、复发、功能转归的数据，进行整理、分析，获得缺血性卒中分级预防及康复转归的真实效果评估结果，不断完善缺血性卒中管理策略。

五、慢性阻塞性肺疾病

慢性阻塞性肺疾病（chronic obstructive pulmonary disease，COPD）简称慢阻肺，是一种以持续气流受限为特征的可以预防和治疗的常见疾病。气流受限多呈进行性发展，与气道和肺对有毒颗粒或气体的慢性炎症反应增强有关。急性加重和合并症对个体患者整体疾病的严重程度会产生影响。慢性气流受限由小气道疾病（阻塞性支气管炎）和肺实质破坏（肺气肿）共同引起，两者在不同患者所占比重不同。COPD是一种反复发作、病情不断恶化的常见慢性疾病，每次发作之后，临床症状有所缓解，但往往肺功能继续恶化，最终导致肺心病，严重影响患者的生活质量。

（一）病因

COPD的确切发病原因至今尚不清楚，但国际公认的致病因素有如下几种。

1. 吸烟 吸烟为重要的危险因素，同时也是发病的最主要的原因之一。根据流行病学调查，吸烟者死于肺气肿的概率较不吸烟者大10倍，吸烟时间越长、量越大，死亡率越高。

2. 大气污染 职业粉尘和化学物质，如烟雾、过敏原、工业废气及室内空气污染等，浓度过高或接触时间过长时，均可导致COPD的发生。

3. 感染 感染是COPD发生发展的重要因素之一，长期、反复感染，尤其是病毒、细菌和支原体感染是本病急性加重的主要因素。

4. 其他因素 如机体防御和免疫功能减低、自主神经功能失调、营养、气温变化也可诱发 COPD 的发生和加重。

（二）流行病学特点

COPD 是一种严重危害人类健康的常见病和多发病，严重影响患者的生命质量，病死率较高，并给患者及其家庭以及社会带来沉重的经济负担。2018 年中国成人肺部健康研究（China pulmonary health study，CPHS）对 10 个省市 50 991 名人群调查显示 20 岁及以上成人的慢阻肺患病率为 8.6%，40 岁以上则高达 13.7%，首次明确我国 COPD 患者人数近 1 亿，COPD 已经成为与高血压、糖尿病“等量齐观”的慢性疾病，构成重大疾病负担。COPD 病程长，影响健康和劳动能力，给社会生产和经济带来了巨大的损失。

（三）临床表现

1. 咳嗽、咳痰 慢性咳嗽随病情的发展可终身不愈，咳痰量在急性发作期增多，可有脓性痰。

2. 气促或呼吸困难 早期仅在劳累时出现，以后逐渐加重，以至在日常活动甚至休息时也出现明显的呼吸困难，是 COPD 的标志性症状。

3. 肺气肿的体征 早期可无异常，随着疾病进展会出现以下体征：桶状胸、呼吸浅快；触觉语颤减弱或消失；叩诊过清音，心浊音界缩小，肺下界和肝浊音界下降；两肺呼吸音减弱，呼气延长，可闻及干啰音和/或湿啰音。

4. 其他表现 病情晚期有疲劳、体重下降、食欲缺乏等。

（四）诊断

主要根据存在吸烟等高危因素、临床症状、体征及肺功能检查等综合分析确定。不完全可逆的气流受限是 COPD 诊断的必备条件。吸入支气管舒张药 $FEV_1/FVC < 70\%$ 预计值可确定为不完全可逆的气流受限。有少数患者无咳嗽、咳痰症状，仅在肺功能检查时 $FEV_1/FVC < 70\%$，除外其他疾病后，也可诊断 COPD。

（五）治疗原则

COPD 的治疗原则是保持呼吸道通畅，以改善呼吸功能，积极控制感染，合理使用抗生素。此外，还应合理给氧，使用解痉、平喘、镇咳、祛痰等药物；通过运动及呼吸肌功能锻炼改善呼吸功能，增强体质。治疗目的是控制各种症状及并发症，阻止病情的发展和疾病反复加重；延缓肺功能减退；改善患者活动能力，提高生活质量。

（六）COPD 的健康指导

1. 家庭护理指导 保持室内空气清新，每天定时通风 2 次，每次 15～30 分钟，避免刺激性气体、烟尘等。保持室内温度 18～20℃，湿度 50%～60%。指导患者采取舒适体位，创造有利条件促进患者睡眠，保证充足睡眠；视患者具体情况适当安排活动量，以不感到疲劳为标准，根据患者的情况，针对不同季节进行循序渐进的耐寒锻炼，提高患者的抗病能力。注重患者个人卫生，加强口腔护理及皮肤护理，预防感染。可在初春、秋末及发病前用药，如注射疫苗等，提高机体免疫力，预防感冒；保持心情舒畅，避免情绪对疾病的影响；保证充足的营养以利于身体的恢复，给予高蛋白、高热量、富含维生素、易消化的食物；少量多餐，以免过饱引起不适；避免食物过冷、过热、生硬；避免食用汽水、啤酒、豆类、马铃薯等易产气的食品，以防腹胀影响膈肌运动。忌烟、酒、油炸食品等刺激性食物。鼓励患者坚持治疗，按时服药，定期体检；加强康复训练，最大限度地改善患者的预后。

2. 肺呼吸功能健康指导

（1）教会患者有效咳嗽及排痰：指导患者尽可能取坐位，先缓慢深呼吸（腹式呼吸），然后屏气片刻，躯干前倾，将两臂屈曲用肘部轻轻向两下肋部加压，突然咳嗽时腹壁内陷，连续咳嗽2~3声，张口咳出痰液。

（2）呼吸肌训练：加强胸、膈呼吸肌肌力和耐力，改善呼吸功能。①腹式呼吸训练：训练时让患者取立位、坐位或半卧位。指导患者用鼻吸气，经口呼气，呼吸要缓慢、均匀，切勿用力呼气。一手放于腹部，一手放于胸前，吸气时尽力挺腹，胸部不动。呼气时腹部内陷，尽量将气呼出，吸与呼时间之比为1∶2或1∶3。每分钟呼吸速度保持在7~8次，可减少能量消耗。每天2次，每次10~20分钟，随后可增加训练次数和时间。②缩唇呼气法：在呼气时将口唇缩成吹笛状，使气体经缩窄的口唇缓慢呼出，其作用是提高呼气时支气管内压，防止小气道过早陷闭，利于肺泡气的排出，改善肺泡有效通气量。吸气和呼气时间比1∶2或1∶3，尽量深吸慢呼，每分钟7~8次，每次10~20分钟，每天2次。

（3）全身运动锻炼：根据患者病情选择各种锻炼方式，如行走、慢跑、骑自行车、做操、太极拳等，逐渐提高患者呼吸肌耐力，改善肺功能。

（4）家庭氧疗指导：长期家庭氧疗可提高患者的生活质量，延长寿命。指导患者进行家庭氧疗，向患者讲述长期家庭氧疗的目的、作用和注意事项。采用鼻导管持续低流量、低浓度吸氧，氧流量1~2L/min，浓度在25%~29%，每天持续15小时以上，保持流量和浓度恒定。用氧要注意安全，严格做到防火、防热、防油和防震，防止发生意外。鼻导管要每天更换，防止阻塞。氧气装置定期更换、清洗和消毒，防止感染。

（5）心理指导：COPD患者由于长期缺氧，会感到生命受到威胁，甚至对治疗失去信心和勇气。而病情较轻处于疾病代偿期的患者，往往抱有侥幸心理，对疾病的预防和康复不重视，而不能有效地控制疾病的发展。因此，要做好患者的心理指导，使患者在短时间内接受现实，稳定情绪，积极主动预防疾病发作，坚持治疗和康复训练，最大限度地改变疾病的预后和身心状况。

（七）COPD的预防

1. 一级预防 针对健康人群尤其是高危人群进行各种形式的健康教育，降低和控制危险因素。在生活中避免COPD的病因和各种诱因，保持健康的生活习惯，戒烟酒；注意环境卫生，避免污染，房间经常通风，避免有害气体吸入，保持合适的温度和湿度；注意体育锻炼和耐寒锻炼提高抗病能力；在寒冷和气候变化时，注意保暖，防止感冒；注意饮食，增加营养；提高健康人群对疾病危险因素的认识，增强自我保健意识。

2. 二级预防 通过对危险因素的筛查发现潜在的患者，对这些患者进行管理、监测，做到早发现、早诊断、早治疗。建立健康档案，及时监测各种指标，分析查找危险因素，确定可干预的危险因素，如吸烟、职业接触、环境污染等，采取有针对性的干预措施。

3. 三级预防 通过健康教育，提高患者对疾病的认识，改变态度，纠正不良的生活行为。恢复期给予康复训练指导，积极进行呼吸肌和全身运动锻炼，延缓疾病的发展和并发症，提高患者的生活质量。

知识拓展

健康支持性环境建设项目

1. 社会环境　包括支持性社会网络，无迫害、无暴力、有安全感的环境，以及团结合作、愉快的工作环境。

2. 经济环境　指有满意的工作和充足的收入。

3. 文化环境　人们可以通过舞蹈、音乐、艺术自由表达，并且无种族主义、无色情等。

4. 政治环境　包括社会公正的体制及人人能参与政策的制订。

5. 物质环境　包括舒适的住房、无污染的环境、清洁的供水和食物，以及安全方便的道路和交通。

本章小结

思考题

1. 如何根据社区慢性病管理流程对社区内的高血压患者进行健康管理？

2. 如何针对慢性病的危险因素，对社区内的居民进行健康教育？

更多练习

（姚志翠）

第八章　社区康复护理

教学课件

学习目标

1. 素质目标

树立“尊残、爱残”的观念，能够与其他医疗工作者、社区工作者进行有效的沟通与协作，为残疾人及其家庭提供优质的社区康复护理服务。

2. 知识目标

（1）掌握：康复护理、社区康复护理的概念，社区康复护理的特点和工作内容，常见伤残病患者的社区康复护理措施。

（2）熟悉：康复医学、社区康复、残疾人的概念，社区康复护理常用评定技术，社区康复护理常用技术与方法。

（3）了解：康复医学与临床医学的关系，康复医学与康复护理的发展现状，社区康复的内涵。

3. 能力目标

（1）能运用所学知识，配合其他医务工作者人员对社区脑血管意外、脊髓损伤及精神障碍患者进行功能障碍评定。

（2）能运用所学知识，为社区脑血管意外、脊髓损伤及精神障碍患者提供恰当的社区康复护理。

案例

【案例导入】

李先生，55岁。既往有高血压病史10年，未规律服用降压药。2周前因突发右侧肢体无力、无法行走、言语不清等症状就诊。查体：体温36.8℃，脉搏82次/分，呼吸20次/分，血压180/110mmHg；神志清醒，言语含糊，右侧肢体偏瘫，共济失调。以“急性脑梗，高血压3级，极高危”收入院，经治疗病情好转出院回家。

社区护士对其进行家庭访视，患者右侧肢体肌力0级，血压172/106mmHg，食欲、睡眠、精神尚可。作为社区康复团队的一员，社区护士可为其及家属进行哪些康复护理指导与健康教育？

【请思考】

从社区康复护理的角度，针对李先生的情况，社区护士可从哪些方面开展康复护理评定？社区护士可为其提供哪些康复护理措施？

【案例分析】

社区康复是社区护理的重点内容，其主要对象是残疾人、慢性病患者、老年人；社区康复的目标是使病、伤、残者的身心功能得到改善，日常生活能够自理，积极参与社区活动；能享受与健康人均等的机会；能融入社会，不受歧视、孤立和隔离，并能得到必要的方便条件和支持以参加社会生活；最终提高病、伤、残者的生存质量。

第一节　概　　述

一、社区康复护理的相关概念及意义

（一）康复医学与社区康复

1. 康复医学（rehabilitation medicine）　源自医学康复（medical rehabilitation），是临床医学的一个重要分支。虽然临床上常将康复医学简称为康复，但二者不能等同。从学术上看，康复是一个事业，医学康复是一个领域，而康复医学是一个具体的专业或专科。简而言之，康复医学是以研究病、伤、残者功能障碍的预防、评定和治疗为主要任务，以改善躯体功能、提高生活自理能力、改善生存质量为目的的一个医学专科。

2. 社区康复（community based rehabilitation，CBR）　是指在社区的层次上对所有功能障碍对象采取综合康复服务。它是一种面向基层的康复服务方式，其目的是尽量减少因病、伤、残带来的后果，最大限度地恢复病、伤、残者的功能和能力，以便回归社会；同时指导社区成员正确对待患者（残疾人），使他们享有平等的机会，达到社会一体化。

由于社区康复是在社区层次上依靠社区的人力、物力、财力开展工作，因此便于散居在城乡基层的病、伤、残者就地恢复其功能和能力；也便于出院回家的患者在社区巩固康复治疗，主动参与康复计划的制订和实施，费用低廉，可节约开支；同时，与周围人群接触，有利于建立良好的人际关系，改变人们歧视残疾人的观念，达到最终能够参与社会生活的目的；也有利于把医疗康复、教育康复、职业康复、心理康复和社会康复结合起来，使患者获得综合康复的效果。

（二）康复护理与社区康复护理

1. 康复护理（rehabilitation nursing）　是指康复护理人员在康复治疗方案指导下，为达到全面康复的目的，配合康复医师及其他康复专业人员，对康复护理对象的各方面功能障

碍进行专门的护理和功能训练，以协助患者最大限度地实现功能恢复，重返家庭和社会。

康复护理倡导预防在先，早期介入，激发患者的主动性，引导和帮助患者自我护理，同时充分挖掘患者的潜在能力，强化其残余功能，提高生活自理的信心和能力。

2. 社区康复护理（community-based rehabilitation nursing） 是将现代整体护理融入社区康复，在康复医师的指导下，在社区层次上以家庭为单位、以健康为中心、以人的生命周期为全过程，社区护士依靠社区内各种力量，即残疾者家属、医务工作者和所在社区的卫生教育劳动就业和社会服务等部门的合作，对社区伤残者进行护理。社区康复护理有助于出院回家的患者在社区继续接受康复治疗，最大限度地恢复病、伤、残者的活动功能、劳动和工作能力、生活自理能力等，以便重新参与家庭和社会生活。

（三）社区康复护理的意义

在现代社会中，残疾人和健全人具有平等的生存权利。社区康复护理的意义在于通过康复训练，使残疾人尽可能得到功能的恢复、补偿、替代，提高他们生活自理和社会适应能力，从而改善他们的生活状况，实现残疾人的健康保障和生活质量的提高。

二、社区康复护理的服务对象与特点

（一）社区康复护理的服务对象

1. 残疾人 残疾人指在生理、心理、精神、解剖结构和功能异常或丧失，部分或全部失去以正常方式从事个人或社会生活能力的人。残疾包括肢体残疾、听力残疾、语言残疾、智力残疾、多重残疾、精神残疾和其他残疾的人。根据《国际残损、残疾和残障分类》（*International Classification of Impairments*，*Disabilities & Handicap*，*ICIDH*）分类，可将残疾分为以下三种。

（1）残损（impairment）：由于各种原因导致身体结构或外形、器官或系统生理功能及心理功能的损害，造成身体、精神或智力活动受到不同程度的限制，但个体仍能完成日常生活自理，是生物器官水平上的功能障碍。因此，残损又称结构功能缺损。

（2）残疾（disability）：现改称为“活动受限”，指个人活动能力受限或缺乏，个体不能按正常的方式和范围进行活动，但可借助辅助设施解除活动受限，是个体水平上的功能障碍。因此，残疾又称个体能力障碍。

（3）残障（handicap）：现改称为“参与限制”，指由于残损或残疾限制或阻碍个体完成正常情况下（按年龄、性别、社会、文化等因素）的社会作用，是社会水平上的功能障碍。因此，残障也称社会能力障碍。

残损、残疾、残障是器官、个体和社会三个不同水平上的功能障碍。它们之间存在着紧密的联系，如果残损不能得到合理的治疗就可能发展为残疾甚至残障，但是残障也可以通过康复的介入而转化为残疾或残损，三者之间没有绝对界限。

2. 老年体弱者 个体进入老年期后，随着自然衰老程度会出现不同程度的功能减退，如耳目失聪、行动不便等。此外，由于高血压、冠心病、慢性骨关节疾病等慢性疾病引起功能障碍而致残疾。因此，老年人特别是老年残疾人，在生活自理、经济收入、参与家庭和社会活动等方面存在不同程度的康复需求，康复护理措施有利于延缓衰老的过程，提高年老体弱者的生活质量。

3. 慢性病患者 随着康复医学的发展，康复范围不断扩大，已由之前仅存在于疾病的发生、发展过程中的康复扩大到促进智力残疾、精神残疾、感官残疾及心肺疾病、癌症、慢性疼痛等的康复。这些疾病可能导致各种功能障碍，使原发病病情加重并形成恶性循环。慢性病患者多数时间在社区家庭中生活，需要长期医疗指导及康复训练，社区护士通过康复护理指导促进慢性病患者进行功能的恢复，可以防止原发病的恶化和并发症的发生。

4. 急性病、创伤及手术后患者 急性病伤后及手术后患者无论在早期、恢复期还是后遗症期，只要存在功能障碍就需要康复护理。其中早期康复主要在专科或综合性医院住院期间进行。恢复期和后遗症期康复则主要是出院以后在康复中心或以社区康复方式进行。

（二）社区康复护理的特点

社区康复护理指利用社区的人力、物力及技术资源，以社区和家庭为场所，向社区内的病、伤、残者提供康复护理服务，其主要特点有以下四点。

1. 以社区内急慢性疾病患者、创伤者、老年患者及残疾所致的身心功能障碍者为主要服务对象。

2. 以对病、伤、残者进行基础护理的同时进行康复治疗训练及健康、功能恢复的教育和指导为主要任务。

3. 以病、伤、残者的家庭住所、养老院、社区卫生服务中心或社区卫生服务站为主要服务场所。

4. 以社区护士为骨干，与全科医生、康复治疗师组成康复护理团队，充分调动病、伤、残者及其家属的积极性和主动性。

三、社区康复护理的工作内容

社区康复护理的主要任务是预防慢性病的并发症，促进伤残者康复，纠正不良行为，预防并发症和伤残的发生，最大限度地发挥伤残者的自理、自立能力及进一步加强伤残者生活应对能力和适应能力。社区护士在社区工作中，依靠社区的力量，与伤残者保持良好的沟通和交流，保证他们在社会和法律上得到帮助。

1. 开展社区康复护理现状调查，预防残疾发生 社区护士应在社区范围内开展调查，了解社区康复资源、康复护理对象数量、分布及康复护理需求，并做好登记，为社区康复计划的制订提供依据。同时要落实各项有关残疾预防的措施，如针对儿童的计划免疫接种，预防脊髓灰质炎等残疾性疾病的发生；开展社区健康教育，如健康生活方式指导、妇女保健及优生优育保健指导；开展环境卫生、营养卫生、精神卫生、安全防护等宣传教育工作。

2. 开展社区康复护理服务

（1）为患者提供舒适的环境：为患者提供良好的康复环境，尤其是老年人、视力残疾者和肢体残疾者，因行动不便而需使用各种助行工具，需要为患者的居住环境进行无障碍设计，便于患者的起居，有利于康复目标的实现。

（2）预防并发症和畸形的发生：通过指导和协助患者进行康复训练，如体位转移技术、良好肢体位置的放置、关节活动能力、呼吸功能及排泄功能训练等技术，以预防压力性损伤、呼吸道和尿路感染、关节畸形及肌肉萎缩等并发症和畸形的发生。

（3）训练患者自我康复护理能力：自我康复护理是鼓励患者自己参与某种活动，并在其中发挥主动性、创造性，使其更完美、更理想，以达到康复目的的一种方法。在病情允许的条件下，进行日常生活活动能力的训练，包括起床、洗脸、梳头、更衣、进餐、家务劳动等，其训练目的是提高患者的生活自理能力，重新建立生活信心，为早日回归社会创造有利的条件。

（4）心理护理：针对患者复杂的心理特点，社区康复护士应以真诚、关心的态度对待患者，通过心理咨询、心理治疗，分析和掌握患者的心理动态，对已发生或可能发生的心理障碍和异常行为进行耐心细致的心理护理，帮助其正视疾病与残疾，树立信心。鼓励患者参加各种治疗和活动，摆脱非健康心理的影响。

（5）辅助器材的使用指导及训练：指导及训练患者使用辅助器具，为患者的康复提供物质和技术的支持。社区护士一方面借助辅助器具对患者进行护理；另一方面应指导患者选用合适的支具和如何利用支具进行功能训练。同时注意观察患者的残疾情况以及康复训练过程中残疾程度的变化，与相关人员保持良好的联系，记录并提供各类康复的相关信息，做好协调工作，促进康复治疗的实施。

3. 协助社区康复转介服务 在康复服务的过程中，一些康复技术由上级机构下传，而一些难以在社区解决的问题则应向上级机构反馈，这种上下转介系统是社区康复的重要内容。因此，社区护士应掌握社区转介服务的资源与信息，了解康复对象的需求，提供有针对性的转介服务。

4. 其他 参与教育康复、职业康复、社会康复、健康教育、康复咨询等工作。

第二节 社区康复护理技术与方法

一、社区康复护理常用评定技术

社区康复护理评定是社区康复护理的重要组成部分。社区护士只有了解正确的评定方法，才能根据本专业的特点精准地为患者设计社区康复护理目标，制订行之有效的护理计划，保证社区康复护理工作顺利进行。

（一）日常生活活动能力评定

1. 定义 日常生活活动（activities of daily living，ADL）指人们为了维持生存及适应生存环境而每天必须反复进行的、最基本的、最具有共同性的活动。广泛的ADL是指个体在家庭、工作机构与社区中自己管理自己的能力，除了包括最基本的生活能力之外，还包括与他人交往的能力，以及在经济上、社会上和职业上合理安排自己生活方式的能力。

日常生活活动能力评定是用特定的方法，准确地了解患者日常生活的各项基本功能情况。

2. 目的 ①了解患者能否独立生活及独立的程度。②为制订合适的治疗目标和治疗方案提供依据。③通过动态评定以了解治疗效果并调整治疗方案。④判断患者的功能预后。⑤通过评定结果的反馈增强患者、治疗师和护理人员的信心。⑥进行投资－效益分析。

3. 评定方法 ADL的评定方法包括直接观察法、间接评定法和量表评定法。在日常评定中可以将多种方法结合起来。ADL 分为躯体的 ADL（physical or basic ADL，PADL，BADL）和工具性的 ADL（instrumental ADL，IADL）。在康复护理中，PADL 常用的标准化量表有 Barthel 指数（表 8 - 1）、改良 Barthel 指数（表 8 - 2）、Katz 指数评定、改良 Rankin 量表等；IADL 常用的标准化量表有功能活动问卷、快速残疾评定量表等。

（1）PADL 常用的标准化量表

表 8 - 1　Barthel 指数评分标准

项目	分类和评分	
大便	0 分	失禁；或无失禁，但有昏迷
	5 分	偶尔失禁（每周≤1 次），或需要在帮助下使用灌肠机或栓剂，或需要器具帮助
	10 分	能控制；如果需要，能使用灌肠剂或栓剂
小便	0 分	失禁；或需由他人导尿；或无失禁，但有昏迷
	5 分	偶尔失禁（每 24 小时≤1 次，每周 >1 次），或需要器具帮助
	10 分	能控制；如果需要，能使用集尿器或其他用具，并清洗。如无需要，自行导尿，并清洗导尿管，视为能控制
修饰（个人卫生）	0 分	依赖或需要帮助
	5 分	自理：在提供器具的情况下，可独立完成洗脸、梳头、刷牙、剃须（如需用电则应会用插头）
用厕	0 分	依赖
	5 分	需部分帮助：指在穿脱衣裤，使用卫生纸擦净会阴，保持平衡或便后清洁时需要帮助
	10 分	自理：指能独立地进出厕所，使用厕所或便盆，并能穿脱衣裤、使用卫生纸，擦净会阴和冲洗排泄物，或倒掉并清洗便盆
进食	0 分	依赖
	5 分	需部分帮助：指能吃任何正常食物，但在切割、搅拌食物或夹菜、盛饭时需要帮助或较长时间才能完成
	10 分	自理：指能使用任何必要的装置，在适当的时间内独立地完成包括夹菜、盛饭在内的进食过程
转移	0 分	依赖：不能坐起，需两人以上帮助，或用提升机
	5 分	需大量帮助：能坐，需两个人或一个强壮且动作娴熟的人帮助
	10 分	需少量帮助：为保证安全，需一人搀扶或语言指导、监督
	15 分	自理：指能独立地从床上转移到椅子上并返回。独立地从轮椅到床，再从床回到轮椅，包括从床上坐起，刹住轮椅，抬起脚踏板
平地步行	0 分	依赖：不能步行
	5 分	需大量帮助：如果不能行走，能使用轮椅行走 45m，并能在各方向移动及能进出厕所
	10 分	需小量帮助：指在 1 人帮助下行走 45m 以上，帮助可以是体力或语言指导、监督。如坐轮椅，必须是无须帮助，能使用轮椅行走 45m 以上，并能拐弯。任何帮助都应由未经特殊训练者提供
	15 分	自理：指能在家中或病房周围水平路上独立行走 45m 以上，可以使用辅助器具，但不包括带轮的助行器
穿着	0 分	依赖
	5 分	需要帮助：指在适当的时间内至少做完一半的工作
	10 分	自理：指在无人指导的情况下能独立穿脱自己各类衣裤，包括穿鞋、系鞋带，扣、解纽扣，开关拉链、穿脱矫形器和各类护具等

续 表

项目	分类和评分	
上下楼梯	0 分	依赖：不能上下楼
	5 分	需要帮助：在外力帮助或语言指导、监督下上、下楼
	10 分	自理（包括使用辅助器）：指能独立地上、下一层楼，可以使用扶手或手杖、腋杖等辅助器具
洗澡（池浴、盆浴或淋浴）	0 分	依赖或需要帮助
	5 分	自理：指无须指导和他人帮助能安全进出浴池，并完成洗澡全过程
	10 分	独立，可以用辅助装置

Barthel 指数分级标准：0～20 分，极严重功能缺陷；25～45 分，严重功能缺陷；50～70 分，中度功能缺陷；75～95 分，轻度功能缺陷；100 分，ADL 完全自理。

表 8－2 改良 Barthel 指数评分内容与评分标准

项目	完全依赖	较大帮助	中等帮助	最小帮助	完全独立
进食	0 分	2 分	5 分	8 分	10 分
洗澡	0 分	1 分	3 分	4 分	5 分
修饰（洗脸、梳头、刷牙、刮脸）	0 分	1 分	3 分	4 分	5 分
穿衣	0 分	2 分	5 分	8 分	10 分
控制大便	0 分	2 分	5 分	8 分	10 分
控制小便	0 分	2 分	5 分	8 分	10 分
上厕所	0 分	2 分	5 分	8 分	10 分
床椅转移	0 分	3 分	8 分	12 分	15 分
行走（平地 45m）	0 分	3 分	8 分	12 分	15 分
使用轮椅①	0 分	1 分	3 分	4 分	5 分
上下楼梯	0 分	2 分	5 分	8 分	10 分

注：①只有在行走评定为完全依赖时，才评定轮椅使用。

改良 Barthel 指数评定标准：1 级，完全依赖别人完成整项活动；2 级，某种程度上能参与，但在整个活动中（一半以上）需要别人提供协助才能完成；3 级，能参与大部分的活动，但在某些过程中（一半以下）需要别人提供协助；4 级，除了在准备和收拾时需要协助，患者可以独立完成整项活动，或进行活动时需要别人从旁监督或提示，以保证安全；5 级，可以独立完成整项活动，而不需别人的监督、提示或协助。

评定结果：100 分，完全自理；71～99 分，轻度功能缺陷，需要小量帮助；46～70 分，中度功能缺陷，需要中等帮助；21～45 分，严重功能缺陷，需要大量帮助；≤20 分，极严重功能缺陷，完全依赖。

（2）IADL 常用的标准化量表：功能活动问卷（functional activities questionnaire，FAQ）由 Pfeffer 于 1982 年提出，1984 年进行了修订。主要用于研究社区老年人的独立性和轻症老年痴呆。FAQ 评定分值越高表示障碍程度越重，正常标准＜5 分，≥5 分为异常。此表在 IADL 表中效度最高，而且所有评定项目均为 IADL 内容，故在评定 IADL 时应首选（表 8－3）。快速残疾评定量表（rapid disability rating scale，RDRS）由 Linn 于 1967 年提出，1982 年进行了修订。RDRS 项目包括日常生活需要帮助程度、残疾程度、特殊问题程度三大内容。①日常生活需要帮助程度：包括进食、行走、活动、洗澡、穿衣、如厕、整洁、修饰、适应性项目（财产管理、用电话等）。②残疾程度：包括言语交流、听力、视力、饮食不正常、二便失禁、白天卧床及用药情况。③特殊问题程度：内容包括精神错乱不合作（对医疗行为持敌视态度）、抑郁等。RDRS 项目共 18 项，每项最高 3 分，总分最高为 54 分，分值越高表示残疾程度越重，正常为 0 分。

表 8－3　功能活动问卷（FAQ）（问患者家属）

项目	正常或从未做过但能做（0 分）	困难，但可单独完成或从未做过（1 分）	需要帮助（2 分）	完全依赖他人（3 分）
每月平衡收支的能力				
工作能力				
能否到商店买衣服、杂货和家庭用品				
有无爱好，会不会下棋和打扑克				
会不会做简单的事，如点煤气、泡茶等				
能否准备饭菜				
能否了解近期发生的事件（时事）				
能否参与讨论和了解电视、杂志的内容				
能否记住约会时间、家庭节日和吃药时间				
能否拜访邻居，自己乘坐公共汽车				

（二）生存质量评定

1. 定义　生存质量（quality of life，QOL）又称生活质量或生命质量，是一个内涵十分丰富而复杂的概念。广义的生存质量被理解为人类生存的自然状况和社会条件的优劣状态，其内容包含收入、健康、教育、营养、环境、社会服务和社会秩序等方面。WHO 对于生存质量的定义：个人根据自身所处的文化和价值体系，对于自身生存状态的主观感受，这种感受充分考虑了其目标、期望、标准及所关心的各种事物，同时受到个人身体健康、心理状态、个人信仰、社会关系和所处环境的综合影响。

2. 目的　①主要是了解患者的综合健康状况、社会的经济和医疗卫生水平。②对于特殊人群，如老年人、慢性病患者和残疾者等，生存质量的评定目的主要是了解患者的病情，制订相应的康复治疗计划。其中，对于残疾者生存质量的评定有更多意义，包括了解残疾状态变化，找出导致障碍的原因、残疾者的需求，依据评定结果而确立康复治疗目标，制订康复治疗计划。

3. 评定方法　标准化的量表评价法是目前评定生存质量广为采用的方法，即通过使用具有较好信度、效度的标准化量表对被测者的生存质量进行多维综合评价。迄今为止，医学领域已经开发了多种生活质量评定量表。概括而言可以分为三类：①普适性量表（general scale），适用于不同健康状态和疾病类型不一的一般人群；②疾病专用量表（disease-specific scale），专门用于某一种疾病患者的评定；③领域专用量表（domain-specific scale），用于测量生存质量构成各领域的量表，可根据具体情况选用。以下介绍了几种常用的生存质量评定量表。

（1）WHO 生存质量评定量表（WHOQOL-100 量表）：此量表是由 WHO 于 1993 年组织

15 个合作中心共同编制成的一套用于测量个体与健康相关的普适性生存质量量表，包括 WHOQOL-100 量表和 WHOQOL-BREF 量表，后者即简化版。WHOQOL-100 量表内容包括生理、心理独立、社会关系、环境和精神支柱/宗教和个人信仰 6 个领域，共 24 个方面。此量表结构严谨，内容涵盖面广，适用于多个学科的有关生存质量的研究，但测评耗时长、实际工作量大。WHOQOL-BREF 量表包括生理、心理、社会关系和环境 4 个领域，共有 25 个条目。研究表明，WHOQOL-BREF 量表具有良好的信度和效度。WHOQOL-BREF 量表的结构见表 8－4。

表 8－4　WHOQOL－BREF 量表的结构

Ⅰ. 生理领域	Ⅲ. 社会关系领域
1. 疼痛与不适	14. 个人领域
2. 精力与疲倦	15. 所需社会支持的满意程度
3. 睡眠与休息	16. 性生活
4. 走动能力	Ⅳ. 环境领域
5. 日常生活能力	17. 社会安全保障
6. 对药物及医疗手段的依赖性	18. 住房环境
7. 工作能力	19. 经济来源
Ⅱ. 心理领域	20. 医疗服务与社会保障：获取途径与质量
8. 积极感受	21. 获取新信息、知识、技能的机会
9. 思想、学习、记忆和注意力	22. 休闲娱乐活动的参与机会与参与程度
10. 自尊	23. 环境条件（污染/噪声/交通/气候）
11. 对身材和相貌的感受	24. 交通条件
12. 消极感受	总的健康状况与生存质量
13. 消极支柱	

在实际应用中，当一份问卷中有 20% 的数据缺失时，该份问卷便作废。如果一个领域有不多于两个问题条目缺失，则以该领域中另外条目的平均分代替该缺失条目的得分。如果一个领域有多于两个条目缺失，那么就不再计算该领域的得分。但是社会关系领域除外，此领域只允许不多于一个问题条目的缺失。

（2）简明调查问卷－36 项（SF-36）：是由美国医疗结局研究组在兰德公司健康保险项目有关研究的基础上修订而成的普适性量表，于 20 世纪 80 年代初期开始研制，90 年代初完成了含有 36 个条目的健康调查问卷简化版，内容包括躯体活动功能、躯体功能对角色功能的影响、躯体疼痛、总体健康自评、活力、社会功能、情绪对角色功能的影响和精神健康等 8 个领域。整个测量耗时 5～10 分钟。

SF-36 是目前实际上公认的具有较高信度和效度的普适性生存质量评价量表之一。SF-36 量表的中国版已经由方积乾教授等研制应用。国内学者进行了 SF-36 在中国人群中的适用性研究，样本中包括 150 例脑卒中患者，结果显示 SF-36 在中国人群中的信度和效度总体上可以接受，但是不同领域的信度和效度有差异。

（3）生活满意度量表（satisfaction with life scale，SWLS）：有 5 个项目的回答，从 7 个判断中选取一个。对生活满意程度分为 7 级，分别从完全不同意到完全同意，用来评价对生活的满意程度。

（4）脑卒中专用生存质量量表（stroke-specific quality of life scale，SS-QOL）：是由美国学者 William 等人研究编制的专门用于脑卒中患者的生存质量量表，包括体能、家庭角色、语言、移动能力、情绪、个性、自理、社会角色、思维、上肢功能、视力和工作能力 12 个方面，49 个条目。此量表的最大优点就是针对性较强，覆盖面较全，弥补了其他量表的一些不足。

（三）认知功能评定

1. 定义 认知是认识和知晓事物过程的总称，包括感知、识别、记忆、概念形成、思维、推理及表象过程。实际上认知是大脑为解决问题而摄取、储存、重整和处理信息的基本功能。

2. 目的 ①及时发现认知功能障碍，确定障碍类型。②确定认知功能障碍对功能性作业活动的影响。③根据不同的评定方法，提出相应的治疗计划。④测定治疗前后的变化以判定康复疗效。

3. 评定方法

（1）认知功能评定量表

1）简明精神状态检查（mini-mental state examination，MMSE）：该量表由 Folstein 于 1975 年提出，主要用于神经系统疾病患者早期进行性痴呆的筛选，量表共 20 个问题，包括时间定向、空间定向、语言能力、记忆能力、心算能力、结构模仿能力等内容，最高得分为 30 分，27～30 分为正常，小于 27 分为认知功能障碍（表 8－5）。

表 8－5 简明精神状态检查表

项目	对	错	项目	对	错
1. 今年是哪年？	1 分	0 分	16. 86－7＝？	1 分	0 分
2. 现在是什么季节？	1 分	0 分	17. 79－7＝？	1 分	0 分
3. 现在是几月？	1 分	0 分	18. 72－7＝？	1 分	0 分
4. 今天是星期几？	1 分	0 分	19. 辨认物品：铅笔	1 分	0 分
5. 今天是几号？	1 分	0 分	20. 复述：四十四只石狮子	1 分	0 分
6. 你现在在哪个省？	1 分	0 分	21. 按卡片指令做动作（闭眼睛）	1 分	0 分
7. 你现在在哪个市？	1 分	0 分	22. 口头指令：用右手拿纸	1 分	0 分
8. 你现在在哪个医院？	1 分	0 分	23. 口头指令：将纸对折	1 分	0 分
9. 你现在在哪个楼层？	1 分	0 分	24. 口头指令：放在大腿上	1 分	0 分
10. 你现在在哪个病床？	1 分	0 分	25. 说一完整的句子	1 分	0 分
11. 复述：皮球	1 分	0 分	26. 回忆复述过的物品：皮球	1 分	0 分
12. 复述：国旗	1 分	0 分	27. 回忆复述过的物品：国旗	1 分	0 分
13. 复述：树木	1 分	0 分	28. 回忆复述过的物品：树木	1 分	0 分
14. 100－7＝？	1 分	0 分	29. 辨认物品：手表	1 分	0 分
15. 93－7＝？	1 分	0 分	30. 按样画图	1 分	0 分

注：痴呆严重程度分级方法——轻度，MMSE≥21 分；中度，MMSE 10～20 分；重度，MMSE≤9 分。

2）Loewenstein 作业治疗认知评定（Loewenstein occupational therapy cognitive assessment，LOTCA）：该量表由 Katz 和 Rahmani 于 1974 年提出，量表内容包括定向、视知觉、空间知觉、动作运用、视运动组织、思维操作、注意力及专注力检查，绝大部分测试项目都是 1～4 分，分数越低，认知功能越差（表 8－6）。

表 8－6　Loewenstein 作业治疗认知评定量表

测试项	分数
	低　　　　高
定向	
1. 地点定向（OP）	1 2 3 4 5 6 7 8
2. 时间定向（OT）	1 2 3 4 5 6 7 8
视知觉	
3. 物体识别（OI）	1 2 3 4
4. 形状识别能力（SI）	1 2 3 4
5. 图形重叠识别（OF）	1 2 3 4
6. 物体一致性识别（OC）	1 2 3 4
空间知觉	
7. 身体方向（SP1）	1 2 3 4
8. 与周围物体的空间关系（SP2）	1 2 3 4
9. 图片中的空间关系（SP3）	1 2 3 4
动作运用	
10. 动作模仿（P1）	1 2 3 4
11. 物品使用（P2）	1 2 3 4
12. 象征性动作（P3）	1 2 3 4
视运动组织	
13. 复绘几何图形（GF）	1 2 3 4
14 复绘二维图形（TM）	1 2 3 4
15. 插孔拼图（PC）	1 2 3 4
16. 彩色方块拼图（CB）	1 2 3 4
17. 色方块拼图（PB）	1 2 3 4
18. 碎图复原（RP）	1 2 3 4
19. 画钟（DC）	1 2 3 4
思维操作	
20. 物品分类（CA）	1 2 3 4 5
21. Riska 无图分类（RU）	1 2 3 4 5
22. Riska 有组织的图形分类（RS）	1 2 3 4 5
23. 图片排序 A（PS1）	1 2 3 4
24. 图片排序 B（PS2）	1 2 3 4

续 表

测试项	分数	
	低	高
25. 几何图形排序推理（GS）	1 2 3 4	
26. 逻辑问题（LQ）	1 2 3 4	
注意力及专注力	1 2 3 4	

（2）注意力评定：常用的注意力评定包括数字顺背和倒背测验、Stroop 字色干扰任务测验及日常注意力测验（test of everyday attention，TEA）。

1）数字顺背及倒背测验：是一个非常简单的测试方法，内容分为顺背和逆背。评估者按评估表中的数字，每一秒读一个数字的速度读，然后让患者重复说出来。一般成年人能够顺背 6 ~ 8 位，倒背 4 ~ 5 位为正常。

2）Stroop 字色干扰任务测验：常用于评定选择性注意。分为三个部分，第一部分是单纯颜色字的阅读，第二部分是对颜色命名，第三部分是字与颜色的干扰测试。Stroop 效应就明显地出现在第三部分。

3）日常注意力测验：是唯一有正常参考值的注意力测验，可以评定受试者 4 种不同类型的注意力，即选择注意、持续注意、分别注意、转移注意。该测试将日常活动作为测验项目。

（3）记忆力评定：记忆的过程主要由编码、储存、提取三个部分组成。根据提取内容的时间长短又分为瞬时记忆、短期记忆、近期记忆、长期记忆。记忆力的评定主要是应用各种记忆量表，从言语记忆和视觉记忆方面进行评定。

Rivermead 行为记忆能力测验是一个日常记忆能力的测验，有儿童、成年等共 4 个版本。主要检测患者对具体行为的记忆能力，如回忆人名、识别 10 幅刚看过的图片、即时和延迟忆述一个故事，识别 5 张不熟悉面貌照片等。完成整个测试需时约 25 分钟。

（4）执行功能评定：执行功能是人类推理、解决和处理问题的能力，是人类智力功能的最高水平。常用的评定方法包括画钟测验和蒙特利尔认知评估量表（Montreal cognitive assessment，MOCA）。

1）画钟测验：是一个简单的测试方法，能够初步反映受试者的执行功能和视觉结构能力。要求受试者在白纸上画出一个钟表的表盘，把数字放在正确位置，并用表针标出 8：20 位置。常用 4 分法评定：画出闭锁的圆得 1 分，将数字安放在正确位置得 1 分，表盘上标出全部 12 个正确数字得 1 分，将指针安放在正确位置得 1 分。该测试方法能够快速筛查轻度认知功能障碍患者的执行功能。

2）蒙特利尔认知评估量表：是高效快速筛查老年轻度认知损害的工具。老年轻度认知损害患者最早出现的症状常是执行功能障碍，该量表对执行功能障碍的评测比较敏感。量表包括视空间执行能力、命名、记忆、注意力、语言流畅、抽象思维、延迟记忆、定向力 8 个方面的评估，共计 30 分；26 分或以上为正常，如果受试者受教育年限小于 12 年，在测试结果上加 1 分，校正受教育程度的偏倚；测试时间约 10 分钟，得分越高认知功能越好。

（四）感觉功能评定

1. 定义 感觉是人脑对直接作用于感受器的客观事物的个别属性的反映，个别属性有大小、形状、坚实度、湿度、气味、颜色、声音等。通常将感觉分为特殊感觉和一般感觉，特殊感觉包括视、听、嗅、味等；一般感觉也称躯体感觉，包括浅感觉、深感觉、复合感觉。

2. 目的　①在感觉反馈减少的情况下，分析感觉障碍对运动和功能活动的影响。②为治疗提供指导。对感觉过敏者，可提供脱敏的治疗方案；对感觉减退者，制订感觉恢复的训练方案，并且要利用多方面途径进行训练；对感觉障碍者要采用安全措施以防止并发症（如烧伤和压力性损伤）。③帮助选择适当的辅助用具，并指导其使用以保证安全。

3. 评定方法

（1）浅感觉检查

1）触觉：患者闭眼，检查者用棉签或纸片轻触患者的皮肤或黏膜，询问有无感觉。两侧对比，检查顺序依次是面部、颈部、上肢、躯干和下肢。单丝皮肤感觉检查是采用单丝触觉测量计即通过采用20种不同直径、不同压力的单丝垂直作用于皮肤，定量测定受检者的触觉。根据感觉减退时所用单丝水平，确定损伤部位、损伤水平、损伤性质及神经损伤恢复程度。

2）痛觉：患者闭眼，检查者用大头针的针尖以均匀的力量轻刺患者的皮肤，询问患者有无疼痛感觉，两侧对比并记录感觉障碍类型（过敏、减退或消失）和范围。对痛觉减退的患者应从有障碍的部位向正常的部位检查；对痛觉过敏的患者则应从正常的部位向有障碍的部位检查，便于确定病变范围。

3）温度觉：患者闭眼，检查者用两支玻璃试管或金属管分别装冷水（5～10℃）和热水（40～50℃），交替接触患者皮肤2～3秒，请其辨出冷、热感觉。

（2）深感觉检查

1）运动觉：患者闭眼，检查者活动患者的肢体或关节，请患者说出肢体运动的方向，如用拇指和示指轻握患者手指或脚趾两侧做轻微的被动屈伸。

2）位置觉：患者闭眼，检查者将其肢体摆成某一姿势，请患者描述该姿势或用对侧肢体进行模仿。

3）振动觉：患者闭眼，检查者将每秒震动128Hz或256Hz的音叉，放置于患者身体的骨骼凸出部位，询问有无震动感并说明持续时间。

（3）复合感觉检查

1）皮肤定位觉：患者闭眼，检查者用手指或棉签轻触被检者皮肤，请患者说出或用手指指出被触部位。

2）两点辨别觉：患者闭眼，检查者采用心电图测径器或触觉测量器沿所检查区域长轴刺激两点皮肤，两点的压力要一致，患者回答感觉到“一点”或“两点”。若患者有两点感觉，再缩小两点的距离，直到患者感觉为一点时停止，测出此时两点间的距离。

3）体表图形觉：患者闭眼，检查者用铅笔或火柴棒在其皮肤上写数字或画图形（如圆、方、三角形等），请其说出所画内容。

4）实体觉：患者闭眼，请其用单手触摸熟悉的物品并说出该物的名称、大小及形状等，两手比较。怀疑有实体觉障碍者，应先测功能差的手再测另一手。患者睁眼，检查者用一小布袋装入熟悉的物体，请其用单手伸入袋中触摸，然后说出1～2种物体的属性和名称。

（五）心理评估

1. 定义　心理评估是指运用心理学理论和方法，测试和评估患者的心理行为变化和心理特征。

2. 目的　①了解伤病引起的功能和心理上的变化，明确心理异常的范围、性质、程度和对其他功能的影响，为安排或调整康复计划提供重要依据。②根据心理评估的结果，及时调整康复程序，提高康复的效果；同时，心理评估也是客观评价康复疗效的重要指标。③通过评估了解患者的潜在能力，对患者回归社会提供指导依据，帮助患者更好地回归家庭、社会。④研究患者的心理变化规律。

3. 评定方法

（1）智力测试（intelligence test）：智力测验是通过测验的方式衡量个体普通心智功能的一种科学的方法。医护人员可根据评估结果指导患者进行康复训练。智商（IQ）是智力数量化的单位，是将个体智力水平数量化的估计值，能反映个体智力水平的高低。

1）韦克斯勒智力量表（Wechsler intelligence scale，WIS）：是目前使用最广泛的智力测验量表，分韦氏儿童智力量表（WISC）、韦氏成人智力量表（WAIS）和韦氏学龄前及学龄初期智力量表（WPPSI），适用于4～74岁被试者。我国修订版韦氏成人智力量表（WAIS-RC）适用于16岁以上的人群，由言语测验和操作测验两部分组成，共11个分测验，包括言语6个分测验、操作5个分测试。评估者可根据相应百分等级常模表转换成量表分，再根据不同年龄组的转换表得出言语智商（verbal intelligence quotient，VIQ）、操作智商（performance intelligence quotient，PIQ）和全量表智商（full intelligence quotient，FIQ）。FIQ代表患者的总智力水平，VIQ代表言语智力水平，PIQ代表操作智力水平。但智商与文化教育程度存在相关性，不等同于社会适应能力。

2）其他智力测验量表：斯坦福－比奈智力量表（Stanford-Binet intelligence scale）测验对象以儿童为主，测验得到的智商量可表明受试者在同岁儿童中或青少年中的相对智力水平，可测验2～8岁的儿童和青少年，在学龄儿童中使用比较准确；贝利婴儿发展量表（Bayley scale of infant development，BSID）是美国常用的婴儿智力量表，适用于2～30月龄的孩子，包括运动量表、心智量表和社会行为量表。

（2）人格测试：人格测试是对人格特点的揭示和描述，主要涉及情感或行为的非智力方面，通常包括气质或性格类型的特点、情绪状态、人际关系、动机、兴趣和态度等内容。方法有行为观察法、会谈法、调查法、测验法等。其中测验法具有标准化、数量化的特点，可对某一特定的心理特征进行测量，并有便捷、较为客观、可以横向比较等优点，因此在人格测试中应用较为普遍。

1）艾森克个性问卷（Eysenck personality questionnaire，EPQ）：是国际公认的，也是临床上常用的人格测验工具，分为儿童版（适用于7～15岁儿童）和成人版（适用于16岁以上人群），由N量表（调查神经质）、E量表（内向、外向）、P量表（调查精神质）、L量表（掩饰量表）所组成。通过88个题目的回答，根据得分的多少查出被试者的个性特点。并可制出E和N的关系图，即用E量表为横坐标，N量表为纵坐标，于T50处垂直相交，分4个象限，即内向而稳定、内向而不稳定、外向而稳定、外向而不稳定。将受试者的E和N分别标定在X轴与Y轴上，其焦点所在象限即为被试者的人格特征。

2）明尼苏达多项人格问卷（Minnesota multiphasic personality inventory，MMPI）：包括566个题目，但实际是550题，因内设16个重复题。这些题目可分成26类，由4个效度量表和10个基本临床量表组成。MMPI测验适合年满16岁，小学以上文化，无明显生理缺陷

（视觉障碍或书写障碍）的受试者。13～15岁的青少年也可做此测验，但要用青少年的常模做比较。测验仅采用“是”和“否”两种选择方式。采用手工或计算机记分方式。测验结果用电子计算机或模板统计分数，将14个量表的原始分换算成量表分。以量表分为纵坐标，14个量表为横坐标，绘出曲线图形，即成为受试者个性剖面图，与常模比较、分析可得出该受试者的人格特征倾向。

（3）情绪测试：情绪是人对客观事物所持态度在内心产生的反应，有积极情绪和消极情绪，其中最常见的消极情绪包含焦虑和抑郁。焦虑是对事件或内部想法与感受的一种紧张和不愉快的体验，表现为持续性紧张或发作性惊恐状态，但此状态并非由实际威胁所引起。抑郁是一种对不良外界刺激发生长时间的沮丧感受反应的情绪反应。

1）焦虑评估量表：常用的焦虑评估量表有汉密尔顿焦虑评估量表、Zung焦虑自评量表等。汉密尔顿焦虑评估量表（Hamilton anxiety scale，HAMA）是英国学者汉密尔顿于1959年编制的一种医生常用的焦虑症诊断工具，其一致性好，长度适中、简便易行，临床上常将其作为焦虑症程度划分的依据。总分小于7分，没有焦虑；大于7分，可能有焦虑；大于14分，肯定有焦虑；大于21分，有明显焦虑；大于2分，可能是严重焦虑。汉密尔顿焦虑评估量表见表8－7。

表8－7 汉密尔顿焦虑评估量表（HAMA）

项目	分数	说明
1. 焦虑心境	0 1 2 3 4	担心、担忧，感到有最坏的事情将要发生，容易激惹
2. 紧张	0 1 2 3 4	紧张感、易疲劳，不能放松，易哭，颤抖，感到不安
3. 害怕	0 1 2 3 4	害怕黑暗、陌生人、独处、动物、乘车或旅行及人多的场合
4. 失眠	0 1 2 3 4	难以入睡，易醒，睡眠不深，多梦，梦魇，夜惊，醒后感疲倦
5. 认知功能	0 1 2 3 4	或称记忆，注意障碍，注意力不能集中，记忆力差
6. 抑郁心境	0 1 2 3 4	丧失兴趣，对以往爱好缺乏快感，忧郁，早醒，昼重夜轻
7. 肌肉系统症状	0 1 2 3 4	肌肉酸痛，活动不灵活，肌肉抽动，肢体抽动，牙齿打战，声音发抖
8. 感觉系统症状	0 1 2 3 4	视物模糊，发冷发热，软弱无力，浑身刺痛
9. 心血管系统症状	0 1 2 3 4	心动过速，心悸，胸痛，血管搏动感，昏倒感，期前收缩
10. 呼吸系统症状	0 1 2 3 4	胸闷、窒息感，叹息，呼吸困难
11. 胃肠道症状	0 1 2 3 4	吞咽困难，嗳气，消化不良，肠动感，肠鸣，腹泻，体重减轻，便秘
12. 生殖泌尿系症状	0 1 2 3 4	尿频、尿急，停经，性冷淡，过早射精，勃起不能，阳痿
13. 自主神经症状	0 1 2 3 4	口干、潮红，苍白，易出汗，起“鸡皮疙瘩”，紧张性头痛，毛发竖立
14. 会谈时行为表现	0 1 2 3 4	①一般表现：紧张，不能松弛，忐忑不安，咬手指，紧握拳，摸弄手帕，面肌抽动，不停顿足，手发抖，皱眉，表情僵硬，肌张力高，叹息样呼吸，面色苍白。②生理表现：吞咽，呃逆，安静时心率快，呼吸过快（20次/分以上），腱反射亢进，震颤，瞳孔放大，眼睑跳动，易出汗，眼球突出

2）抑郁评估量表：常用的抑郁评估量表包括汉密尔顿抑郁评估量表（Hamilton depression scale，HAMD）、Zung抑郁自评量表等。汉密尔顿抑郁评估量表是汉密尔顿于1960年编制的，是临床评定抑郁状态最为普遍应用的量表。内容包括抑郁心境、罪恶感、自杀、睡眠障碍（包括入睡困难、睡眠不深、早醒3项）、疑病、体重减轻、自制力、日夜变化、人格或现实解体、偏执症状、强迫症状、能力减退感、绝望感、自卑感等24个项目。多数项目采用0～4分的五级计分，少数项目采用0～2分的三级计分，由主试者根据其观察，将每个项目中最符合患者情况的描述标出。总分是各项目得分总和，总分越高，病情越重。总分小于8分为无抑郁状态；大于20分可能为轻、中度抑郁；大于35分可能为重度抑郁。

（六）其他功能障碍的评定

包括运动功能评定、社会功能评定、失语症评定、构音障碍评定等。

二、社区康复护理常用技术与方法

（一）环境改造

环境改造是社区康复护理的基本内容，直接关系残疾人的生活质量和社会融入程度。社区护士应了解社区康复护理对象的生活模式及习惯，结合实际情况，开展无障碍环境的建设与改造。其中，无障碍环境的建设与改造主要包括无障碍设施建设、无障碍信息交流及无障碍社会服务。

1. 无障碍设施建设 主要包括居住建筑、居住区、公共建筑、公共场所、交通运输设施、城乡道路等，应当符合无障碍设施工程建设标准。城市主干路、主要商业区等比较集中的区域的人行横道，应当按照标准设置盲道；城市中心区、残疾人集中就业单位和集中就读学校周边的人行横道的交通信号设施，应当按照标准安装过街音响提示装置。停车场应当按照无障碍设施工程建设标准，设置无障碍停车位，并设置显著标识，优先供肢体残疾人驾驶或者乘坐的机动车使用。

2. 无障碍信息交流 主要指各级人民政府及其相关部门为残疾人、老年人获取公共信息提供便利，如在电视节目、图书、报刊、互联网等渠道开展语音、文字、盲文、手语等无障碍信息交流方式。

3. 无障碍社会服务 主要指政府、教育、医疗、交通运输、公共服务等部门及机构应配备必要的无障碍设备和辅助器具，为残疾人提供无障碍服务。

知识拓展

《中华人民共和国无障碍环境建设法》

2023年6月28日，第十四届全国人民代表大会常务委员会第三次会议表决通过了《中华人民共和国无障碍环境建设法》，该法是为了加强无障碍环境建设，保障残疾人、老年人平等、充分、便捷地参与和融入社会生活，促进社会全体人员共享经济社会发展成果，弘扬社会主义核心价值观，根据宪法和有关法律制定的法律。

该法规定，无障碍环境建设应当与经济和社会发展水平相适应，坚持实用、易行、广泛受益的原则。政府有关部门应当采取措施，推进信息交流无障碍。各级人民政府应当为残疾人获取公共信息提供便利。发布公共信息，应当方便残疾人快速、便捷获取。新闻出版、广播影视、网络平台和电信业务经营者、公共服务机构和公共场所的无障碍服务应当符合国家和政府的有关规范标准。

（二）体位摆放与体位转换

1. 体位摆放 体位摆放是指根据治疗、护理及康复需要对患者所采取并能保持的身体姿势和位置。体位摆放是康复护理工作中的重要组成部分，护士应根据疾病特点协助并指导患者保持良肢位。体位摆放的目的是预防或减轻痉挛和畸形的出现，保持躯干和肢体功能状态，预防并发症及继发性损害的发生。常用的体位摆放技术包括脑损伤患者和脊髓损伤（高位）患者抗痉挛体位摆放、骨关节疾病患者的功能位及烧伤患者抗挛缩体位摆放等。

（1）体位摆放方法（以脑损伤患者良肢位摆放为例）：脑损伤患者的良肢位摆放包括患侧卧位、健侧卧位、仰卧位、床上坐位等。一般来说，应尽可能少用仰卧位，因为这种体位受颈紧张性反射和迷路反射的影响，异常反射活动最强，而且骶尾部、足跟和外踝等处发生压力性损伤的危险性增加。鼓励采用患侧卧位，其次是健侧卧位。

1）患侧卧位：该体位可伸展患侧肢体、减轻和缓解痉挛，使瘫痪关节韧带受到一定压力，促进本体感觉的输入，同时利于健侧肢体自由活动。患侧在下，健侧在上，头部垫枕。患臂外展前伸旋后，患侧肩部尽可能前伸，以避免受压和后缩，上臂旋后，肘与腕均伸直，掌心向上；患侧下肢轻度屈曲位放在床上，健腿屈髋屈膝向前放于长枕上，健侧上肢放松，放在胸前的枕上或躯干上（图 8－1）。

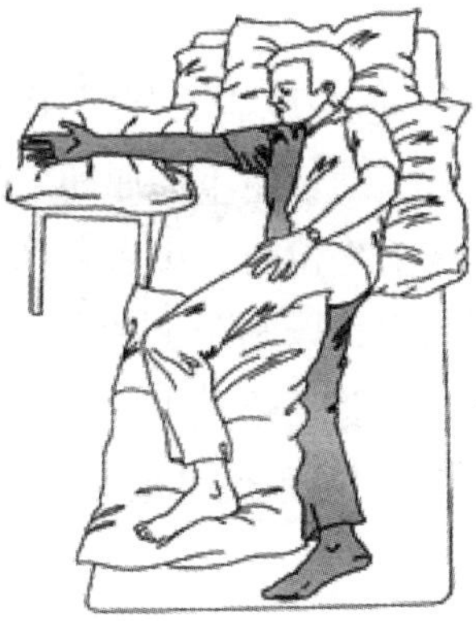

图 8－1 患侧卧位

2）健侧卧位：此体位避免了患侧肩关节的直接受压，减少了患侧肩关节的损伤，但限制了健侧肢体的主动活动。健侧在下，患侧在上，头部垫枕。患侧上肢伸展位置于枕上，使患侧肩胛骨向前向外伸，前臂旋前，手指伸展，掌心向下；患侧下肢向前屈髋屈膝，并完全由枕头支撑，注意足不能内翻悬在枕头边缘（图 8－2）。

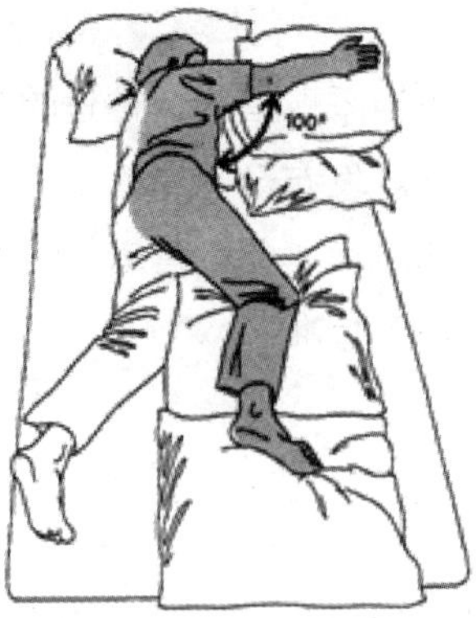

图 8－2　健侧卧位

3）仰卧位：仰卧位时，患者使用的软枕不宜太高，以防因屈颈而强化了患者的痉挛模式。头部用枕头良好支撑，患侧肩胛和上肢下垫一长枕，上臂旋后，肘与腕均伸直，掌心向上，手指伸展位，整个上肢平放于枕上；患侧髋下、臀部、大腿外侧放垫枕，防止下肢外展、外旋；膝下稍垫起，保持伸展微屈（图 8－3）。

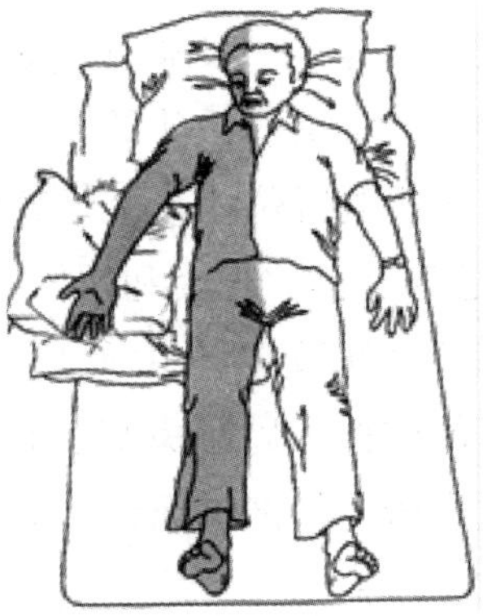

图 8－3　仰卧位

4）床上坐位：病情允许情况下，应鼓励患者尽早床上坐位。但床上坐位难以使患者的躯干保持端正，容易出现半卧位姿势，助长躯干的屈曲，激化下肢的伸肌痉挛。因此在无支撑的情况下应尽量避免这种体位。床上坐位时，患者背部应垫实多个软枕，使脊柱伸展，达到直立坐位的姿势，头部无须支持固定，以利于患者主动控制头的活动。将薄枕垫在瘫痪侧大腿外下方，以防止下肢外展、外旋。膝下垫毛巾卷，保持膝关节微屈。在患者前方放置桌子，将双上肢放于桌上，对抗躯干前屈（图 8－4）。

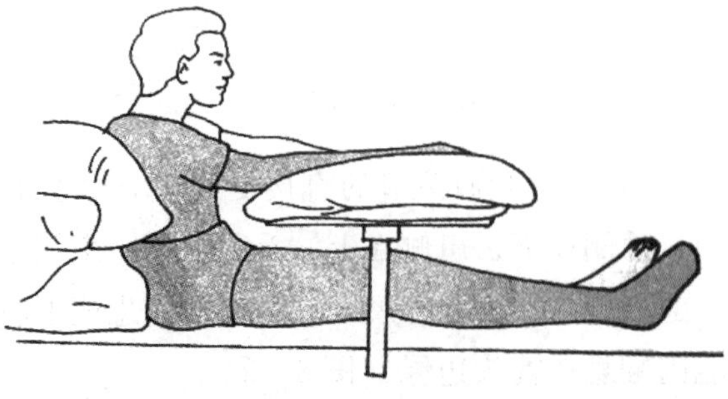

图 8－4　床上坐位

（2）注意事项：体位摆放时，室内温度调适宜；床应放平，床头不应太高；患手不放置任何东西对抗痉挛，患者卧位时使其身体与床边平行，不应在足底放置任何东西；枕头质地大小硬度合适，规格统一，避免被褥过重过紧；禁忌拖、拉患侧上肢，防止肩关节半脱位。

2. 体位转换 体位转换指人体从一种姿势转移到另一种姿势的过程，是提高患者自身或在他人的辅助下完成体位转移能力的锻炼方法。体位转换包括床上运动和转移技术。

（1）床上运动：主要包括床上撑起运动、床上横向运动、床上坐位向前后移动。

1）床上撑起运动：协助患者坐起，患者在床上取伸膝坐位，身体前倾，两手掌平放在床上。患者肘关节伸直，用力撑起，使臀部离床并向上抬起。保护好患者，让患者作前后左右移动。此方法适用于截瘫患者。

2）床上横向运动：移向右侧时，将健侧下肢伸到患侧下肢的下方，用健足勾住患足向右移动。健侧下肢屈曲，用健足和肩支撑起臀部，同时将下半身移向右侧。将头缓慢移向右侧。向左移动与此类似。此方法适用于偏瘫患者。

3）床上坐位向前后移动：患者在床上取坐位，身体前倾，两手掌交叉向前。辅助患者抬高一侧臀部，将重心放在另一侧臀部上。辅助患者将抬起一侧的臀部向前或者向后移动，犹如患者用臀部行走。

（2）转移技术：转移技术主要包括从仰卧位到坐位运动、从坐到站的运动、床－椅转移运动、床上垂直转移法。

1）从仰卧位到坐位运动：患者仰卧，患侧上肢放于腹上，健足放于患侧足下呈交叉状。护理人员位于患者健侧，双手分别扶于患者双肩，缓慢帮助患者向健侧转身，并向上牵拉患者双肩。患者同时屈健肘支撑身体，随着患者躯体上部被上拉的同时患者伸健肘，手撑床面。健足带动患足一并移向床沿，两足平放于地面，整理呈功能位。

2）从坐到站的运动：协助患者将脚跟移动到膝关节中离线的后方。协助患者身体向前倾；操作者面向患者站立，双下肢分开位于患者双腿两侧，用双膝夹紧患者双膝外侧以固定，双手托住患者臀部或拉住腰带，将患者向前上方拉起。患者双臂抱住操作者颈部或双手放于操作者肩胛部，与操作者一起向前向上用力，完成抬臀、伸腿至站立。协助患者调整重心，使双腿下肢直立承重，维持站立平衡。

3）床－椅转移运动：包括床－椅和椅－床的双方向转移。

站立位转移法推轮椅到床旁，与床成30°～45°夹角，刹住车闸，翻起脚踏板，协助患者坐于床边，双脚着地，躯干前倾；操作者面向患者站立，协助患者从坐位到站位；患者站稳以后，操作者以足为轴慢慢旋转躯干，使患者背部转向轮椅，臀部正对轮椅正面，使患者慢慢弯腰，坐至轮椅上；翻下脚踏板，将患者双脚放于脚踏板上。

4）床上垂直转移法：将轮椅正面向床，垂直紧靠床边，刹住车闸；帮助患者取床上坐位，背对轮椅，躯干前屈，臀部靠近床沿，一手或双手向后伸抓住轮椅扶手，操作者站在轮椅的一侧，一手扶住患者的肩胛部，一手置于患者的大腿根部，患者上肢用力将臀部抬起向后上方移动，操作者协助患者，使患者的臀部从床上移动到轮椅上，打开车闸，挪动轮椅离床，使患者足跟移至床沿，刹住车闸，将双脚放于脚踏板上。

（三）日常生活活动能力训练

1. 进餐障碍训练

（1）进餐训练：①患者保持直立的坐姿，身体靠近餐桌，患侧上肢放在桌子上；卧床患者取健侧卧位。②将食物及餐具放在便于使用的位置，使用防滑底的餐具或在餐具下面安装吸盘或放置防滑垫防止其滑动，使用盘档防止饭菜被推出盘外。③用健手持食物进餐，或用健手把食物放在患手中，再由患手将食物放入口中。④对丧失抓握能力、协调性差或关节活动受限者，可将食具进行改良，如使用加长加粗的叉、勺或佩戴橡皮食具持物器等协助进餐。⑤有吞咽障碍的患者必须先进行吞咽动作训练，再进行进餐训练。

（2）饮水训练：①杯中倒入适量的温水，放在方便取放的位置。②可用患手持杯，健手协助稳定患手，端杯至口边，饮水。③使用加盖及有饮水孔的杯子，必要时可用吸管饮水。

2. 穿脱衣物训练

（1）穿、脱套头上衣：①先将患手穿上袖子并拉到肘部以上，再穿健侧衣袖，最后套头、整理。②脱衣时先将衣服脱至胸部以上，再用健手将衣服拉住，从背部将头脱出，脱健手后再脱患侧。

（2）穿、脱开衫上衣：先穿患侧，再穿健侧，步骤如下。①把袖子穿在患侧的手臂上，继而把衣领拉至患侧的肩上。②健手转到身后把衣服沿患肩拉至健肩。③把健侧的手臂穿入另一侧衣袖。④把衣服拉好，系好扣子。脱衣顺序与穿衣顺序相反，先脱健侧，再脱患侧。

（3）穿、脱裤子：①穿裤时将患腿屈髋、屈膝放在健腿上，套上裤腿后拉到膝以上，放下患腿，全脚掌着地，健腿穿裤腿并拉到膝以上，抬臀或站起向上拉至腰部，整理系紧。②脱裤时顺序与穿衣顺序相反，先脱健侧，再脱患侧。

（4）穿、脱袜子和鞋：①穿袜子和鞋时先将患腿抬起放在健腿上，用健手为患足穿袜子和鞋，放下患足，双足着地，重心转移至患侧，再将健侧下肢放到患侧下肢上方，穿好健侧的袜子和鞋。②脱袜子和鞋时顺序相反。

3. 个人卫生训练

（1）洗脸、洗手训练：①患者坐在洗脸池前，用健手打开水龙头放水，调节水温，洗脸、患手和前臂。②洗健手时，患手贴在水池边伸开放置或将毛巾固定在水池边缘，涂过香皂后，健手及前臂在患手或毛巾上搓洗。③拧毛巾时，可将毛巾套在水龙头上，然后用健手将两端合拢，再向一个方向拧干。

（2）刷牙训练：借助身体将牙膏固定（如用膝夹住），用健手将盖旋开，刷牙由健手完成。

（3）剪指甲训练：采用将指甲剪固定在桌子上，一端突出桌沿，伸入需修剪的指甲于剪刀口内，用患手掌下压指甲剪柄即可剪去指甲。双手力量均差者可用下颌操作指甲刀。

（4）洗澡训练：①盆浴。患者坐在浴盆外椅子上（最好是木制椅子，高度与浴盆边缘相等），脱去衣物，先用健手把患腿置于盆内，再用健手扶住盆沿，健腿撑起身体前倾，抬起臀部移至盆内椅子上，再把健腿放于盆内。或者患者将臀部移至浴盆内横板上，先将健腿放入盆内，然后帮助患腿放入盆内。洗浴完毕后，出浴盆顺序与入浴盆顺序相反。②淋浴。患者坐在椅子上，先开冷水管，再开热水管调节水温。洗澡时可用健侧手持毛巾擦洗或用长柄的海绵刷协助擦洗背部和身体的远端。如果患侧上肢肘关节以上有一定控制能力，可将毛巾一侧缝上布套，套于患臂上协助擦洗。将毛巾压在腿下或夹在患侧腋下，用健手拧干。

4. 乘轮椅如厕训练 ①患者乘坐轮椅靠近坐便器，关好刹车，翻起脚踏板。②分开双脚，稳固地踏在地面上，躯干微向前倾，以健手撑起身子站起。③转向将两腿后面靠近坐便器，解开裤带，并脱裤子到臀部以下膝盖以上，坐到便器上排便。④便后用健手擦拭，冲洗厕所，用手拉裤子站起后整理，洗手。

5. 步行训练

（1）步行前准备活动：在帮助下（扶持或靠墙）能完成步行的分解动作，包括重心转移练习，患肢负重练习，交叉侧方迈步、前后迈步，加强膝、髋控制能力的练习等。

（2）平行杠内训练或扶持步行训练：步行训练初期，为保证安全，最好让患者在平行杠内进行向前行走、向后倒走、转身、侧方行走等；偏瘫患者扶持行走时，护士要站在偏瘫侧，一手握住患者的患手，使其拇指在上，掌心向前，另一手从患侧腋下穿出置于胸前，手背靠在胸前处，使患手伸直，与患者一起向前缓慢步行。

（3）室内行走：在平行杠内不扶杠能行走时即可进行室内行走。开始在室内患肢尽量以内收内旋的状态上抬，与健足站在同一层台阶上。下楼梯时健手先抓住前下方的扶手，用健侧手足支撑身体，接下来患足移至下一个台阶上，再将健足下到与患足同一个台阶上。当患者熟练掌握后，可练习一足一阶法。

第三节　社区常见伤、残、病患者的康复护理

一、脑血管意外患者的社区康复护理

（一）概述

脑血管意外（cerebrovascular accident，CVA）又称脑卒中，是以突然发病、迅速出现局限性或弥散性脑功能缺损为共同临床特征，由各种原因引起脑血管疾病急性发作，造成脑的供应动脉狭窄或闭塞及非外伤性的脑实质性出血的一类疾病的总称。

脑血管意外分为两类，包括出血性脑血管意外和缺血性脑血管意外。前者主要包括脑出血和蛛网膜下腔出血，后者主要包括脑血栓形成、脑梗死和短暂性脑缺血发作等。《2022 中国卫生统计年鉴》显示，脑血管病已成为我国部分地区城市居民主要疾病死亡的第 3 位原因。因此，针对脑血管意外患者开展社区康复护理对于改善患者功能障碍、促进患者全面康复、提高其生活质量及增强其社会参与度具有重要意义。

（二）常见功能障碍

由于病变部位、大小、性质等不同，脑血管意外的患者可能发生一种或多种功能障碍，其中最常见的功能障碍为运动功能障碍和言语功能障碍。

1. 运动功能障碍　主要表现为偏瘫，包括完全性偏瘫和不完全性偏瘫。患者出现一侧或双侧肢体无力、僵硬，无法完成精细动作，以及存在明显的共济失调，行走费力、走路不稳等情况。

2. 言语功能障碍　主要表现为失语症、构音障碍、言语失用症，如语言表达不清、理解语言困难、文字阅读和书写能力障碍、词汇遗忘、语法错误、发声不准、吐字不清等。

3. 感觉功能障碍　主要表现为温度觉、痛觉、位置觉、图像觉等感觉的减退或消失。患者可能会感到肢体麻木或无法准确判断物体的位置和距离。

4. 认知功能障碍　主要表现为患者的定向力、注意力等水平下降，如出现记忆力减退、注意力不集中、判断力下降及解决问题能力受损等情况。

5. 吞咽功能障碍　患者可能出现吞咽困难，表现为食物通过喉咙困难，可能会造成呛

咳和误吸，吞咽功能障碍的患者可能会因发生吸入性肺炎或进食不足而出现水电解失衡、营养不良。

6. 情感功能障碍 患者可能出现抑郁、焦虑、易怒等情况。

（三）社区康复护理措施

1. 康复训练 康复训练是脑血管意外患者的社区康复护理的重要措施之一，在病情稳定的情况下，家属和社区护士应根据患者的具体情况制订康复训练计划，主要包括肢体功能训练、语言训练、ADL 训练（详见本章第二节）等。训练要循序渐进，避免过度劳累，同时注意患者的安全，避免意外伤害。此外，还可结合针灸、推拿、按摩等方法，促进身体的康复。

2. 饮食护理 脑血管意外患者应戒烟限酒，以低盐、低脂、高纤维素、高蛋白为主，保证营养均衡，鼓励患者多摄入蔬菜、水果、全谷类食物等高纤维食物，保持胃肠道通畅。

3. 运动护理 适当的运动可帮助患者恢复身体功能，提高生活质量。如病情允许，患者可开展适量、适度的有氧运动，如散步、太极拳等。长期卧床患者可进行被动运动和抗阻训练，预防肌肉萎缩和下肢静脉血栓形成。

4. 清洁护理 部分偏瘫患者因长期卧床、行动不便等状况，容易出现压疮等问题。社区护士应指导家属及照顾者保持患者皮肤清洁和干燥，定时翻身，定期更换床单、衣物等预防压疮的发生。同时，定期刷牙、漱口，保持口腔清洁与舒适。

5. 心理护理 对患者而言，由于疾病的突然发作和身体各种不适，容易出现焦虑、抑郁等心理问题。因此，家属和社区护士应该关注患者的心理状态，给予患者关心和支持，帮助他们正确认识疾病，保持积极乐观的心态。同时，鼓励患者积极参加康复训练，增强信心。

6. 健康教育 向患者及家属宣传脑血管意外的防治知识，增强患者的自我管理和预防意识。指导患者定期进行健康检查，及时发现并处理潜在的健康问题。同时，鼓励患者积极参与社交活动，增强社交能力，提高生活质量。

7. 定期随访 社区护士应通过定期随访，了解患者的恢复情况及治疗效果。根据反馈及时调整康复护理计划，确保康复过程的高效与有序。

二、脊髓损伤患者的社区康复护理

（一）概述

脊髓损伤（spinal cord injury，SCI）指因椎体的移位或碎骨片突出于椎管内，使脊髓或马尾神经产生不同程度的损伤，导致脊髓损伤平面以下发生感觉、运动、反射及括约肌功能部分或全部丧失，好发于颈椎下段和胸腰段。

根据损伤部位和程度的不同，脊髓损伤可分为三类，包括脊髓震荡、不完全性脊髓损伤和完全性脊髓损伤。其中，不完全性脊髓损伤主要包括前脊髓综合征、后脊髓综合征、脊髓中央管综合征和脊髓半切征。因脊髓损伤致残率高、治愈率低，且康复过程较缓慢，患者及家庭负担较重，开展脊髓损伤患者社区康复护理对于提高患者生活质量、减轻家庭和社会负担、促进患者回归社会和合理利用医疗资源等方面都具有深远的意义。

（二）常见功能障碍

根据脊髓损伤的部位和程度不同可出现不同的功能障碍。最常见的功能障碍主要为运动功能障碍和感觉功能障碍。

1. 运动功能障碍 主要表现为肌力、肌张力和反射功能的改变。

（1）肌力改变主要表现为脊髓损伤平面以下运动功能部分或全部丧失，出现截瘫或四肢瘫痪。

（2）肌张力改变主要表现为脊髓损伤平面及以下肌张力增高或降低，如完全性脊髓损伤2～4周后可出现痉挛性瘫痪，此阶段表现为肌张力增高，而马尾神经损伤后可出现损伤平面以下肌张力降低的表现。

（3）反射功能的改变主要表现为脊髓损伤平面及以下反射亢进、减弱或消失。

2. 感觉功能障碍 主要表现为脊髓损伤平面以下感觉功能（痛觉、温觉、触觉等）减退、异常和消失。如出现前脊髓综合征时，浅感觉减退或消失，但下肢和会阴部仍保持位置觉和深感觉；后脊髓综合征时深感觉全部或部分消失。

3. 括约肌功能障碍 主要表现为脊髓损伤平面以下括约肌功能部分或全部丧失，导致大小便不能自主控制和性功能障碍。

4. 其他功能障碍 如自主神经功能障碍、心理社会功能障碍等。

（三）社区康复护理措施

1. 心理护理 脊髓损伤患者往往面临身体功能的丧失和生活的改变，容易产生各种心理问题。家属和社区护士应关注患者的心理健康状况，提供心理疏导和支持，帮助患者掌握正确的应对技巧，提高其自护能力。

2. 康复训练 社区护士应结合患者的病情，配合其他医务人员指导患者及家属开展适当的康复训练。主要包括体位摆放、关节活动、肌力训练、ADL训练、转移训练、站立训练、步行训练等。例如，患者截瘫肢体时应保持关节处于功能位，防止关节屈曲、过伸或过展。每日应对截瘫肢体做被动的全范围关节活动，可适当地行肌肉按摩。此外，还可使用矫正鞋等器具固定足部，防止足下垂。ADL训练、转移训练、步行训练详见本章第二节。

3. 清洁护理 截瘫患者因长期卧床，活动受限，容易发生压疮。压疮好发于脊髓损伤截瘫区域的骨突出部位，如骶尾部、跟骨部、肩胛部、坐骨结节部等。应对患者加强皮肤护理，预防压疮，参见本节脑血管意外患者的社区康复护理。

4. 排泄护理 因脊髓损伤的部位及程度不同，脊髓损伤的患者可出现排泄异常的情况。社区护士应指导患者保持会阴及肛周皮肤的干燥与清洁，定期进行排尿与排便功能的训练。指导患者多食富含膳食纤维的食物、新鲜水果和蔬菜，预防便秘和尿路感染的发生。

5. 并发症的预防 脊髓损伤一般不直接危及患者的生命，其并发症是导致患者死亡的主要原因。常见的并发症主要包括呼吸衰竭和呼吸系统感染、尿路感染、深静脉血栓、直立性低血压、体温失调、便秘及压疮等。社区护士应对患者及家属进行健康教育，指导患者坚持康复训练和理疗，定期监测病情变化和随访，及时发现并发症并处理。

三、精神障碍患者的社区康复护理

（一）概述

精神障碍（mental disorder）又称精神疾病，指在各种因素的作用下大脑功能失调，导致认知、思维、情感、意志行为等精神活动发生不同程度障碍的疾病。我国2021年城市居民精神障碍死亡率为 3. 45/10 万，农村居民精神障碍死亡率为 3. 54/10 万。因其治疗率低，复发率及致残率高，且患者依从性差，患病给患者、家庭及社会带来严重的负担。

精神障碍患者的社区康复是精神医学和康复医学的重要内容之一，从社区层面开展精神障碍的预防、管理和康复也是社区护理学的重要组成部分。精神障碍患者的社区康复护理是以社区为单位，以精神医学的理论、技术为支持，运用社区康复护理的方法，为精神障碍患者提供护理，最大限度地使其适应社会的心理功能恢复。

（二）常见功能障碍

1. 认知障碍 主要表现为感知觉障碍、思维障碍、注意障碍、记忆障碍、定向力障碍、意识障碍、自知力障碍等。例如，精神分裂症患者最突出的感知觉障碍是幻觉，可出现幻听、幻视，思维障碍也是精神分裂症的核心症状，主要表现为妄想、被动体验等症状。

2. 情感障碍 主要包括三个方面：情感性质的改变、情感稳定性障碍及情感协调性障碍。其中情感性质的改变主要表现为情绪高涨、情绪低落、焦虑、恐惧等；情感淡漠和情感不协调则是精神分裂症的重要症状。

3. 意志行为障碍 主要表现为意志障碍、动作与行为障碍。意志障碍主要表现为意志增强、意志减弱、意志缺乏、矛盾意向等。动作与行为障碍则包括精神运动性兴奋和精神运动性抑制。

（三）社区康复护理措施

精神障碍患者的社区康复护理是一项长期且复杂的任务，可通过下列护理措施来帮助患者适应和回归正常的生活。

1. 安全护理 由于精神障碍患者在认知、情感、意志行为等方面具有明显的障碍，易产生幻想、妄想等症状，易激惹，可能产生自伤、伤人等异常行为。安全护理是精神障碍患者社区康复护理中的重要组成部分。社区护士与家属应为患者营造安全的家庭与社会环境，避免患者接触玻璃制品、刀具、绳索等危险物品；尽量减少外界环境的刺激。如病情加重，协助家属及时将患者送去医院进行治疗。

2. 日常生活护理 协助患者做好日常生活护理，主要包括饮食护理、休息与睡眠、清洁护理等方面。

3. 饮食护理 评估患者的进餐情况，对于拒食的患者，应分析原因，对症处理。对于兴奋躁动可能出现暴饮、暴食的患者，限制进食，以防卡噎。

4. 休息与睡眠 精神障碍患者常伴有睡眠障碍，如失眠、入睡困难等情况。社区护士应与家属为患者创造良好的睡眠环境，室内环境安静、温湿度适宜。针对睡眠障碍患者，结合具体情况采取不同对策。

5. 清洁护理 社区护士与家属督促或协助患者做好清洁护理，主要包括口腔护理、皮肤护理及排泄护理。

6. 用药护理 药物治疗是治疗精神障碍的主要方法，对于长期服用抗精神类药物的患者应加强药物的管理与护理工作，提高患者的服药依从性，预防疾病复发。精神障碍患者的药物应由家属保管，确保患者药物服下，注意观察患者服药后的反应及效果，如有不良反应，应及时处理。此外，还应加强家属及患者的健康宣教，定期随访。

7. 心理护理 定期为患者进行心理护理与健康教育，帮助他们了解精神障碍，学习如何应对日常生活中的挑战和压力。同时，也可以通过这些活动提高患者的自我认知和自尊心。

8. 社会功能康复训练　对于精神障碍患者，开展社会功能的康复训练是非常重要的，可以帮助他们更好地融入社会。在患者病情稳定的条件下，社区护士和家属可对患者进行社会交往技能训练、职业技能训练、自我管理、文娱活动训练等，鼓励患者积极参加社区的各项活动，为患者及家庭提供必要的社会支持，提高其家庭与社会的适应能力，改善生活质量。

知识拓展

“十四五”阳光家园计划

“十四五”阳光家园计划是中国残联办公厅为落实我国“十四五”期间“国民经济和社会发展纲要”和“残疾人保障和发展规划”而制订并实施的一项综合性计划。其主要目的是为智力、精神和重度肢体残疾人提供生活照料及护理、健康指导和社会适应能力训练等服务，同时辅以运动功能训练、职业康复与劳动技能训练。

该计划的内容主要包括以下四方面：一是加强残疾人康复服务，提高康复质量和覆盖面；二是促进残疾人就业创业，提高就业率和生活水平；三是加强残疾人的权益保障，维护他们的合法权益；四是推动残疾人的文化和社会参与，增强他们的社会认同感和归属感。

具体实施方式是在残疾人相对集中的乡镇（街道）、村（社区），建成若干个“阳光家园（残疾人之家）”，并为智力、精神和其他重度肢体残疾人提供日间照料、庇护性就业等服务，以及其他如生活照料、技能培训、康复训练指导、居家服务、心理咨询、文体活动、辅具配发、公共服务代办等服务。

通过实施“十四五”阳光家园计划，可以进一步改善残疾人的生活状况，提高其生活质量和福祉水平，使他们能够更好地融入社会和实现自我发展。同时，该计划也有助于推动社会对残疾人群体的认知和理解，消除歧视和偏见，营造更加包容和友好的社会环境。

本章小结

思考题

1. 请阐述社区康复护理的工作内容。
2. 请阐述如何对脑血管意外患者进行功能障碍评定。
3. 社区护士可为脊髓损伤患者提供哪些康复护理服务？

更多练习

（陈爱灵　冉秦琴）

第九章　社区传染病和突发公共卫生事件的预防与护理

教学课件

学习目标

1. 素质目标

（1）具备突发传染病的预防、快速反应及救助的素质。

（2）具备预防为主的思想，树立大健康、大卫生的理念。

（3）具备良好的团队合作意识和解决实际问题的能力。

2. 知识目标

（1）掌握：传染病的概念、预防与控制措施，肺结核、病毒性肝炎和艾滋病的流行病学特点、家庭访视和社区管理，突发公共事件的概念，突发公共卫生事件的特征、分级，突发公共卫生事件应急报告制度。

（2）熟悉：传染病分类管理与报告，肺结核、病毒性肝炎和艾滋病的控制策略与预防措施，突发公共事件应急管理体系，突发公共卫生事件的预警响应。

（3）了解：传染病的基本原则与基本措施，肺结核、病毒性肝炎和艾滋病的诊治与护理，运用传染病流行的基本环节理论对传染病进行预防。

3. 能力目标

（1）能根据不同传染病特点及时报告、正确进行家庭访视和社区管理。

（2）能在突发公共卫生事件中完成社区护士的职责。

案例

【案例导入】

2019 年，不明原因肺炎出现。2020 年 1 月 7 日，中国疾控中心成功分离新型冠状病毒毒株。2020 年 1 月 12 日，“不明原因的病毒性肺炎”被更名为“新型冠状病毒感染的肺炎”；国家卫健委与世界卫生组织分享新冠病毒基因组序列信息。2020 年 1 月 20 日，国家卫健委发布公告，将新冠肺炎纳入《中华人民共和国传染病防治法》规定的乙类传染病，并采取甲类传染病的防控措施；将新冠肺炎纳入《中华人民共和国国境卫生检疫法》规定的检疫传染病管理。2020 年 1 月 22 日，国家卫健委发布《新型冠状病毒感染的肺炎防控方案（第二版）》。2020 年 1 月 30 日，世界卫生组织总干事宣布 2019 新型冠状病毒肺炎疫情构成国际关注的突发公共卫生事件。2020 年 3 月 11 日，世界卫生组织认为当前新冠肺炎疫情可被称为全球大流行。2022 年 12 月 26 日，国家卫健委发布公告，将“新型冠状病毒肺炎”更名为“新型冠状病毒感染”。2023 年 5 月 5 日，世界卫生组织宣布，新冠疫情不再构成国际关注的突发公共卫生事件。

【请思考】

1. 新型冠状病毒感染的传染源、传播途径、易感人群是什么？
2. 社区护士如何预防和应对突发公共卫生事件的发生？

【案例分析】

防治传染病是人类与疾病长期斗争中的一项核心使命。通过持续推动爱国卫生运动，我国的疾病构成发生了显著变化，大部分传染病已经得到了有效遏制，整体传染病的发病率逐年呈现出下降趋势。但随着时间的推移，新发现的传染病层出不穷，如新型冠状病毒感染、猴痘等。突如其来的传染病疫情，往往会引发严重的突发公共卫生事件，给社会公众的健康带来巨大威胁。近年来，由于经济社会迅速发展、世界经济一体化进程加速及全球气候变暖等多重因素的交织影响，世界范围内自然灾害、事故灾难、社会安全事件和社区公共卫生事件等突发事件层出不穷。我国作为一个人口众多、地形地貌复杂、气候多变的国家，加之地区间发展不均衡、居民个人防护意识相对薄弱及城镇化进程迅速导致的人口密集度大幅上升等问题，都是社区突发性公共卫生事件频发的重要原因。这些事件的紧急性和不可预测性，不仅深刻影响着人们的健康生活，更直接关系到人民群众的生命安全、经济的平稳发展以及社会的和谐稳定。社区作为应急管理的基础单位，肩负着应对各类传染病和突发公共卫生事件的关键职责，包括监测潜在风险、及时报告情况、积极预防突发事件的发生以及有效控制其发展态势。因此，掌握社区传染病和突发公共卫生事件的预防与控制知识至关重要，不仅有助于有效应对和处置相关事件，更是构建和谐社区、维护社会稳定的重要基石，为更好地保障社区居民的生命安全和身体健康、社会的和谐与发展贡献力量。

第一节　社区传染病的预防与护理

传染病（infectious diseases）是由各种病原体引起的能在人与人、动物与动物或人与动物之间相互传播的一类疾病。20 世纪以来，全球传染病的总体发病经历了起伏，20 世纪初期流感大流行，至中期各类传染病相对低发，但是自 20 世纪 70 年代开始，新发传染病以每年一种或数种的速度出现，至今已发现40多种。埃博拉出血热、艾滋病、人感染H7N9禽流感、新型冠状病毒感染等新发传染病，因其发生的不确定性、病原体种类繁杂及人类缺乏防治经验等因素，给人类健康带来严重威胁。加上肺结核、霍乱、梅毒等传染病的重新肆虐，给社会安全和人类文明造成巨大冲击，深度影响着社会政治、经济的发展。

社区卫生服务机构是传染病防治的前沿阵地和重要关口，社区护士在传染病防治工作中担负着重要的角色和责任。因此，社区护士应该掌握传染病的基本知识、相关规定及措施，做好社区传染病的预防、治疗与护理工作，保障社区居民的健康。

一、社区突发传染病的应急管理

（一）传染病的分类管理与报告

为了有效预防、控制和消除传染病的传播与流行，确保人民群众的健康和公共卫生安全，我国自1989年9月1日起正式实施了首部《中华人民共和国传染病防治法》（以下简称《传染病防治法》）。该防治法从法律层面对各类传染病的分类与防治进行了明确而详细的规定，为我国的传染病防控工作提供了有力的法律保障。

1. 传染病的分类管理 我国传染病防治法将法定报告传染病分为甲类、乙类和丙类。至2023年9月20日，经过多次修正，法定传染病共41种，其中甲类传染病2种，乙类传染病28种，丙类传染病11种。此外，还包括国家卫生健康委员会决定列入乙类、丙类传染病管理的其他传染病和按照甲类管理开展应急监测报告的其他传染病。

甲类传染病：鼠疫、霍乱。

乙类传染病：严重急性呼吸综合征（传染性非典型肺炎）、艾滋病、病毒性肝炎、脊髓灰质炎、人感染高致病性禽流感、麻疹、流行性出血热、狂犬病、流行性乙型脑炎、登革热、炭疽、细菌性和阿米巴性痢疾、肺结核、伤寒和副伤寒、流行性脑脊髓膜炎、百日咳、白喉、新生儿破伤风、猩红热、布鲁氏菌病、淋病、梅毒、钩端螺旋体病、血吸虫病、疟疾、人感染H7N9禽流感、新型冠状病毒感染、猴痘。

丙类传染病：流行性感冒、流行性腮腺炎、风疹、急性出血性结膜炎、麻风病、流行性和地方性斑疹伤寒、黑热病、棘球蚴病、丝虫病、除霍乱、细菌性和阿米巴性痢疾、伤寒和副伤寒以外的感染性腹泻病、手足口病。

上述规定以外的其他传染病，根据其暴发、流行情况和危害程度，需要列入乙类、丙类传染病的，由国务院卫生行政部门决定并予以公布。

2. 传染病的报告 各级各类医疗卫生机构为责任报告单位；其执行职务的人员和乡村医生、个体开业医生均为责任疫情报告人。

责任报告单位和责任疫情报告人发现甲类传染病和乙类传染病中的严重急性呼吸综合征（传染性非典型肺炎）、炭疽中的肺炭疽和人感染高致病性禽流感按照甲类管理的传染患者或疑似患者时，或发现其他传染病和不明原因疾病暴发时，应于2小时内将传染病报告卡通过网络报告。

对其他乙、丙类传染病患者，疑似患者和规定报告的传染病病原携带者在诊断后，应于24小时内进行网络报告。

不具备网络直报条件的医疗机构及时向属地乡镇卫生院、城市社区卫生服务中心或县级疾病预防控制机构报告，并于24小时内寄送出传染病报告卡至代报单位。

（二）社区突发传染病的防控与应急管理

传染性疾病预防和控制是社区传染病管理和疫情防控最重要的环节，作为社区护士，应承担起社区传染病预防和控制的职责，采取综合措施，依据传染病的特征，针对不同环节实施管理。

1. 基本原则与措施

（1）基本原则：秉持“预防为主、防治相结合、依法科学、分级分类管理”的基本原则，致力于实现常态化精准防控与局部应急处置的有机统一。在“及早发现、迅速响应、精准控制、有效救治”的工作准则指导下，不遗余力地推进常态化疫情防控工作，确保人民群众的生命安全和身体健康。

（2）基本措施：做好“五早”措施落实。实施“早发现、早诊断、早报告、早隔离、早治疗”的策略，进一步强化社区的精准防控工作，并扩大检测范围，以便及时发现散发病例和聚集性疫情。持续巩固疫情防控的成果，切实保障人民群众的生命安全和身体健康，为社会的和谐稳定贡献力量。

2. 传染病的预防与控制措施

（1）传染病监测：传染病监测是公共卫生监测的一种，主要是对传染病的发生、流行及影响因素等进行监测，是预防和控制传染病的重要举措。①医疗机构监测：各级各类医疗机构应当提高医务人员对传染病的诊断和报告意识。②社区重点人群监测：对纳入社区中来自高风险地区人员、解除医学观察的人员、出院患者、入境人员等，做好健康监测。③密切接触者监测：对密切接触者开展健康监测，如出现相应症状，及时转运至定点医疗机构进行诊治并检测。

（2）针对传染源的措施：针对传染源采取措施主要是为了消除或减少其传播病原体的作用，有效遏制传染病流行。①传染病患者的管理：主要是“五早”，即早发现、早诊断、早报告、早隔离、早治疗。早期发现和诊断有利于患者及时接受治疗，有效控制传染源，阻断疾病的传播；及时准确地报告传染病能为正确研判疫情趋势，为制定传染病防控策略与措施提供科学依据；隔离患者是将其与周围易感者分隔开来，传染病患者或疑似患者一经发现要立即实行分级管理，减少或消除病原体扩散；治疗患者有助于减弱其传染源的作用，防止传染病在人群中的传播蔓延。甲类传染病患者、甲类管理的乙类传染病患者必须予以隔离治疗，隔离期根据医学检查结果确定；疑似患者确诊前必须在指定场所单独隔离治疗。乙类或丙类传染病患者应根据病情采取必要的隔离和治疗，可在医院或家中隔离，一般隔离至患者没有传染性为止；疑似患者应根据病情采取必要的治疗或控制传播措施。对流行性出血热、钩端螺旋体病和布鲁菌病等的患者，由于其作为传染源的作用不大，可不必隔离。拒绝隔离治疗或者隔离期未满擅自脱离隔离治疗的甲类传染病患者和甲类管理的乙类传染病患者、疑似患者和病原携带者，可由公安机关协助医疗机构依法采取强制隔离治疗措施。②病原携带者的管理：对甲类传染病及甲类管理的乙类传染病的病原携带者予以隔离治疗，有些传染病病原携带者的职业和行为受到一定的限制。例如，久治不愈的伤寒或病毒性肝炎病原携带者不得从事饮食行业，艾滋病和乙型病毒性肝炎病原携带者严禁献血。③接触者的管理：凡与传染源（传染病患者、病原携带者、疑似患者）有过密切接触并可能受感染者，应在指定场所进行留验、医学观察和采取其他必要的预防措施。留验：即隔离观察，对甲类传染病的密切接触者应进行留验，即限制其活动范围，并要求在指定场所进行观察、检验和治疗。医学观察：对乙类和丙类传染病密切接触者应实施医学观察，即在正常工作、学习的情况下，接受体格检查、病原学检查和必要的卫生处理。应急接种和药物预防：对危害较严重且潜伏期较长的传染病的密切接触者可采取应急预防接种或药物预防。例如，被狗咬伤或抓伤的人应及时接种狂犬病疫苗；医务人员发生 HIV 职业暴露后，采取暴露后预防性用药可明显降低感染 HIV 的危险性。④动物传染源的管理：根据感染动物对人类的危害程度和经济价值，采取隔离治疗、捕杀、焚烧、深埋等措施。此外，还要做好家畜和宠物的预防接种和检疫。

（3）针对传播途径的措施：针对被传染源污染的环境，需要实施一系列措施来消除或消灭病原体，以防止疾病的传播。由于不同的传染病有着不同的传播途径，因此必须根据具体情况采取针对性的措施。①消毒：消毒是一种通过采用化学、物理或生物手段来消除或杀灭环境中病原体的方法。它主要涵盖了两大类别：预防性消毒和疫源地消毒。预防性消毒是在未发现明确传染源的情况下，对可能遭受传染病病原体污染的场所和物品进行消毒，如乳制品、饮水和餐具的消毒等。而疫源地消毒则是对已经存在或曾经存在传染源的场所进行消毒。疫源地消毒的主要目标是消除由传染源释放的病原体。这一消毒过程又可分为随时消毒和终末消毒。随时消毒指在传染源仍在疫源地时，立即对其排泄物、分泌物、被污染的物品及场所进行消毒。而终末消毒则是当传染源康复、去世或离开后，对疫源地进行的全面彻底的消毒，目的是清除传染源散布在外界环境中的病原体。值得注意的是，只有由对外界抵抗力较强的病原体引起的传染病，如鼠疫、霍乱、病毒性肝炎、结核、伤寒、炭疽、白喉等，才需要进行终末消毒。而像流感、水痘、麻疹等疾病，由于其病原体的外界抵抗力相对较弱，一般不需要进行终末消毒。②杀虫：杀虫是一种通过物理、化学或生物手段来消灭有害昆虫的方法，尤其是传播病原体的媒介节肢动物，如蚊子、苍蝇和跳蚤等。杀虫可以进一步划分为预防性杀虫和疫源地杀虫两大类。其中，疫源地杀虫又可以根据实施时机的不同，分为随时杀虫和终末杀虫。随时杀虫主要针对昆虫在疫源地活跃期间，及时消除其威胁；而终末杀虫则是在疫情得到控制后，对疫源地进行全面清理，以确保彻底消除昆虫及其可能携带的病原体。

（4）针对易感人群的措施：①预防接种：在传染病尚未肆虐之前，预防接种是一项关键措施，旨在提升人群的机体免疫力，降低对病原体的易感性，进而有效预防相关传染病的暴发。这是人类控制和消灭传染病的重要措施，主要包括主动免疫和被动免疫两种方式。通过主动免疫，个体能够主动产生对病原体的抵抗力；而被动免疫则是通过接受来自外部来源的免疫物质，使个体暂时获得对某种病原体的免疫保护。②药物预防：针对某些具有特效防治药物的传染病，在疾病流行期间，采取药物预防措施对易感人群进行保护，可作为一种紧急应对策略。例如，在疟疾流行时，给易感人群服用抗疟药物。然而，这种药物预防的方法存在一些局限性，如作用时间较短、效果不够稳定，而且长期使用还可能导致耐药性的产生。因此，在使用药物预防时，需要综合考虑其利弊，并与其他防控措施相结合，以达到更好的预防效果。

3. 传染病暴发、流行时的紧急措施 《传染病防治法》明确规定，在传染病突然暴发或广泛流行的情况下，疾病预防控制机构必须迅速向当地卫生行政部门报告。随后，当地卫生行政部门应立即通知当地政府，并向上级卫生行政部门以及国务院卫生行政部门进行汇报。

当地政府必须迅速行动，按照事先制定的预防和控制预案进行防治工作，以切断传染病的传播途径。在必要时，经过上一级人民政府的批准，可以实施以下紧急措施并予以公告：限制或停止集市、影剧院演出等人群聚集的活动；要求停工、停业、停课；临时征用房屋、交通工具及其相关设施、设备；封闭或封存被传染病病原体污染的公共饮用水源、食品及相关物品；控制或扑杀携带病原体的野生动物、家畜家禽；封闭可能导致传染病扩散的场所。在紧急措施实施以防止传染病扩散的同时，疾病预防控制机构以及省级以上卫生行政部门指定的其他与传染病防控相关的专业技术机构也积极开展工作，负责调查传染病暴发的情况，进行现场处理，并评估防控措施的效果；利用传染病监测信息，预测传染病的流行趋势，为防控工作提供科学依据；开展传染病的实验室检测、诊断和病原学鉴定；对于疫点和疫区，进行卫生处理，并采取应急接种措施，以提高人群的免疫力；组织实施免疫、消毒和控制病媒生物危害的工作，普及传染病防治知识，提高公众的防护意识。医疗部门也积极参与，特别是抢救危重患者，最大限度地减少疫情带来的伤害。国务院卫生行政部门则负责及时、准确地向社会公布传染病疫情信息，并可以授权省、自治区、直辖市人民政府卫生行政部门公布本行政区域的疫情信息，以便公众了解疫情动态，采取相应的防护措施。

二、社区常见传染病的防护

（一）肺结核的预防与治疗

肺结核（pulmonary tuberculosis，TB）是指结核分枝杆菌复合群侵入肺部引起的感染性疾病，是结核病的主要类型，约占全部结核病的85%。

1. 流行病学

（1）传染源：结核病的主要传染源是痰涂片或培养结果呈阳性的肺结核患者。

（2）传播途径：结核病主要通过空气传播。超过95%的结核分枝杆菌的原发感染发生在肺部，它们通过被称为“微滴核”的飞沫进行传播。当肺结核患者排出的飞沫干燥后，会附着在尘土上，随后随风飘浮在空气中形成带菌尘埃。人们吸入这些带菌尘埃后，也可能感染结核病。然而，当结核分枝杆菌通过食物进入消化道时，它们通常会被大量的胃酸杀死，因此一般不会导致感染。

（3）易感人群：结核分枝杆菌对于人群具有普遍的易感性，这意味着大多数人都有可能感染上结核病。易感者在人群中的比例是影响结核病流行的重要因素。易感者接触传染源后是否会受到感染，取决于他们与传染源的接触时间长度和暴露程度。一般而言，接触时间越长、传染源的传染性越强、与传染源接触越密切，那么获得感染的可能性就越大。

（4）流行特征：据世界卫生组织报告，2022年全球有1060万新发结核病患者，高于2021年的1030万和2020年的1000万例，发病率为133/10万，在2020—2022年间增加了3.9%。而在2010—2020年间，发病率年递降率约为2%。世界卫生组织会同中国疾控中心结核病预防控制中心的专家团队，根据我国结核病信息监测系统的新患者登记数据和死因监测系统的结核病死亡数据等，进行了深入的分析与测算。结果显示，我国2022年结核病的新发患者数约为74.8万，相较于2021年的78.0万有所下降。同时，估算的结核病发病率也从2021年的55/10万降至52/10万。尽管如此，在全球30个结核病高负担国家中，我国的结核病发病数仍位居第三，约占全球发病数的7.1%，这一比例低于印度尼西亚（10%）

和印度（27%）。此外，我国结核病的死亡数估算为 3 万，死亡率为 2.0/10 万。耐多药/利福平耐药结核病（MDR/RR－TB）患者的估算数量也达到了 3 万。总体来看，我国的肺结核疫情形势依然严峻，呈现出高感染率、高患病率和高耐药率的特点。

知识拓展

耐药结核病

耐药结核病（drug-resistant tuberculosis）是指结核患者感染的结核分枝杆菌对抗结核药物产生耐药性。在第一个抗结核药物诞生后不久就出现了耐药结核分枝杆菌。随着抗结核化疗在全球的日益普及，由于化疗方案不合理或患者的治疗依从性差，使结核分枝杆菌耐药问题日趋严重，尤其是耐多药结核病和广泛耐药结核病的出现使得结核病流行势态更为严峻。

耐多药结核病（multidrug-resistant tuberculosis，MDR-TB）是指结核患者感染的结核分枝杆菌体外被证实至少对异烟肼和利福平耐药。异烟肼和利福平是一线抗结核药物中效力最强的两种药物，一旦发生耐药，常规化疗就很难发挥治疗效果。MDR-TB 治疗需要采用抗结核药物，治疗成本高昂。

广泛耐药结核病（extreme-drug resistant TB，XDR-TB）指患者感染的结核分枝杆菌除了对异烟肼和利福平耐药（即 MDR-TB）外，还对任何氟喹诺酮类药物及三种二线注射药物（硫酸卷曲霉素、卡那霉素和阿米卡星）中的至少一种具耐药性。XDR-TB 流行是当前全球结核病控制面临的最严峻的挑战之一。

2. 诊治与护理 肺结核病在早期往往没有明显的自觉症状，因此可能在健康检查时才被发现。而对于活动性肺结核，其常见的症状包括咳嗽、咳痰、胸痛及咯血等呼吸系统症状，同时还会出现疲劳、食欲缺乏、消瘦等全身性症状及发热、盗汗、月经不调等表现。

（1）肺结核的诊治：肺结核病的主要检查手段包括痰细菌学检查和胸部 X 线摄片。一般情况下进行痰涂片镜检；在具备相应条件的地区，还可以进行痰培养检查以获取更准确的诊断结果。根据《中国结核病防治规划实施工作指南》的规定，肺结核病的诊断要点如下。

对于涂阳肺结核患者，只要符合以下三项中的任意一项即可确诊：一是初诊肺结核患者在痰涂片镜检中连续两次发现结核分枝杆菌阳性；二是痰涂片镜检一次阳性并结合痰培养结果为阳性；三是尽管只有一次涂片阳性，但经过病案讨论会或主管专业医师的确认，X 线胸片显示存在活动性肺结核病变阴影。

而对于涂阴肺结核患者，主要的诊断依据是初诊肺结核患者在痰涂片镜检中连续三次未发现结核分枝杆菌，并且 X 线胸片显示与活动性肺结核病相符的病变。

确诊肺结核病最直接的依据是对患者的痰液样本进行培养，并成功从中分离出结核分枝杆菌。但鉴于结核病主要分布在较为贫困落后的地区，开展以细菌培养为依据的细菌学诊断存在诸多困难，而且结核分枝杆菌培养耗时长达 4～8 周，因此目前在高负担国家和地区结核病诊断仍以显微镜下的痰涂片诊断为主。但以分子生物学技术为基础、准确、快速、安全、简便和成本效益合理的新型诊断方法已逐渐在一些资源相对充裕的国家实施。

现代结核病的治疗主要依赖于化学疗法，这一基础治疗遵循“早期、联合、适量、规律、全程”的治疗原则。其中，“早期”原则强调一旦确诊结核病，应立即进行抗结核药物治疗。及早治疗有助于药物更好地渗透和分布，促进巨噬细胞吞噬结核分枝杆菌，从而加速炎症的吸收和组织的修复过程。“联合”原则指将多种抗结核药物配伍使用，这样可以利用不同药物对细胞内、外结核分枝杆菌的杀菌、抑菌作用，增强药物的杀菌效果，并防止耐药性的产生。“适量”原则在治疗结核病时至关重要。医生会根据患者的体重，参考抗结核药物的推荐剂量，精确计算并给予适当的药物量。药物剂量过少，结核分枝杆菌可能会逐渐适应并产生耐药性；而剂量过多，则可能引发药物的不良反应，给患者带来额外的身体负担。“规律”原则是指患者需要严格按照规定的抗结核治疗方案执行，这包括选择正确的药物种类、确定适当的剂量、遵循特定的服药方法和时间等。随意更改治疗方案或间断服药都可能影响治疗效果。规律的用药有助于维持稳定的血药浓度，从而更有效地杀灭结核分枝杆菌，并减少耐药性的发生。“全程”治疗是确保结核病得到有效控制的关键环节。一个完整的抗结核化疗方案通常包括强化期和继续化疗期，持续时间一般为 6 ~ 9 个月。一旦确定治疗方案并开始治疗，卫生服务提供者应采取有效的健康教育措施，并提供定期的督导，以确保患者能够连续不间断地完成整个治疗过程。这样的全程管理对于防止病情复发、确保治疗效果具有至关重要的作用。

（2）肺结核的护理：结核病通常是一个慢性发展的过程，尽管病程较长，但只要经过规范的抗结核治疗并积极配合医嘱，大多数患者都能实现治愈，治愈后一般不会对日常生活和工作造成影响。在护理方面，首先要确保患者的饮食富含高热量、高维生素和高蛋白，且易于消化。患者应单独居住，确保房间阳光充足，并注意定期开窗通风，保持空气流通。在病情严重时期，患者应卧床休息，随着病情好转，可以逐渐增加活动量，但要避免过度劳累，防止病情复发。药物治疗是结核病治疗的关键，通常需持续 6 ~ 12 个月。患者应严格按照医嘱服药，并注意观察药物可能带来的不良反应。同时，需要定期进行肝、肾功能的检查，以及听力、视力的筛查。服药期间，患者应严格禁酒。

在病情监测方面，要密切观察患者的体温、盗汗、咳嗽、咯血、胸痛、呼吸困难等表现，并指导患者如何监测咯血的前兆，如何判断咯血的量，以及掌握正确的咳嗽方法。心理护理同样重要。由于结核病治疗周期长，患者容易产生焦虑、恐惧和孤独等情绪。因此，需要帮助患者正确看待疾病，鼓励他们树立战胜疾病的信心，保持积极乐观的心态，并培养他们自我照顾的能力。在随访指导方面，初治和复治患者在治疗的不同阶段都应进行痰涂片的随访检查。治疗结束时，还应进行胸部 X 线检查，以评估治疗效果。

3. 控制策略与预防措施

（1）肺结核的控制策略：为了在全球范围内有效控制结核病的流行，世界卫生组织（WHO）呼吁各国政府利用现代医疗卫生组织和技术，制定并实施国家结核病控制规划（National Tuberculosis Control Program，NTP）。在此过程中，特别强调推行督导短程化疗（directly observed therapy short-course，DOTS）策略作为 NTP 的核心内容。DOTS 策略主要包含以下五个关键要素。

第一，政府需承担主要责任，将结核病列为重点防治疾病，加强领导和支持力度，确保有足够的人力资源和资金，以满足实施现代结核病控制策略的需求。

第二，以痰涂片检查作为主要手段，用于发现和诊断肺结核患者，这是确保早期发现和有效治疗的关键步骤。

第三，推行医护人员在面视下的短程督导化疗，这有助于确保患者按医嘱正确服用药物，提高治疗效果。

第四，定期且不间断地提供抗结核药物，确保患者能够持续接受有效治疗，降低病情恶化和复发的风险。

第五，建立健全结核患者的登记报告制度和评价监控系统，实时反馈信息，以指导并改进工作，确保控制规划的有效实施和持续改进。

DOTS 策略的推行和实施，大幅度提高了患者的发现率和治愈率，同时可以防止耐药菌株的产生。2001 年起，在第三个结核病控制十年规划的指导下，我国全面推行现代结核病控制策略。至 2005 年，我国的结核病发现率已达到 WHO 要求的 70% 目标，DOTS 策略覆盖率已达 100%，患者治愈率也在 85% 以上。

然而，DOTS 策略的制定主要基于 20 世纪 90 年代的结核病流行特征，在当前全球结核病疫情变化和耐药结核病流行日趋严重的情况下，DOTS 策略表现出较大的局限性。因此，WHO 和全球结核病遏制联盟于 2006 年倡导将 DOTS 策略向遏制结核病策略（stop TB strategy）转化，宗旨是在提高 DOTS 质量的基础上全面提升结核病控制工作的力度和深度。遏制结核病策略由 6 部分内容组成：①继续高质量的 DOTS 扩展和加强；②应对 TB/HIV、MDR-TB 和其他挑战；③贡献于卫生体系的改革；④吸纳所有的卫生服务提供者参与结核病控制；⑤发挥社区和患者作用；⑥促进科学研究。目前，结核高负担国家已逐步开始将遏制结核病策略纳入国家结核病控制规划的工作当中。

（2）肺结核的预防措施：①管理传染源：对于痰菌阳性的患者，必须实施严格的隔离措施。患者应当独居一室，确保其饮食、食具及生活用品等与他人完全分开，以防止结核分枝杆菌的传播。同时，患者的被褥、衣物等应在阳光下暴晒 2 小时进行紫外线消毒，而食具等则可以通过煮沸 1 分钟的方式来杀灭结核分枝杆菌。②切断传播途径：尽量避免前往公共场所，以减少接触病原体的机会。外出时，应佩戴口罩，并避免直接面对他人面部说话，以防飞沫传播。同时，切勿随地吐痰，应将痰液吐在纸上，并进行焚烧灭菌处理，以防止结核分枝杆菌通过痰液传播。③保护易感人群：结核患者应到专科医院住院治疗，与家人及他人进行空间上的隔离，且对患者家属及密切接触者，进行 X 线检查和痰液培养，未接触结核分枝杆菌的儿童接种卡介苗。

4. 社区管理与家庭访视

（1）肺结核的社区管理：①及时发现：应高度关注出现咳嗽、咳痰持续 2 周以上或痰中带血等肺结核可疑症状的人群。一旦发现疑似肺结核患者，应立即将其转诊至当地指定的医疗机构进行规范的诊断和治疗，并确保及时上报相关信息。同时，还应积极开展耐药监测工作，深入了解结核病的流行传播规律及菌株的变异情况，以便不断优化防治策略，更有效地应对结核病的挑战。②重点筛查：应着重对病原学检查阳性的肺结核患者的密切接触者、艾滋病病毒感染者和患者、65 岁以上的老年人及糖尿病患者等结核病的高发人群进行主动筛查。此外，还应将结核病筛查纳入学校入学、监管场所入监（所）及流动人口等人群的健康体检项目中，以便更早地发现并控制传染源，防止结核病的进一步传播。

（2）肺结核的家庭访视：对于初次接受药物治疗的肺结核患者，需要每月进行一次访视；对于再次接受治疗的患者，则每 3 个月进行一次访视；而对于慢性开放性患者，应每 6 个月进行一次访视。当收到新的治疗患者报告后，应尽早安排家庭访视，对于市区内的患者，争取在1周内完成初次访视，而郊区内的患者，则尽量在10天内完成。访视的内容主要涵盖以下几个方面：核实患者的服药情况，确保他们按时按量服药；核查剩余药品量，避免药品浪费或不足；指导患者进行消毒隔离，以防止病菌的传播；对患者家属进行健康教育，提高他们对肺结核的认识和防范意识。

（二）病毒性肝炎的预防与治疗

病毒性肝炎（viral hepatitis）是由各种肝炎病毒引起的以肝脏损害为主的全身性疾病，包括由甲型肝炎病毒（hepatitis A virus，HAV）引起的甲肝、乙型肝炎病毒（hepatitis B virus，HBV）引起的乙肝、丙型肝炎病毒（hepatitis C virus，HCV）引起的丙肝、丁型肝炎病毒（hepatitis D virus，HDV）引起的丁肝、戊型肝炎病毒（hepatitis E virus，HEV）引起的戊肝。本病具有传染性强、传播途径复杂、流行面广泛、发病率较高等特点。

1. 流行病学

（1）传染源：甲肝的传染源主要为急性期患者及呈现亚临床型感染状态的人群。而乙肝的传染源则更为广泛，不仅包括急性与慢性乙肝患者（涵盖了多种类型的慢性乙型肝炎、肝硬化及肝癌患者），还包括虽无症状但携带病毒的人群。丙肝的主要传染源同样为急性和慢性患者。丁肝的传染源则主要是急性和慢性丁肝患者，以及携带HBV/HDV病毒的人群。至于戊肝，其主要传染源为戊肝患者及受到感染的动物。

（2）传播途径：①甲肝的传播主要依赖于粪-口途径，常见的传播方式包括食物传播、水传播及日常生活中的接触传播。②相比之下，乙肝的传播途径则更为多样，包括经血传播、母婴传播、性接触传播及日常生活中的接触传播。值得注意的是，不同国家或地区的主要乙肝传播途径可能存在差异。③丙肝的传播途径与乙肝相似，主要是通过血液和性接触进行传播。虽然母婴传播的可能性存在，但其概率相对较低。至于日常生活中的接触等其他传播方式，在丙肝中并不常见。④丁肝的传播途径与乙肝相似，主要通过血液或血液制品进行传播。⑤戊肝的传播主要依赖于粪-口途径，其中由饮水污染引起的流行情况尤为突出。有时，戊肝甚至可能与甲肝一同爆发。

（3）易感人群：①HAV具有普遍的易感性，尤其是对婴幼儿。虽然新生儿在出生时通过胎盘从母体获得了一定的抗-HAV（甲型肝炎抗体），但这种抗体在两年内基本会消失，因此婴幼儿期的甲肝易感性相对较高。人群的易感性成为影响甲肝流行的一个关键因素。②HBV同样具有广泛的易感性，但感染后可获得一定程度的免疫力。HBV高危人群包括感染者的性伴侣和家人、HBsAg阳性母亲所生的胎儿和婴儿、经常接触血液的医务人员、接受输血或血液制品者、器官移植者、血液透析者、免疫能力低下者及HIV感染者等。此外，静脉吸毒人员、男男性接触者和性工作者也是HBV感染的高危人群。③HCV的易感性也是普遍存在的，并不受年龄、性别或种族的限制。多次接受输血或血液制品、血液透析、肾移植、牙病患者、医务人员，以及涉及性滥交的人群（如静脉吸毒者和男男性接触者）均属于丙肝的高危人群。④HDV的易感性也相当普遍，尤其是对于HBsAg携带者和乙肝患者。在乙肝高发区和高危人群中，HDV的感染率也相应较高。⑤HEV同样具有普遍的易感性。从事畜牧业和养殖业、食品行业工作者、难民营人员、野外考察者及商务旅客等，由于接触病毒的机会较多，因此其HEV的感染率也相对较高。

（4）流行特征：①甲型肝炎：作为世界上常见的传染病之一，近年来在我国得到了有效的控制。随着卫生条件的不断改善及甲肝疫苗在广大人群中的广泛接种，我国甲肝的发病率已经显著下降。然而，仍需警惕的是，局部地区仍不时出现甲肝的暴发或流行情况，这提醒我们仍需持续加强防控工作，确保公众的健康安全。②乙型肝炎：HBV 感染在全球范围内广泛存在，据世界卫生组织报道，全球大约有 20 亿人曾经或正在感染 HBV。而在各类病毒性肝炎中，乙肝对我国居民的健康构成了最大的威胁，其危害程度不容忽视。③丙型肝炎：丙型肝炎在全球范围内均有分布，其发病无明显季节性，且更多见于成年人群体。HCV 感染后，慢性化的趋势较为显著，尤其是与 HBV 重叠感染时，病情更易于恶化，发展为肝硬化和肝癌的风险会显著增加。④丁型肝炎：在所有类型的病毒性肝炎中，丁肝的预后表现最差。当 HDV 与 HBV 发生重叠感染时，病情往往容易迅速恶化，可能发展成急性重型肝炎、慢性肝病，甚至可能演变为原发性肝癌，给患者带来极大的健康威胁。⑤戊型肝炎：戊型肝炎在亚洲、非洲和中美洲的发展中国家尤为流行，我国也是戊肝的高发地区之一，男性的戊肝发病率普遍高于女性。值得注意的是，孕妇在孕晚期如果感染戊肝，其病死率会相对较高。

2. 临床特征和护理要点

（1）临床特征：各类病毒性肝炎在临床上的表现颇为相似，常见的表现包括全身乏力、食欲缺乏、厌恶油腻食物、黄疸等，同时可能伴随发热、腹痛、恶心和呕吐等症状。仅凭这些临床表现，很难确切判断是哪种肝炎病毒引起的感染。因此，为了明确感染的病毒类型，需要结合血清学等实验室检测结果进行综合分析。

（2）护理要点：对于病毒性肝炎患者的护理，主要应侧重于确保患者充分休息和按时服药。特别是急性期的患者，需要强调卧床休息的重要性，避免过度运动以防止病情恶化。此外，关注患者的心理状况，及时进行心理疏导，也是护理工作中不可忽视的一环。饮食以清淡可口，加强营养为主。定期复查实验室和影像学检查，了解病毒性肝炎患者的恢复情况。

3. 预防策略和措施

（1）经肠道传播的病毒性肝炎的预防：甲肝和戊肝主要经肠道传播，应采取以切断粪－口传播和疫苗接种相结合的综合性预防策略。①管理传染源：做好传染病报告工作，对患者应早发现、早诊断、早报告、早隔离、早治疗，加强疫情监测和预警，甲肝和戊肝患者可住院或留家隔离治疗，治疗后应尽早对患者居住地、活动场所及接触物品等进行消毒，不得从事直接为顾客服务的工作。②切断传播途径：大力开展健康教育和健康促进，提高个人卫生水平，搞好饮食行业、饮水和环境卫生监督，防止“病从口入”。③保护易感人群：主动免疫和被动免疫是预防和控制甲肝和戊肝的有效手段。

（2）经肠道外传播的病毒性肝炎的预防：乙、丙、丁型肝炎主要通过肠道外途径进行传播，其中血液传播是主要的感染方式。在我国，乙肝的防控工作主要采取以免疫预防为主、防治并重的综合策略，旨在全面降低乙肝的发病率和传播风险。①管理传染源：加强高危人群的筛查工作，对急性期和慢性活动期患者应进行适当的隔离，对传染源可能污染的物品和环境进行必要的消毒，进行特异性药物治疗。②切断传播途径：加强用血或血液制品安全和管理的各项措施，减少和防止经血传播疾病的危险，阻断母婴传播，预防和控制性接触和静脉吸毒传播。③保护易感人群：主动和被动免疫及健康教育是实现预防和控制肝炎病毒感染的有效途径。

4. 社区管理与家庭访视

（1）社区管理：WHO 将每年 7 月 28 日设立为世界肝炎日，主要目的是向公众宣传有关病毒性肝炎预防、筛查和治疗知识。社区护士应结合 WHO 及我国世界肝炎日主题，积极开展社区健康教育，并为社区人群进行乙肝疫苗注射，做好疾病调查、信息报告、生活指导等各项社区防治工作。①患者管理：所有急性肝炎患者均应采取隔离措施。甲肝和戊肝患者的隔离期应从发病日起算，持续 3 周；乙肝患者在急性期最好隔离至 HBsAg 转阴；而丙肝患者则在急性期隔离直至病情稳定。②携带者管理：无症状 HBV 和 HCV 携带者、传染性指标为阳性者，不宜从事直接接触入口食品的工作及托幼工作，禁止献血。③特殊人群管理：饮食行业人员和保育员每年都需要进行一次健康体检，一旦发现肝炎病例，应立即进行隔离治疗。托幼机构在发现急性病毒性肝炎患者后，除了对患者进行隔离治疗外，还应对接触者进行医学观察。同时，献血员在每次献血前都应接受体格检查，包括检测 ALT、HBsAg 和抗 - HCV。任何 ALT 异常和/或 HBsAg、抗 - HCV 阳性的献血员都不得献血。

（2）家庭访视：对慢性肝炎患者，应每年至少访视 1 ~ 2 次，提供药物指导、活动指导、消毒隔离指导生育指导、心理指导和家庭健康教育等。

（三）艾滋病的预防与治疗

艾滋病，全称为“获得性免疫缺陷综合征”（acquired immunodeficiency syndrome，AIDS），是由人类免疫缺陷病毒（HIV）所引发的致命性传染病，其病死率极高。这种病毒一旦侵入人体，便会攻击并破坏免疫系统，使感染者逐渐失去对各种疾病的防御能力，最终走向生命的终结。目前，医学界尚未研发出有效的疫苗来预防艾滋病，也没有能够彻底治愈这一疾病的药物或方法。艾滋病自 1982 年被正式命名以来，尽管在 1983 年已经发现了其病原体，但它仍然是当今医学界面临的最棘手的难题之一。

1. 流行病学

（1）传染源：HIV 感染者和艾滋病患者均是传染源。感染者和患者的血液、精液、阴道分泌物、乳汁及伤口渗出液中均含有大量的 HIV 病毒，这些体液均具有极强的传染能力。

（2）传播途径：性接触是艾滋病传播的主要途径之一，无论是同性、异性还是双性接触均有可能传播。血液传播也是一个重要的传播途径，例如，通过输入被 HIV 污染的血液或血液制品，共用被污染的注射器和针头，以及接受介入性医疗操作等都有可能感染 HIV。同样，母婴传播也是艾滋病传播的一种方式。除此之外，还有一些其他途径，如人工授精、器官移植等也可能导致艾滋病的传播。

（3）易感人群：人群普遍易感，高危人群包括男性同性恋者、双性恋者、静脉吸毒者、与 HIV 携带者经常有性接触者。

（4）流行特征：AIDS 在全球肆虐流行，已成为重大的公共卫生问题和社会问题。全球范围内，目前共有 3790 万 HIV 感染者及 AIDS 患者。令人欣慰的是，HIV 的新发感染数量总体在减少；2008—2018 年，因 AIDS 导致的死亡人数已减少了一半，这显示了全球在 AIDS 防治工作上的显著成效。然而必须认识到，尽管有所进展，但总体形势仍然相当严峻。回溯至 1985 年，我国发现了首例艾滋病感染病例。自此，我国艾滋病的流行趋势呈现出以下四大特点：首先，疫情的上升速度正在逐步放缓，这标志着我国艾滋病综合防治工作的积极效果；其次，性传播一直是主要的传播途径，且同性传播的增长速度尤为显著；再者，尽管全国总体艾滋病疫情保持在一个相对较低的流行水平，但部分地区疫情依然严重；最后，受到艾滋病影响的人群数量正在增加，其流行模式也愈发多样化。这些特点表明，我们在艾滋病防治工作上仍需继续努力，不可松懈。

2. 临床分期与护理措施

（1）临床分期：从 HIV 感染到发展为 AIDS，是一个复杂而连贯的自然过程。临床上，这个过程被划分为四个阶段：急性感染期、无症状感染期（潜伏期）、艾滋病前期及典型艾滋病期。值得注意的是，并非每个感染者都会完整地经历这四个阶段，但每个阶段的患者在临床上都有所体现。这四个时期代表了疾病逐渐发展和恶化的过程。①急性感染期：HIV 感染人体后会出现一系列急性反应，如发热、皮疹、淋巴结肿大和乏力等。这些症状通常持续 2～12 周，多以 6 周为主。此时，血清中的 HIV 抗体水平较低，难以被检测到。由于症状相对轻微，这一阶段容易被忽视。然而，在被感染后的 2～6 周内，抗体通常会呈阳性。随后，患者会进入一个相对健康但无症状的潜伏期。②无症状感染期（潜伏期）：是病毒持续繁殖并破坏免疫系统的阶段。尽管感染者在这个阶段可能没有任何临床症状，但病毒仍在体内活跃，且具有传染性。潜伏期通常从感染 HIV 开始，到出现 AIDS 相关临床症状和体征为止，持续时间一般为 2～10年。③艾滋病前期：是潜伏期后开始出现与 AIDS 相关的症状和体征的阶段。在这一时期，患者已经表现出 AIDS 的基本特征，即细胞免疫缺陷。④典型艾滋病期：是 HIV 感染的最终阶段，此时患者会出现严重的细胞免疫缺陷，容易感染各种致命疾病和发生恶性肿瘤。由于免疫功能全面崩溃，患者将出现各种严重的综合病症，最终走向死亡。

（2）护理措施：对于处于潜伏期的艾滋病病毒携带者而言，无须特殊护理，此时感染者状态与正常人相同，只要按时服药、定期随访即可。而且无论是病毒携带者或是患者都不需要特殊隔离，普通接触并不会导致感染。对于典型艾滋病期的患者而言，通常应该卧床休息、每天定时服用抗病毒药物、注意口腔和皮肤清洁、定期监测患者病情、加强心理护理等。

3. 预防策略与措施 全球 AIDS 战略目标是到 2030 年终结 AIDS 流行。截至 2015 年底，有超过 1500 万名 HIV 感染者接受抗反转录病毒治疗，新发 HIV 感染和死亡率下降，很多国家在消除母婴传播方面取得明显效果，HIV 应对措施已嵌入更广泛的卫生政策和发展计划。

（1）针对传染源的措施：我国当前主要通过两种途径来发现和筛查 HIV 病例。一是免费的自愿咨询和检测（voluntary counseling and testing，VCT），它鼓励人们主动前来寻求帮助和接受检测；二是医疗机构医务人员在提供医疗服务时主动提供 HIV 检测咨询（provider-initiated HIV testing and counseling，PITC），这有助于及早发现和干预潜在的感染者。在特定情况下，如公安、司法和检验等部门，也可采取强制检查措施。尽管目前还没有能够完全治愈 AIDS 的方法，但借助有效的抗反转录病毒药物，能够控制病毒的复制，减少其传播风险，从而让 HIV 携带者和高风险人群能够过上健康、有品质的生活。

（2）针对传播途径的措施：改变不安全性行为，通过多种健康教育和健康促进活动，传播安全性行为知识，促进安全套的使用，可以有效控制 AIDS 传播。证据表明，安全套对 HIV 及其他性传播疾病的防护率达 85% 以上。为了降低吸毒者数量，采取惩治贩毒、强制戒毒与教育相结合的综合性措施。同时，通过实施美沙酮替代疗法（减少静脉注射）和清洁针具交换项目（减少共用针具），以降低吸毒带来的危害，进而控制 HIV 经静脉吸毒途径的传播。针对母婴传播问题，可以通过持续为 HIV 感染的孕产妇和婴儿提供抗反转录病毒药物，并鼓励 HIV 感染产妇所分娩的婴儿采用非母乳喂养的方式减少母婴传播。此外，在孩子满 18 个月时进行检测，以评估阻断母婴传播措施的效果，确保母婴健康与安全。

（3）针对易感人群的措施：加强宣传教育，重视在青少年中开展 HIV 健康教育，强化学校 AIDS 防控工作。近年来，学校特别是高等院校的 AIDS 防控工作出现了一些新情况和新问题，部分地区学生中 AIDS 疫情上升较快，传播途径以男性同性性传播为主。学校需要进一步扩大预防 AIDS 教育工作的覆盖面，注重效果和针对性，加强 AIDS 自愿咨询检测的宣传和行为干预的服务工作，切实保障学生身体健康。自愿性男性包皮环切术、HIV 暴露前预防和 HIV 暴露后预防都是目前研究的热点，预防效果仍在探讨之中。

（4）监测工作：AIDS 监测系统涵盖了多个关键组成部分。HIV/AIDS 病例报告系统负责记录和追踪病例信息；HIV/AIDS 血清学监测系统则通过血清学检测来监测病毒感染状况；HIV 相关行为学监测系统关注与 HIV 传播相关的行为模式；而 AIDS 抗病毒治疗药物的耐药监测系统则负责监测抗病毒药物的治疗效果及可能出现的耐药性。这些系统共同构成了 AIDS 监测的全面框架，为防控工作提供了有力支持。

4. 社区管理与家庭访视

（1）社区管理：①社区健康教育：大力开展预防控制艾滋病的宣传教育活动，旨在帮助社区居民学习和掌握艾滋病防治的基础知识，引导大家避免高风险行为，并增强自我保护意识和能力。②职业暴露后紧急处理：使用肥皂液和流动的清水对局部进行冲洗，若眼部等黏膜受到污染，则可使用大量生理盐水进行冲洗；使用 75% 乙醇或 5% 的碘伏对伤口局部进行消毒处理，并进行适当的包扎；为了预防潜在风险，建议在职业暴露后的 1～2 小时内开始使用预防性药物，并持续服用 28 天；此外，为确保安全，还应进行为期 1 年的医学观察。③在艾滋病疫情严重的地区，积极推动孕妇的孕期保健工作、艾滋病咨询检测服务及鼓励住院分娩，是遏制艾滋病通过母婴途径传播的关键举措。④各级疾病预防控制中心和卫生行政部门指定的医疗机构应设立专门的艾滋病咨询室与筛查实验室，为公众提供免费的咨询与 HIV 抗体初筛检测服务，同时确保咨询者和受检者的隐私得到严格保护。

（2）家庭访视：社区发现艾滋病患者或 HIV 感染者后，社区护士应于 24 小时内进行出访，以后每月访视 1 次。访视内容包括消毒隔离指导、生活指导、心理指导和家庭健康教育等。

第二节　社区突发公共卫生事件的预防与护理

一、概述

（一）相关概念

1. 突发公共事件

（1）概念：突发公共事件（public emergency event）是指突然发生，造成或者可能造成重大人员伤亡、财产损失、生态环境破坏和严重社会危害，危及公共安全的紧急事件。

（2）分类：①自然灾害：主要包括水旱灾害、气象灾害、地震灾害、地质灾害、海洋灾害、生物灾害和森林草原火灾等。自然灾害除了造成社会结构和系统破坏外，还易引发次生灾害，并由此带来继发性损伤和间接性损失。②事故灾难：主要包括交通安全、消防安全及生产安全等企事业单位发生重大安全事故，造成交通运输、供电、供水等公共设施破坏、人员伤亡及环境生态事件等，对公众及社会产生严重影响。③公共卫生事件：主要包括传染病疫情、群体性不明原因疾病、食品安全和职业危害、动物疫情及其他严重影响公众健康和生命安全的事件。④社会安全事件：主要包括恐怖袭击事件、经济安全事件和涉外突发事件等，引发重大刑事案件及群体性事件。

2. 突发公共卫生事件 突发公共卫生事件（public health emergent event）是指突然发生，造成或者可能造成社会公众健康严重损害的重大传染病疫情、群体性不明原因疾病、重大食物和职业中毒，以及其他严重影响公众健康的事件；亦指突然发生的、不可预测的、有公共卫生属性的、危害性和影响达到一定程度的紧急事件。

（二）突发公共卫生事件的特征与分级

1. 特征

（1）突发性：是指事件发生的突然性和不确定性。由于事件发生难以预测，导致日常工作计划被打乱，支持系统不能有效保障等。

（2）危害性：危害性大小根据突发事件程度而定。突发公共卫生事件的发生给组织个人带来很大的损失和管理压力，一方面事件本身可对社会经济产生严重影响，对人民群众的生产工作和生活造成极大影响；另一方面公共资源和医疗资源亦面临巨大的压力，救援人员和物资需求急剧增加。例如，2020 年初新型冠状病毒肺炎的流行，不仅需要大量的医护人员投入疫情一线抢救患者及防疫工作，同时需要进行相关的封闭性管理，也给居民生活带来严重影响。

（3）复杂性：突发公共卫生事件发生和发展的原因复杂、影响广泛，常规经验难以判断和处理，甚至导致事态恶化。因此，突发公共卫生事件的应急处理必须由政府建立统一指挥中心综合协调，需要社会各有关方面及社会成员共同参与和努力，方可将危害降到最低。

（4）扩散性：信息传播渠道的多样化、时效的高速化及范围的全球化，使得突发事件发生很快成为公众关注的焦点，成为各种媒体追逐的“新闻素材”。因此，管理者要关注对事件事态的发展、积极组织应对措施，通过沟通及时发布事件的进展，提高事件进展的透明度，消除各种猜疑及社会不实信息带来的影响。

2. 分级 《国家突发公共卫生事件应急预案》指出，根据突发公共事件性质、严重程度、可控性和影响范围等因素，分为四级：Ⅰ级（特别重大）、Ⅱ级（重大）、Ⅲ级（较大）和Ⅳ级（一般）。

（1）Ⅰ级（特别重大突发公共事件）：灾害范围广，涉及多个省市、几百个县，人员伤亡和经济损失巨大，对一定区域社会经济造成严重影响，需要中央政府组织指挥救灾工作。如 2020 年初的新型冠状病毒肺炎疫情。通常用红色表示。

（2）Ⅱ级（重大突发公共事件）：灾害范围涉及 1 ~ 2 省、几十个县，造成人员伤亡和经济损失严重，对成灾区域人民生活和经济发展造成严重影响，在中央有关部门和省政府领导下组织抗灾。通常用橙色表示。

（3）Ⅲ级（较大突发公共事件）：成灾范围为 1 个省，造成一定人员传播所造成全球伤亡和经济损失难以估量，对发生区域人民生活和经济发展造成严重影响，由中央及他省支援、省政府依靠当地组织进行抗灾救灾。通常用黄色表示。

（4）Ⅳ级（一般突发公共事件）：在局部地区发生，造成一定人员伤亡，灾区人民生活和经济受到一定影响，由省级政府支援，主要依靠当地组织进行抗灾救灾。通常用蓝色表示。

二、社区突发公共卫生事件的预防与管理

（一）社区突发公共卫生事件的预防

社区突发公共卫生事件具有突发性和意外性，涉及的范围十分广泛。因此社区突发公共卫生事件的预防和控制在突发公共卫生事件应急体系中占据重要的、主导作用。社区突发卫生事件的预防包括以下几个方面。

1. 提高社区居民的安全防范意识，落实各项预防措施。

2. 制定应急预案，对突发公共卫生事件进行分级管控。

3. 评估社区的环境和安全隐患，确认潜在危害。

4. 共同合作，广泛参与。开展突发公共卫生事件的防范和处理的培训工作，重视宣传和教育工作。各部门共同协作，广泛发动社区居民参与应对突发公共卫生事件。

5. 根据应急预案，安排预防演练，提高居民的应对能力。

（二）社区突发公共卫生事件的报告

国家设立突发公共卫生事件应急报告制度，以确保信息的及时传递和处理。国务院卫生行政主管部门负责制定突发事件应急报告规范，并建立重大、紧急疫情信息报告系统，以便迅速、准确地掌握疫情动态，为决策提供科学依据。

1. 有下列情形之一的，突发公共卫生事件监测机构、医疗卫生机构和有关单位，应当在2小时内向所在市（县）级人民政府卫生行政主管部门报告；接到报告的卫生行政主管部门应当在2小时内向本级人民政府报告，并同时向上级人民政府卫生行政主管部门和国务院卫生行政主管部门报告。省、自治区、直辖市人民政府应当在接到报告1小时内，向国务院卫生行政主管部门报告。

（1）发生或者可能发生传染病暴发、流行的。

（2）发生或者发现不明原因的群体性疾病的。

（3）发生传染病菌种、毒种丢失的。

（4）发生或者可能发生重大食物和职业中毒事件的。

2. 国务院卫生行政主管部门对可能造成重大社会影响的突发事件，应当立即向国务院报告。

3. 任何单位和个人对突发事件，不得隐瞒、缓报、谎报或者授意他人隐瞒、缓报、谎报。

4. 接到报告的地方人民政府、卫生行政主管部门依照本条例规定报告的同时，应当立即组织力量对报告事项调查核实、确证，采取必要的控制措施，并及时报告调查情况。

（三）社区突发公共卫生事件的处理程序

1. 社区突发公共卫生事件的应急处理程序

（1）综合评估：突发公共卫生事件一旦发生，卫生行政主管部门便会迅速组织专家团队对该事件进行深入的综合评估。评估的主要目的是初步确定事件的性质与类型，并基于评估结果提出是否应当启动突发公共卫生事件应急预案的建议，以确保及时有效地应对和处理。

（2）启动应急预案：启动突发公共卫生事件应急预案，设立应急处理指挥部。

（3）应急报告和信息发布：依据《突发公共卫生事件应急条例》，一旦发现突发公共卫

生事件，应立即上报，不容拖延。任何组织和个人都拥有向人民政府及其相关部门报告突发事件的权利和责任。国务院卫生行政主管部门是向社会发布突发公共卫生事件信息的主要负责单位，如有必要，也可以授权省级、自治区级或直辖市级人民政府卫生行政主管部门发布本行政区域内的相关信息。这些信息的发布应确保及时性、准确性和全面性，以保障公众的知情权。

（4）突发公共卫生事件的常规监测：应设立专门机构，负责突发公共卫生事件的日常监测工作，同时保障监测与预警系统的稳定运行。对于在突发公共卫生事件中需要接受隔离治疗、医学观察的人员，以及疑似患者和与传染病患者密切接触者，在卫生行政主管部门或相关机构采取医学措施时，应积极配合。对于拒绝配合的人员，公安机关将依法协助采取强制措施，以确保公共卫生措施的有效执行。

（5）控制突发公共卫生事件的扩散蔓延：包括处置伤员、公共卫生管理、稳定居民情绪。

（6）寻求援助和合作：当本地力量与技术受限时，应积极争取周边地区的帮助。

（7）突发卫生事件善后工作：迅速恢复和重建遭到破坏的卫生设施，提供正常的医疗卫生服务；为受灾人群提供心理援助；分析突发公共卫生事件的成因，制订有效的控制措施。

2. 社区突发公共卫生事件的救护 社区突发公共卫生事件的现场救护按照“快速分诊、分级处理”的原则对伤病员进行分诊并及时上报；救治的基本原则是“先救命、后治伤”；同时要按照“对症处理为主、先救护后转送”的原则对不同伤情的患者送至不同地方救治，危重患者必须进行必要的现场处置后才可转运。若发现传染患者要立即隔离，并做好消毒和疫情报告。

（1）社区突发公共卫生事件的预检分诊：突发事件预检分诊，也称检伤分类（triage），指评估伤员身体状况的严重程度和需要救护的紧急程度，并判断伤员处理的优先顺序。预检分诊不仅涵盖对伤员伤情的评估，还包括对其心理问题的分诊。其主要目的是通过迅速而准确的评估，实现伤员的合理分流，以确保他们能够得到及时、有效的救护。预检分诊工作通常由经验丰富、判断力强、处置果断的人员担任，要求他们能够在 1 分钟内完成对患者的现场预检分诊。承担这一工作的救护人员会穿着专门的服装（如马甲）并佩戴臂套，以便进行专业的分诊工作。

预检分诊的方法为 START（simple triage and rapidly treatment），即简单分类、迅速治疗。采用 RPM［R（respiration，呼吸），P（perfusion，灌注量），M（mind，意识）］初步预检分诊。RPM 初步预检分诊判断依据如下。①呼吸（R）：无呼吸，给予畅通呼吸道；仍然无呼吸，判断为黑色；呼吸恢复，判断为红色。呼吸存在：超过 30 次/分，判断为红色；低于 30 次/分，检查灌注情况。②灌注量（P）：桡动脉搏动消失或毛细血管充盈时间超过 2 秒，判断为红色；桡动脉搏动消失或毛细血管充盈时间小于 2 秒，检查意识。③意识（M）：不能听从简单的指令（无意识），判断为红色；能听从简单的指令，判断为黄色或绿色。

根据国际规范，预检分诊的标签设计应当具备醒目、共识和统一的特点。我国采用国际通用的标志系统，包括红、黄、绿、黑四种颜色的标签，用以明确区分伤员的伤情严重程度和救治优先级。具体来说，红色标签代表危重伤员，他们的生命体征极度不稳定，随时面临生命危险，预后情况非常不乐观；黄色标签则用于标识重伤员，他们的生命体征也不稳定，存在潜在的生命危险，预后相对较差；绿色标签表示轻伤员，他们的生命体征稳定，没有生命危险，预后情况良好；而黑色标签则用于标记已经因创伤当场死亡且不可逆转的伤员，他们已失去抢救价值。这样的标签系统有助于快速、准确地判断伤员的伤情，并合理安排救治顺序，以最大程度地提高救治效率和成功率。进行预检分诊后，给患者佩戴不同颜色的标签。标签一定要佩戴在患者身体的醒目部位，通常是患者的衣服、手腕等处，以清楚告知现场救护人员，避免在现场忙乱、患者较多及抢救人员和医疗装备不足的情况下，遗漏了对危重患者的及时救治。同时，对神志清醒的患者，应交代清楚注意事项，使患者在必要时可以据此提醒救护人员及交班后的医疗机构人员。

（2）社区突发公共卫生事件的现场救护技术：现场救护技术的首要任务是挽救生命，紧随其后的是预防"二次损伤"或尽可能减少伤残和合并症的发生。在处理过程中，应采用简单、易操作、迅速且高效的处置方法，以确保伤员得到及时而有效的救治，共包括 8 项基本技术：①现场评估，判断病情：迅速进行全身评估，测量患者的生命体征、意识状态及一般情况，如皮肤黏膜的完整性、肢体活动情况等。②保持呼吸道通畅：及时清理呼吸道，保持呼吸通畅；并持续观察患者呼吸情况，若呼吸停止，立即人工呼吸。③心肺复苏：若患者动脉无搏动，立即胸外心脏按压，并配合人工呼吸。④止血：对活动性出血给予止血措施。⑤维持有效血液循环：输液、输血扩容，防止休克和病情恶化。⑥休息：维持安静的环境和合适体位，让患者休息。⑦配合医生治疗：配合医生进行包扎、骨折固定、术前准备及病情监护等。⑧若需转诊治疗，在患者病情允许的情况下尽早送往医院治疗，转运途中继续病情监护，监测生命体征，保证伤者安全。随时与接收医院联系，报告伤情。

知识拓展

"黄金 4 分钟"

在正常室温下，心搏骤停 3 秒之后，人就会因脑缺氧感到头晕；10 ~20 秒后，意识丧失；30 ~45 秒后，瞳孔散大；1 分钟之后呼吸停止，大小便失禁；4 分钟后脑细胞就会发生不可逆转的损害。一般黄金抢救时间为 4 ~6 分钟，如果在 4 ~6 分钟之内得不到抢救，患者随即进入生物学死亡阶段，生还希望极为渺茫。

三、社区突发公共卫生事件的应急管理

应急管理（emergency management）指为了降低突发事件的危害，基于对突发事件的原因、过程及后果的科学分析，有效利用各方面资源，运用各种手段与方法对突发事件进行有效的应对、控制和处理的过程。

（一）应急管理体系与模式

1. 管理体系

（1）组织体系：我国卫生应急体系是由多个主体、部门和组织机构共同构建而成的复杂应对系统。这一体系涵盖了应急指挥管理组织系统、疾病预防控制系统、卫生监督机构体系、医疗救援组织体系及非政府组织等众多组成部分，它们共同协作，形成了一个多角色参与的综合性应对机制。不同的组织和机构在卫生应急的管理实践活动中拥有不同的角色和职责。各组织之间通过构建一系列的制度、规则、规范系统，明确不同组织的责任和分工，确

保众多的参与者各司其职、有机合作、密切配合，以保证突发公共卫生事件的有效应对。在突发公共卫生事件发生后，根据事件的严重程度和分级，迅速成立对应的突发事件应急处理管理中心，负责统一指挥和协调预防和应急处置工作。其主要职责如下：首先，对突发事件进行全面的综合评估，初步确定事件的类型以及可能造成的危害程度；其次，根据评估结果，向上级管理部门提出是否启动预警机制和采取紧急应对措施的建议；最后，组织并协调各成员部门，与社区紧密合作，共同开展突发公共卫生事件的预防和控制工作，以确保公众的健康和安全。

（2）保障体系：①建立应急管理专业队伍：高素质的专业队伍是突发公共事件应急管理不可或缺的重要支撑。为此，应组建突发事件应急保障预备队，通过专业与技能的培训，明确各应急专业人员的职责与任务。同时，建立公共卫生培训和突发事件应急演练基地，以提高人员的专业素养和应对能力。此外，还应着力提升疫情监测和数据分析能力、现场应急处置能力及实验室检验能力，确保在面对突发公共事件时能够迅速、准确地作出反应，有效保障公众的健康与安全。②建立应急管理保障体系：建立完善的应急保障体系是确保正确应对突发事件、降低损失、保障应急救援工作顺利进行的关键所在。这一体系涵盖了多个方面：首先，组建由流行病学、临床医学和护理、实验室检验、卫生监督、环境消毒等专业技术人员构成的队伍，通过加强培训，提升他们在突发公共事件防治方面的知识和技能；其次，确保应急救援资源的充足与网络的畅通，以满足紧急情况下的需求；再次，通过加强物资管理与调配预案的演练，提升如消毒组和综合预防保障等应急组织的响应能力，使其能够迅速参与事件调查、现场卫生处置及救治物品的准备工作，确保整个应急救援过程的顺利进行。

2. 管理模式 突发公共事件应急管理体系是由一系列相互关联的要素组成，具有特定结构和功能的系统，并通过一定的结构与功能保障系统多种功能目标的实现。其中最重要的系统是“一案三制”管理模式。

（1）概念：“一案三制”是指应急预案、应急体制、应急机制、应急法制。“一案三制”是我国应急管理反应体系的核心内容。体制解决的是主体的问题；机制解决的是反映具体程序的问题；法制解决的是规则问题；预案则是行动计划，是在突发公共卫生事件发生之前，针对应急反应主体、反应程序和反应规则，作出明确方案和计划。

（2）意义：“一案三制”的制定，实现了我国在突发公共卫生事件管理方面的防范机制和预警功能，体现了应急管理方面的指挥协调功能、联动处置功能、资源支持与技术保障、社会协同与公众动员功能等。目前，我国的突发公共卫生事件应对体系是以“一案三制”思想为核心框架，不断完善和推进的卫生应急管理体现建设和发展。

（二）突发公共卫生事件的预警

预警（prediction）指在缺乏确定的因果关系和缺乏充分的剂量反应关系证据的情况下，促进调整预防行为或者在环境威胁发生之前采取措施的方案。构建高效实用的预警管理机制，并将其应用于危机管理的预防措施中，能够有效地预防突发事件的发生。预警机制的早期作用在于迅速启动应急反应，从而最大程度地减少突发事件可能带来的危害。

1. 预警分类

（1）直接预警：指对发生烈性传染病或易传播疾病、原因不明性疾病、重大食物中毒等直接进行预警报告。

（2）定性预警：指采用综合预测法、控制图法、尤度法、逐步判别分析等多种统计方法，借助计算机完成对疾病的发展趋势和强度的定性估计，明确是上升还是下降，是流行还是散发。

（3）定量预警：指采用直线预测模型和指数曲线预测模型，多元逐步回归分析建立预报方程，简易时间序列、季节周期回归模型的预测方法等对疾病进行定量预警。

（4）长期预警：采用专家咨询法对疾病的长期流行趋势进行预警。

2. 预警级别与响应　根据预测分析结果，突发公共卫生事件预警响应等级为4级，依次为Ⅰ级、Ⅱ级、Ⅲ级和Ⅳ级，分别采用红色、橙色、黄色和蓝色表示。

（1）Ⅰ级疫情（红色预警）：证实突发事件具备人传人的能力，出现暴发流行。响应措施：在省级疾病预防控制中心的指挥下，开展现场处置。

（2）Ⅱ级疫情（橙色预警）：一定范围内发生3例以上确诊病例，或发生1例或1例以上确诊病例死亡。响应措施：省级疾病预防控制中心给予现场技术指导，疫情发生地负责现场处置。

（3）Ⅲ级疫情（黄色预警）：一定范围内发生1例确诊病例。响应措施：县级疾病预防控制中心现场技术指导，疫情发生地负责现场处置。

（4）Ⅳ级疫情（蓝色预警）：一定范围内发生某种疾病疫情。响应措施：由疫情发生地的疾病预防控制中心负责接触者的医学观察和现场处置。

3. 预警信息发布　依据各类突发公共卫生事件应急预案的规定，针对事件的发生、发展趋势和危害程度，及时发布预警信息。这些预警信息详细包含了突发公共事件的名称、所属类别、预警级别、起始时间、可能影响的范围、需要警示的事项、应采取的应对措施及发布机关等重要内容，以便公众和相关机构能够迅速了解并作出应对。

在应对突发事件的过程中，建立一个及时、透明、可信的信息系统至关重要。充分利用电视、报刊等传播工具，确保在第一时间发布最新信息和事实，以此维护信息发布系统的准确性、及时性和公开性，同时保障信息的可信度和权威性。值得注意的是，所有关于突发公共卫生事件的信息发布，均应由国家卫生健康委员会授权省级卫生行政部门进行，其他任何组织和个人均无权擅自发布相关信息。自2003年严重急性呼吸综合征（SARS）以来，我国在突发公共事件预警机制方面的建设取得了一定的成效，对各类突发公共事件建立了预警预案，建立了信息相互通报的机制，增加了疫情信息的透明度。

本章小结

思考题

1. 简述传染病的预防控制机制。

2. 我国法定报告的传染病有哪些，责任报告人是谁，报告时限是多长？

3. 简述突发公共卫生事件发生特征、分级及应急管理体系的模式。

更多练习

（康立新　杨　鑫）

第十章　社区中医护理

教学课件

学习目标

1. 素质目标

（1）具备中医辨证思维，深入理解其背后的哲学思想与文化内涵。

（2）具备良好的职业道德，通过情境模拟、实践操作等形式，加深对医疗职业责任的认识，学会在诊疗过程中尊重患者、保护隐私，展现同理心与人文关怀。

（3）关注中医最新研究成果，具备自主学习和终身学习意识，以适应不断变化的医疗卫生需求。

2. 知识目标

（1）掌握：中医护理的整体观念、中医护理原则，以及辨证施护的具体步骤和方法；基本中药与方剂知识，中药的性能、功效、配伍禁忌，以及常用方剂的组成、功效、适应证及用药注意事项。

（2）熟悉：阴阳五行学说及其在中医理论体系中的应用。

（3）了解：常见病、多发病的中医辨证分型，常见病证的中医辨治。

3. 能力目标

（1）能根据不同患者的体质、病情，灵活选用针灸、推拿、拔罐、刮痧等中医非药物疗法，或联合中药汤剂进行综合治疗。

（2）能根据社区人群的年龄、性别、职业、体质等特征，设计科学合理的中医养生保健计划，制定个性化中医养生方案。

（3）具备在社区中开展中医健康讲座、义诊咨询、健康宣教等活动的组织能力，有效传播中医健康知识，提高居民健康素养。

（4）具备在医疗团队中的协作能力，学会与医生、护士、患者及其家属等多方有效沟通，共同为患者提供全面、连续的医疗服务。

案例

【案例导入】

某社区居民周某，女，65 岁。因“失眠 2 月余”于中医门诊治疗。患者主诉入睡困难，夜间易醒，且醒后难以再寐，多梦。因近日来家中女儿婚姻出现矛盾，患者思虑甚多，心烦，且食欲缺乏，自觉脘腹胀满，口干口苦，舌质红，苔黄腻。偶有头晕，周身困倦，纳可，小便偏黄，大便正常。中医诊断为“不寐”，证型“痰热内扰”。医生给予中药方剂治疗。

【请思考】

1. 本病属实证还是虚证？临床上如何区别？
2. 作为中医科护士，如何为该患者进行辨证施护？

【案例分析】

中医药学是发祥于中国古代的研究人体生命、健康、疾病的科学，是中华民族的伟大创造，也是中国传统优秀文化的重要组成部分。它具有系统的理论体系、丰富的临床经验和科学的思维方法，在疾病的预防、治疗和康复中具有明显的特色和优势，为我国人民的健康事业和世界医学的发展作出了巨大的贡献。

中医护理学是随着中医学的形成与发展而逐渐兴起的学科，是中医药学的重要组成部分。中医护理是在中医学理论体系指导下，以整体观念主导，辨证施护，运用独特的中医护理技术，指导临床护理、预防保健、康复养生等方面，以保障和促进人的健康。社区中医护理强调以社区人群为中心的整体护理，运用中医护理基本理论知识与护理方法技能，为社区人群辨证施护。

第一节　中医护理概述

中医基本理论包括阴阳学说、五行学说、藏象学说，精、气、血、津液，病因病机等。

中医护理是在中医学理论体系指导下，以整体观念为主导，辨证施护，运用独特的中医护理技术，指导临床护理、预防保健、康复养生等方面，以保障和促进人的健康。中医护理是中医药学的重要组成部分，其理论体系的主要特点是整体观念、辨证施护。

知识拓展

中医理论与古代哲学思想

中医学历史悠久，是我国独特的卫生资源，在中华民族五千年历史长河中，充分发挥着促进人类健康的重要作用。中医理论也融合着古代唯物论等哲学思想。

中医之始本岐黄，哲学基础渊远长；精气学说开本原，运动变化显神机。

阴阳学说为纲纪，天地之道此能诠；五行学说分系统，万物比类皆可归。

学医需谙此哲学，中医思维方确立；取象比类与演绎，灵活运用技艺精。

中医学理论阴阳学说、五行学说、精气学说等均体现着古人探求宇宙本原和宇宙变化的世界观和方法论，传承和发展中医学，弘扬中医学术，推动中医药的国际化和现代化进程，必将促进人类健康事业发展。

一、中医基本理论

中医基本理论是以阴阳五行为理论工具，以藏象经络为理论核心，以辨证论治为诊疗特点的理论体系。在中医基本理论指导下，中医护理运用整体观念及独特的中医护理技术，结合预防、保健、医疗和康复等措施，对服务人群实施中医健康管理和辨证施护。

（一）阴阳学说

1. 阴阳学说的内容 阴阳，是对自然界相互关联的某些事物和现象对立双方属性的概括，它既可代表两个相互对立的事物，也可代表同一事物内部相互对立的两个方面。

阴阳最初的含义是日光的向背，即向日者为阳，背日者为阴。宇宙间一切事物和现象都包含着阴阳相互对立的两个方面，如白昼与黑夜，晴天与雨天，炎热与寒冷等。一般来说，凡是明亮的、温暖的、运动的、上升的、兴奋的、外在的、无形的事物和现象都属于阳；晦暗的、寒冷的、静止的、下降的、抑制的、内在的、有形的都属于阴。阴和阳的相对属性引入医学领域，将人体上部的、外部的、背部的具有推动、温煦、兴奋等作用的物质和功能归属于阳；将人体下部的、内部的、腹部的、内守的、形体的，具有凝聚、滋润、抑制等作用的物质和功能归属于阴。

阴阳学说是运用阴阳对立统一关系来研究、阐释物质世界万物万象相互对立依存及其消长变化规律的学说。其基本内容包括阴阳对立制约、阴阳相互依存、阴阳消长平衡、阴阳相互转化等四个方面。

阴阳对立，是指阴阳属性相反的双方在一个统一体中相互斗争、相互制约和相互排斥，这是自然界普遍存在的规律。阴阳互根互用，是指阴阳双方具有相互依存、相互为用的关系。阴阳双方都是以对方的存在作为自己存在的前提条件，如无热就无所谓寒；没有动也就无所谓静。阴阳消长是指阴阳的对立、互根不是静止不变的，而是始终处于不断消减与增长的变化之中。如四季气候的变化，从冬季到夏季，气候逐渐变热，即所谓“阴消阳长”的过程；从夏季到冬季，气候逐渐变冷，即所谓“阳消阴长”的过程，维持了四季相对的动态平衡。

阴阳相互转化，是指阴阳双方在一定条件下各自向其对立面转化。如热证与寒证之间的转化，高热患者初期表现为面红、咳喘、气粗等，若热盛伤气，则出现四肢厥冷、面色胱白，脉微欲绝等虚寒表现。《素问·阴阳应象大论》曰“寒极生热，热极生寒”即是此意。

2. 阴阳学说在中医护理中的应用 阴阳学说奠定了中医学理论体系的基础，并贯穿于中医护理的各个领域，指导着中医护理实践。

从组织结构及生理功能来看，人体上半身为阳，下半身为明。体表为阳，体内为阴。四肢外侧为阳，内侧为阴；六腑为阳，五脏为阴。从经络来分，经属阴，络属阳。十二正经中，属腑的行于肢体外侧面的为阳经，属脏的行于肢体内侧面的为阴经；从气血来分，气为阳，血为阴。人体正常的生命活动，是阴阳双方相互对立制约、互根互用，保持协调平衡的结果。如以人体的功能与物质的关系而言，人体的生理功能活动属阳，物质基础属阴，物质是功能的基础，没有物质的摄入就没有生理功能；而生理功能又不断促进物质的摄入、化生和贮藏，也就是阴阳的相互依存、相互消长的关系。

从病理变化来看，人体的阴阳失调是疾病发生发展的内在依据。疾病过程即是正邪斗争的过程，其结果引起机体的阴阳失调，包括阴阳偏盛、偏衰、互损、格拒、亡失等多种病理变化，其中以阴阳偏盛偏衰最为常见。阴阳偏盛是指人体在邪气作用下所致的阳或阴高于正常水平的病理变化，包括阳偏盛和阴偏盛。阳盛是指阳邪侵袭人体，导致机体阳气亢盛，出现高热、面赤、口渴、汗出、脉数等实热证的临床表现。阴盛是指阴邪侵袭人体，导致人体阴气亢盛，阴盛则寒，出现形寒肢冷、腹痛、泄泻、脉沉等实寒证的临床表现。阴阳偏衰是指人体内的阳或阴低于正常水平的病理变化，包括阳偏衰和阴偏衰。由于体内阳虚不能制约阴寒，而出现阳虚则寒的虚寒证病理变化和临床表现；由于体内阴虚无力制约阳热，而出现阴虚则热的虚热证病理变化和临床表现。总之，无论疾病的病理变化有多复杂，均可以阴阳的偏盛偏衰进行概括。“阳胜则热，阴胜则寒；阳虚则寒，阴虚则热”是中医学的病机总纲。

中医运用阴阳学说诊断疾病时，首先要分析望、闻、问、切四诊所收集的患者的病情资料，辨别其阴阳属性。如望诊中，色泽鲜明属于阳，色泽晦暗属于阴；闻诊中，语声高亢者多属于阳，语声低微无力者多属于阴；问诊中，口渴喜冷饮者属于阳，口渴喜热饮者属阴；切诊中，脉象浮大洪滑为阳，沉涩细小为阴。所以任何疾病的临床表现均可用阴阳加以概括，并通过分析临床证候的阴阳属性，来判断病证的本质。

中医学认为，人与自然界息息相通，自然环境的阴阳消长必然影响到人体的阴阳变化。人体内部的阴阳变化与自然界的阴阳变化协调一致，就能祛病益寿。《素问·至真要大论》曰“谨察阴阳所在而调之，以平为期”，提出调整人体阴阳是养生保健的最终目标，主张顺应自然界的四时阴阳变化规律，即春夏养阳、秋冬养阴、精神内守、饮食有节、起居有常，维持人体内外环境的统一，达到增进健康、预防疾病的目的。

（二）五行学说

1. 五行学说的内容　五行学说是用来解释宇宙间各种事物和现象发展变化的一种古代朴素的哲学思想，是中医学理论体系的哲学基础之一和重要组成部分。

五行是指木、火、土、金、水五类物质及其运动变化，五行学说认为宇宙间的一切事物和现象都是由这五种基本物质构成，五种物质之间存在相生、相克的关系，通过不断的运动变化和相互作用，维系和推动着客观世界的生存与发展。

五行特性是识测和判断各种事物或现象五行属性的基本依据。《尚书·洪范》曰“水曰润下，火曰炎上，木曰曲直，金曰从革，土爰稼穑”，是对五行特性的高度概括。“木曰曲直”，“曲直”是指树木主干挺直向上、枝条曲折向外舒展的生长态势，进而引申为凡具有升发、生长、条达、舒畅等作用或性质的事物和现象，均归属于木。“火曰炎上”，“炎上”是指火具有温热、上升、光明的特性，进而引申为凡具有温热、升腾、光明等作用或性质的事物和现象，均归属于火。“土爰稼穑”，“稼穑”是指庄稼的播种与收获，“土爰稼穑”指土具有载物，生长万物的作用，进而引申为凡具有受纳、承载、生化等作用或性质的事物和现象，均归属于土。“金曰从革”，“从革”是指顺从、变革的意思，引申为具有肃杀、沉降、收敛、清洁等作用或性质的事物和现象，均归属于金。“水曰润下”，“润下”是指水具有滋润、向下的特性，引申为凡具有滋润、向下、闭藏、寒凉等作用或性质的事物和现象，均归属于水。

五行生克是五行之间关系的正常状态，相生、相克阐释了自然界的正常变化和人体的生理活动；五行相乘、相侮，则用于阐释自然界的异常变化和人体的病理变化（图10－1）。

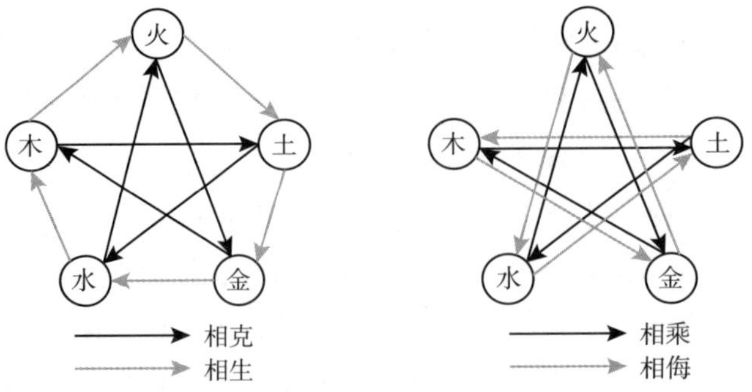

图 10－1 五行生克、乘侮示意图

五行相生是指五行之间有序的相互滋生、促进的关系。五行相生的次序是木生火、火生土、土生金、金生水、水生木。五行相克是指五行之间有序的相互克制、制约的关系。相克的次序是木克土、土克水、水克火、火克金、金克水。

五行相乘是指五行中一行对其所胜之行的过度克制、制约，又称“过克”。五行相乘的次序与相克相同，即木乘土、土乘水、水乘火、火乘金、金乘木。五行相侮是指五行中一行对其所不胜之行的反向克制、制约，又称“反克”。五行相侮的次序与相克相反，即木侮金、金侮火、火侮水、水侮土、土侮木。

2. 五行学说在中医护理中的应用 五行学说是解释各种事物和现象发展变化的一种古代哲学思想，用五行之间的生克制化来阐释人体脏腑组织、经络之间及各生理功能之间的相互关系，用五行之间乘侮来阐释病理状态下的相互影响，指导着临床诊疗和护理。

五行学说将人体的脏、腑、形、窍等组织器官分别配属于五行，构成了以五脏为中心的五个生理病理系统。如人体五脏中的肝，在五行属木，与自然界的春季、东方、风气、青色等相通，与人体中的胆、目、筋等相联系。人体五脏中的心，在五行属火，与自然界的夏季、南方、暑气、赤色等相通，与人体中的小肠、舌、脉等相联系。运用五行生克关系，如木生火，肝属木而心属火，故肝生心，肝藏血可以济心。又如水克火，肾属水而心属火，故肾克心，肾水可上济于心而制约心火。

五行生克关系，对于情志调适与养生有一定的指导意义。如《素问·阴阳应象大论》曰“怒伤肝，悲胜怒；喜伤心，恐胜喜；思伤脾，怒胜思；忧伤肺，喜胜忧；恐伤肾，思胜恐。”

五行学说运用于中医学领域，阐述人体局部与局部、局部与整体之间的有机联系，从而在指导养生保健、诊疗、护理、康复等方面，起到了积极的促进作用。

（三）藏象学说

藏象是藏于体内的内脏表现于外的生理和病理现象。藏象学说是通过观察人体表现于外的各种现象，来探究隐藏于体内的脏腑生理功能、病理变化及其相互关系的学说。其主要特点是以五脏为中心的整体观，主要体现在：五脏与六腑相互配合，五脏与形体诸窍相互联系，五脏生理活动与精神情志相互影响，同时，五脏之间又相互为用。

脏腑，是内脏的总称，包括五脏、六腑、奇恒之腑。五脏，即心、肝、脾、肺、肾；六腑，即胆、胃、小肠、大肠、膀胱、三焦；奇恒之腑，即脑、髓、骨、脉、胆、女子胞。五脏共同的生理特点是化生和贮藏精气。六腑共同的生理特点是受盛和传化水谷。奇恒之腑共同的生理特点是功能似五脏，贮藏精气，而形态似六腑，多为中空。

（四）精、气、血、津液

精、气、血、津液是构成和维持人体生命活动的基本物质，其生成和代谢依赖于脏腑、经络等组织器官的正常生理活动。

精，是指构成人体和维持人体生命活动的精微物质。广义之精，是泛指一切生理作用十分重要的精微物质，如机体中的气、血、津液及从饮食物中吸收的水谷精微、脏腑之精气等，均属于“精”的范畴；狭义之精，是指生殖之精。精的主要生理功能是促进机体的生长、发育和繁衍生殖。

中医学认为气是人体内不断运动着的具有极强活力的精微物质，是构成和维持人体生命活动的最基本物质之体的精、血、津液等生命基本物质，也都是由气所化生的。气的功能主要表现在推动血和津液的生成及运行，维持组织器官正常生理活动，同时还可防御邪气，固摄体内液态物质。再者，气具有气化作用，为脏腑经络活动提供营养物质，从而保证脏腑功能基本活动。

血是富有营养和滋润作用的红色液体物质，运行于脉内，循环流注全身。血液的来源有水谷精微、营气、津液、精髓等。脾胃为气血生化之源，脾胃化生的水谷精微是化生血液的最基本物质。血液正常运行，既需要心、肺、肝之气的推动，又需要脾与肝的固摄，推动与固摄协调平衡，血液才能正常运行，从而为全身各脏腑组织器官的功能活动提供营养。

津液是人体一切正常水液的总称，包括各脏腑组织的内在体液和正常的分泌液。津与液，本属一体，同源于水谷之精气，在生理上，相互为用，相互转化；在病理上，相互影响，故津与液常并称。一般而言，津，清稀，流动性大，主要分布于体表肌肤、肌肉、孔窍、血脉等部位，渗入血脉，其滋润作用明显。液，稠厚，流动性小，主要灌注于骨节、脏、腑、脑、髓等组织器官，其濡养作用显著。

（五）病因病机

病因是导致人体产生疾病的原因。中医学认为，人体各脏腑组织之间，人体与外界环境之间，既对立又统一，维持着相对的动态平衡，人的脏腑、经络的生理活动正常，气血阴阳协调平衡，人体便处在健康状态。当这种动态平衡因某种原因而失衡时，人体就会产生疾病。病机是疾病发生、发展及其转归的机制。疾病的发生发展及转归是极其复杂的过程，受人体内外环境各种因素影响。

二、中医护理基本特点

（一）整体观念

整体观念是对事物和现象的完整性、统一性和联系性的认识。中医学认为人体是一个有机的整体，构成人体的各个组成部分在生理上相互协调，在病理上相互影响。同时还认为人体、自然环境、社会环境之间也是一个不可分割的整体。

1. 人体是一个有机整体　人体由若干脏腑、组织和器官组成，以五脏为中心，按五脏配属联络关系，形成五大系统：心与小肠 – 脉 – 舌 – 面系统，肺与大肠 – 皮 – 鼻 – 毛系统，脾与胃 – 肉 – 口 – 唇系统，肝与胆 – 筋 – 目 – 爪系统，肾与膀胱 – 骨 – 耳 – 发系统，组成一个完整的人体。各个脏腑、组织、器官既有相辅相成的协同作用（如心主血脉，肝藏血，脾统血），又有相反相成的制约作用（如心肾相交，水火既济）。同时各个脏腑、组织、器官的病理变化也是相互联系相互影响的，如肾阴亏损可致肝血不足，反之肝血不足也可引起肾精亏虚。

2. 人与自然环境的统一性 人与自然环境之间存在着紧密的相互关系和相互影响，二者不是彼此孤立的，而是相互依存、相互渗透的关系。人与外界环境有着物质同一性，外界环境提供了人类赖以生存的必要条件，即所谓“人与天地相应”。人类适应外界环境的变化而生存，但当外界环境的变化超过了人体的适应能力，就会患病。自然环境对人体功能的影响涉及许多方面，如一年四季的气候变化，昼夜阴阳的消长，居住条件、环境和生活习惯等。因此在护理疾病时，还必须考虑自然因素，做到因时、因地制宜。

3. 人与社会环境的统一性 人生活在社会环境中，人的活动影响社会，社会环境的变化也会影响人的身心状态。当社会环境发生变化而人体不能作出相应的改变和调整，就会造成人体适应不良。因此，维持良好的社会环境、有力的社会支持、融洽的社会关系，能使人精神愉悦，勇于进取，从而促进身心健康。

（二）辨证施护

辨证施护是中医护理的基本特点之一。“症”“证”“病”是中医学中三个不同的概念。“症”即症状，是疾病的临床表现，如发热、恶心、呕吐等。“证”即证候，是指在疾病发展过程中某一阶段的病理概括。“病”是对疾病发展全过程中特点与规律的概括，如中风等。所谓辨证就是在中医基本理论指导下，通过四诊（望、闻、问、切）收集病情资料，分析、综合资料后辨清疾病的原因、性质、部位和邪正之间的关系，进而概括判断为某种性质的证；施护则是根据辨证的结果，确定相应的治疗护理原则和方法。辨证与施护是护理过程中相互联系、不可分割的两个方面，是指导护理工作理论和实践相结合的基本法则，是中医护理的精髓。

第二节 社区中医护理适宜技术

一、方药基本知识

（一）中药的性能及用法

1. 中药的性能 中药的性能是指中药的性质和作用，简称药效，主要包括四气五味、升降浮沉、归经及毒性。

四气是指药物具有寒、热、温、凉四种不同的药性，又称四性，最早由《神农本草经》提出。寒凉与温热是两类不同的属性，寒凉属阴，温热属阳。寒凉之性的药物有清热、泻火、解毒等作用，如大青叶、黄连、栀子、石斛等，主要用于治疗热性病证；温热之性的药物有散寒、助阳等作用，如附子、干姜、半夏等，主要用于治疗寒性病证。五味是指酸、苦、甘、辛、咸五种药味。药味的产生最初是依据药物的真实滋味，如黄连之苦，甘草之甘甜，但随着用药实践的发展，现今多以作用推断其“味”，如菊花无辛味但具有解表散邪的功效。因此，五味更在于反映药物补、泄、散、敛等作用特性。

升降浮沉是指药物对机体的作用有向上、向下、向外、向内四种不同的趋向性。“升”是指药物具有上升、升提的作用，主要治疗病势向下的疾病；“降”是指药物具有下降、降逆的作用，主要治疗病势向上的疾病；“浮”是指药物具有上浮、发散的作用，主要治疗病位在表的疾病；“沉”是指药物具有沉降、下行的作用，主要治疗病位在里的疾病。

归经是指药物对于机体某部分的选择性作用，表示药物的作用部位，即药物主要对某一经或某几经发生明显的作用，而对其他经则作用较小，甚至没有作用。毒性是指药物对机体的损害性，是反映药物安全程度的一种性能。药物毒性的有无、大小，主要取决于剂量，且与中药的品种、产地、采集、贮存、炮制、配伍、用法及患者个体差异等有关。

认识中药的作用，必须把四气五味、升降沉浮及归经毒性结合起来，在临床应用中，树立有毒观念、无毒用药的思想，以保证用药安全。

2. 中药的用法　配伍是组成方剂的基础，也是中医药物治疗的主要形式。配伍是根据病情需要和中药性能，有目的地将两种或两种以上的中药配合应用。通过配伍，药效出现增强或降低，有的会产生毒性和不良反应等。《神农本草经》将单味药和药物之间配伍应用的七种情况称为中药的“七情”，即单行、相须、相使、相畏、相杀、相恶、相反。如单行是指用单味药治疗疾病，马齿苋治疗痢疾，益母草膏调经止血。相使是指性能功效有某些共性，或性能功效虽不相同，但是治疗目的一致的中药配合使用，常以一种中药为主，另一种或几种为辅，以提高主药的功效。如黄芪与茯苓相配，茯苓能提高黄芪补气利水的作用。

中药的七情除“单行”外，“相须”“相使”可以充分利用其协同作用和增效作用，提高药效，是临床常用的配伍方法。“相畏”“相杀”可以减轻或消除毒性，保证安全用药，是使用毒性药物的配伍方法，也可用于毒性药物的炮制和中毒解救。而“相恶”“相反”则是中药配伍用药的禁忌，应避免使用。同时还应根据药物性质、个体差异、季节、地域等因素，保证中药剂量安全，对于充分发挥药效和确保用药安全具有十分重要的意义。

根据药物的功效和主治，中药一般可分为解表药、清热药、祛风湿药、化湿药、利水渗湿药、化痰止咳平喘药、温里药、理气药、止血药、活血化瘀药、补虚药、安神药、消食药、驱虫药、泻下药（攻下药）等类别（表 10－1）。

表 10－1　常用中药

分类	常用药物	功效
辛温解表药	麻黄、桂枝、生姜、荆芥	发散风寒、止吐止痛
清热解毒药	金银花、连翘、板蓝根、蒲公英、野菊花	清热解毒
化湿药	广藿香、苍术、砂仁、草果	化湿运脾
止咳平喘药	苦杏仁、百部、桑白皮、紫苏子	止咳平喘
温里药	附子、肉桂、干姜、花椒、胡椒、丁香、小茴香	温里祛寒、温经止痛
止血药	白茅根、艾叶、炮姜、三七	凉血止血、化瘀止血
养心安神药	远志、酸枣仁、合欢皮	甘润滋养、养心安神
消食药	山楂、麦芽、神曲、鸡内金	消食化积
驱虫药	槟榔、使君子、南瓜子	杀虫消积
泻下药（攻下药）	大黄、芒硝、番泻叶、芦荟	清热泻火、通便

（二）方剂的组成及剂型

方剂是在中医辨证施法的基础上，按照组方原则，选择适宜的药物，确定用量用法，妥善配伍而成，是中医临床治疗病证的重要手段。方剂的组成需符合严密的组方基本结构，即

“君、臣、佐、使”的组方原则，因此方剂一般由君药、臣药、佐药和使药四个部分组成。

君药是指方剂中针对主病或主证起主要治疗作用的药物，又称主药。君药药力居全方之首，不可或缺。臣药又称辅药，辅助君药加强治疗主病或主证，或针对兼病或兼证起主要治疗作用的药物。佐药，协助君、臣药加强治疗作用或直接治疗次要症状的药物，称佐助药；消除或减轻君、臣药的毒性的药物，称佐制药；在病重邪盛，配伍少量与君药性味相反而又能在治疗中起相成作用的药物，称反佐药。使药分为两种：引领方中诸药直达病所的药物，称引经药；具有调和方中诸药作用的药物，称调和药。

方剂的组成既有严格的原则性，又有较大的灵活性。在临床治疗时，除依据辨证立法确定主方外，组方时还需要根据具体病情、体质、年龄、四时、地域等因素，灵活加减变化，这样才能达到增效减毒、扬长避短、全面兼顾、提高疗效的目的。

方剂在组方之后，根据不同的药性和治疗目的，将药物制备成特定的应用形式，称为方剂的剂型。如《黄帝内经》所载有汤、丸、散、膏、酒、丹等多种剂型，随着制药工业的发展，又研制出许多新的剂型，如片剂、冲剂、气雾剂、胶囊剂、灌肠剂等。根据方剂的功效和主治，方剂一般分为解表剂、泻下剂、和解剂、清热剂、温里剂、安神剂、补益剂、开窍剂、理气剂、治风剂、治燥剂、祛痰剂、祛湿剂、消食剂、驱虫剂等类别（表10－2）。

表10－2 常用方剂

分类	常用方剂	药物组成	功效
解表剂	桂枝汤《伤寒论》	桂枝、芍药、炙甘草、生姜	解肌发表 调和营卫
	麻黄汤《伤寒论》	麻黄、桂枝、苦杏仁、炙甘草	发汗解表 宣肺平喘
清热剂	龙胆泻肝汤《医方集解》	龙胆、黄芩、栀子、车前子、泽泻、木通、当归、地黄、柴胡、炙甘草	清泻肝胆 清利湿热
安神剂	朱砂安神丸《内外伤辨惑论》	朱砂、黄连、地黄、当归、炙甘草	镇心安神
	酸枣仁汤《金匮要略》	酸枣仁、知母、茯苓、川芎、甘草	养心安神
补益剂	四君子汤 《太平惠民和剂局方》	人参、白术、茯苓、炙甘草	益气健脾
祛痰剂	贝母瓜蒌散《医学心悟》	贝母、瓜蒌、天花粉、茯苓、橘红、桔梗	润肺清热 理气化痰
祛湿剂	平胃散《简要济众方》	苍术、厚朴、陈皮、炙甘草、生姜、大枣	燥湿运脾 行气和胃
消食剂	保和丸《丹溪心法》	山楂、神曲、半夏、茯苓、陈皮、连翘、莱菔子	消食和胃
驱虫剂	乌梅丸《伤寒论》	乌梅、细辛、花椒、黄连、黄柏、附子、干姜、桂枝、人参、当归	温脏安蛔

二、社区常用中医适宜技术

常用的中医技术主要包括针刺法、灸法、拔罐法、刮痧法、穴位按摩法、贴敷法、中药保留灌肠法、熏洗法、热熨法等。其中前五种技术相对操作简便、疗效确切且更适合普通社区群众，以下对其具体方法进行介绍。

（一）针刺法

针刺法，又名针法、刺法，是在中医基本理论指导下，利用金属制成的各种不同形状、型号的针具，采用一定手法，刺激人体腧穴的一种操作技术，能起到疏通经络、行气活血、调和阴阳、扶正祛邪的目的（表10-3）。临床常用的针刺法有毫针刺法、皮肤针法、皮内针法、水针法等。此处以毫针刺法为例说明。

表10-3 常见针刺穴位的定位与主治

穴名	定位	主治
大椎	颈椎第七椎棘突下1.5横指的凹陷处	通经活络，调节脏腑，强壮正气
关元	脐下三横指	调节气血，益肾养阳，增强体质
足三里	膝盖下三横指的位置，胫骨前缘一横指	补益脾胃，调理气血，增强免疫力
合谷	手背上示指和大拇指相对的凹陷处	清热解毒，通利经络，止痛
气海	脐中三横指	补益元气，调理脏腑，增强体力
百会	头顶部，两耳尖连线与额头中点的交点	宁神安神，调和阴阳，治疗头痛失眠等
风池	颈横纹与发际交叉点后一横指的凹陷处	散风清热，通利经络，治疗头痛、颈项强直
命门	腰椎第二椎棘突下	补肾壮阳，调理生殖系统
神阙	脐窝正中	调理气血，益脾胃，调和脏腑功能

1. 适用范围 应用范围广，对于内、外、妇、儿及五官等各科病症，均有较显著的效果。

2. 用物准备 治疗盘，一次性毫针，皮肤消毒液，无菌棉签，镊子，弯盘。

3. 操作方法

（1）进针：①单手进针：短针进针常用。拇指、中指持针，中指指端靠近穴位，拇指、中指用力按压，将针刺入所需深度。②双手进针：左手拇指或示指指端切按穴位，右手持针，紧靠左手指甲面将针刺入。

（2）进针角度、深度：针身与皮肤成90°（直刺）；针身与皮肤成45°（斜刺）；针身与皮肤成15°（平刺）。角度、深度根据患者体质、年龄、病情及针刺部位皮肤肌肉薄厚而定。

（3）得气：又称针感，指针刺入穴位后，通过捻转、提插等手法，使针刺部位产生特殊的感觉和反应，一般会出现酸、麻、重、胀的感觉。得气与否直接关系到针刺的治疗效果，行针则有助于得气。行针又称为运针，通过针刺穴内后反复提插或捻转毫针，可加大穴位刺激量。

（4）留针：进针后将针留置在穴内一定时间，一般20~30分钟，以便于继续施行手法，加强针刺功效。

（5）出针：左手持消毒干棉签压住针刺处，右手持针轻微捻转，将针退至皮下后，迅速起出。

4. 注意事项

（1）严格执行无菌操作，一穴一针，防止交叉感染。

（2）检查针具，弯曲、锈蚀、带钩、断裂的针不可用。

（3）胸、背部不宜直刺或深刺，以免损伤心肺。妊娠3个月以内，不宜针刺小腹部腧穴；儿童囟门未闭合者，不宜针刺头部。

（4）局部皮肤有感染、溃疡、瘢痕、肿瘤、出血倾向及高度水肿者，不宜针刺。

（5）针刺过程中密切观察患者反应，如有针刺意外情况发生，应正确及时处理。

（6）留针时应记录针数，出针时再进行核对，以防遗漏。

（二）灸法

灸法是中医传统疗法之一，主要通过在特定穴位或经络上进行燃烧植物材料产生的热量，以达到调理气血、温暖经络、消除寒湿等治疗效果。最常用的灸法是艾灸，即使用炙艾绒或压缩成条状的厚厚艾叶进行灸治。以下是艾灸的具体方法。

1. 适用范围 主要应用于慢性虚弱性病证、风寒湿邪病证，如脾肾阳虚所致的遗尿、遗精、虚脱、休克等，以及风寒湿痹所致的腰腿痛。

2. 用物准备 治疗盘，艾炷或艾条，火柴，无菌棉签，镊子，弯盘。

3. 操作方法 将艾炷或艾条放置皮肤穴位处点燃。也可艾炷或艾条与皮肤间隔某种药物施灸，如盐、蒜、姜片、附子粉末等。

4. 注意事项

（1）施灸顺序一般先上部后下部，先腰背后胸腹部，先头身后四肢。

（2）黏膜附近、颜面、五官和大血管处灸时需谨慎。灸时应防止艾灰脱落，烧伤皮肤和点燃衣服被褥。

（3）灸后局部出现微红灼热属正常，无须处理，如局部出现小水疱，可保护好任其自然吸收，大水疱者可消毒后用无菌针头抽吸水液，消毒纱布包敷。

（三）拔罐法

拔罐法，主要通过在特定穴位或部位使用罐子产生的负压，将皮肤和一部分组织吸附到罐子内，以达到改善气血循环、促进病邪排除、活血化瘀等治疗效果。拔罐通常使用玻璃罐、竹罐或塑料罐等，现代也有电动拔罐仪器。

1. 适用范围 主要应用于风湿痛症、各种神经麻痹，急慢性疼痛如腰背痛、腹痛、头痛等；对于一些感冒、咳嗽等症状，可起到调理经络、宣通肺气的作用。

2. 用物准备 治疗盘，95%乙醇棉球，血管钳，玻璃罐或竹罐，火柴，棉签，镊子，弯盘，皮肤消毒液，干棉球等。

3. 操作方法 在要拔罐的皮肤部位涂抹一些植物油或润肤露，以减少罐子与皮肤之间的摩擦。95%酒精棉球点燃后在罐内绕一圈后立即退出，迅速将罐扣在施术部位。留置10～15分钟，使局部皮肤充血。起罐时，一手指按压罐口皮肤，空气进入罐内即可取下。

4. 注意事项

（1）根据部位不同选择大小合适的罐，并检查罐口周围是否光滑，有无裂痕。

（2）拔罐采取合适体位，尽量选择肌肉丰厚的部位。皮肤如有过敏、水肿、溃疡、肿瘤，以及大血管处、腹部等不宜拔罐。

（3）拔罐时动作要快、稳、准，冬季注意保暖，留罐时盖好衣被，起罐时切勿强拉。

（4）若留罐时间太长而皮肤起水疱时，水疱较小时注意保护避免擦破。水疱较大时，可消毒后用无菌针头抽吸水液，消毒纱布包敷。

（5）使用过的罐，均应消毒处理后备用。

（四）刮痧法

刮痧法，又称刮痧疗法，属于中医中外治法的范畴。该方法通过用特制的器具（通常是具有光滑边缘的刮痧板）对患者的某一部位或者穴位上的皮肤进行刮拭，以促进血液循环、排除风湿寒湿、消散淤血，达到舒筋活络、疏通经络的效果。

1. 适用范围　主要应用于治疗夏秋季时病，如中暑、外感等。另外可调理风湿，对寒湿、淤血等引起的症状，特别是一些肌肉酸痛、关节疼痛、颈椎病等治疗效果较好。

2. 用物准备　治疗盘，刮具，擦纸，治疗碗，清水或植物油等。

3. 操作方法　刮治部位初步清洁后，施术者手持刮具，蘸取植物油或清水，在选定部位或穴位，自上而下，由内向外单一方向反复刮动，数次后感觉涩滞时，可再蘸取清水或植物油后再刮，一般 10～20 次，以局部出现紫红色斑点或斑块为度。刮痧间隔时间一般为 3～6 天，或以痧痕消退为准，3～5 次为一个疗程。

4. 注意事项

（1）刮痧工具须边缘光滑，没有破损。应时时蘸取润肤介质保持润滑，以免刮伤皮肤。

（2）用力均匀，力度适中；对不出痧或出痧少的部位不可强求出痧，禁用暴力。形体过于消瘦、有皮肤病变、有出血倾向者慎用刮痧疗法；有出血性疾病者、五官孔窍及孕妇腹部、腰骶部禁忌刮痧。

（3）刮痧顺序一般先刮颈项部，脊椎两侧部，再刮胸部及四肢部位。刮痧时间一般 20 分钟左右，或以患者能耐受为度。

（4）刮痧过程中要随时观察病情变化，如患者出现面色苍白、出冷汗等，应立即停止，并报告医生，配合处理。

（5）使用过的刮具，清洁消毒处理后备用。

（五）穴位按摩法

穴位按摩法，通过特定手法对人体经络上的特定穴位进行按摩刺激，以起到调整气血流通、疏通经络、滑利关节、健脾和胃、扶正祛邪等作用（表 10－4）。

表 10－4　常见按摩穴位定位与主治

穴名	定位	手法	主治
太冲	足背部，第一、二跖骨间的凹陷处	用拇指或中指的指腹，以适度的力度顺时针方向按摩	疏肝降火，平肝息风，清热利湿
合谷	手背上示指和大拇指相对的凹陷处	用拇指和示指夹住手指，以适度的力度揉搓按摩	发热头痛，热病无汗，缓解胃肠不适、感冒
三阴交	小腿内侧，胫骨下缘三横指	用手掌根部，以适度的力度横向推拿或揉动	健脾祛湿，安神助眠，补血养颜
肾俞	腰部，脊柱两侧的第二腰椎下缘	用拇指或掌根，以适度的力度揉动、推拿或轻击	益肾助阳，缓解腰痛、耳鸣
风池	颈横纹与发际交叉点后一横指的凹陷处	用拇指或中指的指腹，以适度的力度按摩或揉动	缓解头痛，改善脑部、血液循环、颈椎不适
涌泉	足底，足底中央凹陷处	用拇指或手指的指腹，以适度的力度按摩或揉动	安神、祛火、强肾，改善循环，调理血压
大椎	第七颈椎棘突下 1.5 横指的凹陷处	用拇指或中指的指腹，以适度的力度顺时针或逆时针按摩	宁心安神，清肺理气，清热解毒，振奋阳气

续 表

穴名	定位	手法	主治
百会	头顶部，两耳尖连线与额头中点的交点	用指腹、指关节或整个掌面，以适度的力度按摩	醒脑开窍，提升阳气，缓解失眠
曲池	手臂外侧，肘部当肱骨尺侧端横纹下 1 横指	用拇指或指腹，以适度的力度按摩或揉动	调理阳气，缓解肩臂痛、胃肠不适

1. 适用范围 该方法应用范围很广，对于内、外、妇、儿、五官及保健美容等方面均可适用。

2. 用物准备 治疗盘，治疗巾，润肤介质等。

3. 操作方法 针对成人及儿童不同体型，按摩手法有不同特点。成人穴位按摩应遵循有力、柔和、均匀、持久、渗透的原则，多以推、拿、按、揉、捏、搓、摇等手法为主，针对头颈部、腰背部、四肢等不同部位及治疗目的，选取适宜手法。儿童脏腑娇嫩、行气未充，因此手法应轻快柔和、平稳着实，多用解表、清热为主的按摩手法，主要以推、揉、运、按、摩、捏为主。

4. 注意事项

（1）在进行穴位按摩时，要确保找准具体的穴位。可以通过参考穴位图，或在专业医师的指导下进行。

（2）按摩时力度适中，避免用力过猛导致疼痛或伤害。初次尝试时可以用轻柔的力道，逐渐增加力度。

（3）穴位按摩不宜过于频繁，特别是在同一穴位上。且需注意个体差异，每个人体质不同，对穴位按摩的反应也会有差异。

（4）妊娠初期、皮肤破损或感染、局部肿瘤、静脉曲张、大血管和神经处等，避免按摩。避免过度饱食或空腹状态下进行按摩。

（5）按摩过程中要注意观察患者反应，如皮肤颜色、局部温度变化等，出现异常疼痛或不适，应立即停止按摩。

第三节　社区中医护理与养生保健

中医强调平衡阴阳、调和气血的理念，中医护理则以整体观念为基础，辨证施护，从起居、饮食、情志、用药护理、病情观察、病后调护等方面，帮助社区居民建立个性化健康管理方案，为社区人群提供了更贴近生活、更注重预防和调理的健康服务。通过中医的养生保健指导，社区人群可以学到合理的饮食习惯、日常生活方式和体育锻炼方法，形成良好的生活习惯，从而降低患病风险，改善整体生活质量。

一、中医护理基本知识

（一）起居护理

起居护理是指通过调整日常生活的起居习惯，以促进身体的健康和平衡。起居护理在中医理论中具有重要地位，强调人应该顺应自然规律，调整生活方式，以维护身体的阴阳平衡。

1. 早起早寝 中医强调“早睡早起，晨钟暮鼓”，认为在子时（晚上 11 点至凌晨 1 点）至丑时（凌晨 1 点至 3 点）是身体进入最佳修复状态的时段，所以建议晚上 10 点前入睡，早晨 6 点前起床。这有助于充分利用人体的生物钟和阳气的升发。

2. 合理进食 饮食养生，建议保持定时定量的饮食，避免暴饮暴食，注意进食清淡、营养均衡，尽量少食寒凉或刺激性食物，以维护脾胃功能。

3. 运动锻炼 中医认为早晨是阳气升发的时候，适度的运动对于促进气血流通、强身健体至关重要。但避免过度激烈的运动，以免损伤身体，尤其是在体力透支、情绪不佳时要注意适度休息。

4. 清洁卫生 清晨洗脸漱口，有助于清除夜晚积累的口腔细菌，提神醒脑。保持身体清洁，注意局部卫生，有助于维护皮肤健康。

5. 情绪调节 要保持良好的情绪状态，避免过度激动、焦虑、愤怒等情感波动。可以通过冥想、放松身心、听轻音乐等方式调理气机，保持心情愉悦。

6. 居室环境 保持室内通风，新鲜空气流通，可改善室内空气质量。白天保持室内明亮，有助于调节身体的生物钟。

7. 避免夜间作息不规律 中医认为夜晚是阴气升发的时候，因此夜间休息的质量对身体健康至关重要。尽量避免夜间熬夜、加班等不规律的生活作息。

起居护理是中医养生的基本内容之一，通过科学合理的起居生活，有助于调整人体的阴阳平衡，维护脏腑功能，提高机体的自愈能力，达到预防疾病、强身健体的目的。在实践中，起居护理需要根据个体差异和具体情况进行调整，形成适合个体的生活习惯。

（二）饮食护理

饮食是维持人体生命活动的物质基础，合理饮食是人体五脏六腑得以濡养的源泉。饮食护理在中医养生理念中扮演着重要的角色，通过调整饮食结构和方式，有助于促进体内阴阳平衡、调和脏腑功能，从而维护身体的整体健康。这一方法强调个性化、因材施教，根据个体体质和环境差异进行调整，是中医养生的重要组成部分。

1. 食物的性味和功效分类 在中医理论中，食物的性味和功效是重要概念，用以指导饮食调理和药膳选择。

（1）五味：酸、甘、苦、辛、咸五种基本味道。

酸：具有收敛作用，常用于治疗汗多、泄泻等症状。

甘：具有补益作用，常用于滋补身体、益气养血。

苦：具有清热、泻火、解毒的作用，常用于清热利湿、解毒降火。

辛：具有散寒、发散、行气的作用，常用于驱散寒邪、促进气机畅通。

咸：具有软坚散结、润燥通利的作用，常用于软坚化结、润燥导滞。

（2）四性：寒、凉、温、热是食物的四种性质。

寒：寒性食物具有清热、泻火、解毒的作用，适用于热病、发热的人。

凉：凉性食物具有清热解毒、润燥化痰的功效，适用于燥热、痰热等症。

温：温性食物具有温补、驱寒、温阳的作用，适用于寒冷、阳虚的人。

热：热性食物具有温暖、驱寒、活血的功效，适用于寒冷、血瘀的人。

（3）功效：具体如下。

滋补养生：一些食物具有滋养身体、补益气血的功效，如人参、枸杞、蜂蜜等。

清热解毒：具有清热、解毒、抗炎作用的食物，如金银花、菊花、黄瓜等。

利湿化痰：适用于湿邪滞留、痰浊阻塞的情况，如白术、莲子、山药等。

补肾壮阳：有助于滋养肾气、壮阳固精食物，如枸杞、黑芝麻、海参等。

养血安神：具有滋养血液、安定神经的功效，如红枣、龙眼肉、枸杞等。

（4）常用食物分类（按功效）：具体如下。

滋补养生类：人参、枸杞、黄芪、山药、鸡肉、鲍鱼等。

清热解毒类：金银花、菊花、藿香、黄瓜、苦瓜等。

利湿化痰类：白术、莲子、山药、芥菜等。

补肾壮阳类：枸杞、黑芝麻、海参、狗肉等。

养血安神类：红枣、龙眼肉、枸杞、桂圆等。

清肝明目类：菠菜、胡萝卜、枸杞、绿茶等。

润肺止咳类：梨、雪梨、银耳、川贝等。

清热利水类：冬瓜、黄瓜、芹菜、薏米等。

降血脂降压类：大豆、红枣、葡萄、大蒜等。

调理肠胃类：粳米、山楂、薄荷、香蕉等。

需要注意的是，食物功效的分类并非绝对，同一种食物可能有多种功效，而且个体差异和具体病情也会影响食物的适用性。在选择食物时，要根据个体身体状况和需要，结合中医养生理念进行科学搭配。在患病情况下，需在医生指导下进行饮食调理。

2. 饮食原则及饮食宜忌

（1）饮食基本原则：主要包括荤素搭配、五谷杂粮、因时制宜、适度烹调、定时定量、保持水平衡等。

荤素搭配：均衡摄入动植物性食物，保持膳食中荤素的搭配平衡，防止偏食或过度依赖某一类食物。如一餐中既有瘦肉、鸡蛋等动物性蛋白质，又有豆腐、蔬菜等植物性蛋白质。

五谷杂粮：多样化选择五谷杂粮，如小米、糙米、玉米、薏米等，以保证膳食纤维、维生素和矿物质的充足。

因时制宜：根据季节和气候变化调整饮食，夏季宜清凉解暑，冬季宜食温热食物，以适应自然环境。如夏季多食用西瓜、黄瓜等清凉蔬果，冬季则适宜食用姜汤、红枣等温热食材。

适度烹调：采用适度的烹调方式，减少油脂摄入，避免高温加工食物，保持食物的天然营养。如多选择蒸、煮、炖等健康烹调方式，减少油炸和烧烤的频率。

定时定量：规律饮食，定时用餐，避免暴饮暴食，维持脾胃功能的平衡。

保持水平衡：适量饮水，均匀分布饮水时间，保持每天足够的水分摄入，有助于清除体内废物、维持水电解质平衡。

（2）饮食宜忌：俗称忌口。许多疾病难愈或愈而复发，往往与不注意饮食宜忌有关。

1）宜：具体如下。

宜五谷杂粮：多样化选择谷物，如小米、糙米、玉米、薏米等，以保证全面的营养摄入。

宜荤素搭配：合理搭配动植物性蛋白质，保持膳食的平衡，有益于脏腑的调养。

宜新鲜蔬果：水果蔬菜富含维生素、矿物质和膳食纤维，有助于增强免疫力。

宜适度烹调：选择蒸、煮、炖等健康烹调方式，减少油脂摄入，保持食物的天然营养。

宜清淡少盐：减少盐分摄入，有利于预防高血压和其他心血管疾病。

宜定时定量：规律饮食，避免暴饮暴食，有助于维持脾胃的功能平衡。

宜温补阴虚：阴虚体质的人适宜食用一些温热性食物，如枸杞、黑芝麻、龙眼肉等。

宜因时制宜：根据季节和气候变化调整饮食，如夏季多食用清凉水果，冬季则适宜食用温热食物。

2）忌：具体如下。

忌生冷生凉：避免过多生冷食物，特别是对于体寒的人，以免伤害脾胃。

忌油腻辛辣：避免过多油腻、辛辣刺激的食物，有助于预防胃肠道疾病。

忌烟酒：戒烟限酒，有助于预防心血管疾病、肝脏疾病等。

忌过多咖啡因：高咖啡因摄入可能导致神经亢奋、失眠等问题，适量即可。

忌过多糖分：控制糖分摄入，有助于预防肥胖、糖尿病等疾病。

忌暴饮暴食：避免过度饥饿或过饱，以免影响脾胃消化功能。

忌过咸食物：高盐饮食容易导致高血压，应适度减少盐的摄入。

忌过量空腹喝水：过量的空腹饮水可能对胃黏膜产生刺激，影响消化功能。

（三）情志护理

情志护理是中医养生理念的重要组成部分，是指在护理实践中，以中医学理论为指导，应用科学的护理方法，改善和消除不良情绪，从而保障和维系人体身心健康状态。它强调情志与健康之间密切相关，情志的调和对于身体的健康至关重要。

1. 情志与健康的关系

（1）情志与五脏六腑：中医理论认为，不同的情绪状态会影响脏腑的功能，进而影响身体的健康。例如，过度愤怒可能伤肝，过度忧虑可能伤脾，过度悲伤可能伤肺，过度恐惧可能伤肾。因此，调理情志有助于维护脏腑的平衡和功能。

（2）情志与气血流畅：情志的舒畅能够促使气血顺畅流通。情志郁结或不畅通可能导致气血不畅，引发各种疾病。相反，积极的情志有助于维持气血的平衡，促进身体的健康。

（3）情志与免疫系统：情绪状态与免疫系统的功能密切相关。持续的负面情绪可能降低免疫系统的抵抗力，增加患病的风险。相反，良好的情绪状态和心情愉悦有助于提升免疫系统的功能。

（4）情志与内分泌系统：负面情绪可能导致激素水平紊乱，影响代谢、生长和发育。因此调理情志有助于维持内分泌系统的平衡，促进身体的正常功能。

（5）情志与心血管系统：不良的情志可能引起心血管系统的紊乱，增加患心脑血管疾病的风险。

（6）情志与神经系统：不良的情绪状态可能导致神经系统的紧张和失调，影响大脑的正常功能。

（7）情志与消化系统：情志心情的起伏波动及不安，可能影响消化系统的正常功能，导致消化吸收功能紊乱，损害胃肠健康。

2. 情志护理的方法　情志护理旨在通过调节情绪、保持心理平衡，达到强身健体、防病治病的目的。护理人员应根据社区不同群体的具体情况，及时给予情志相关护理指导，帮助其消除不良情绪，保持积极乐观的心态。

（1）保持良好的生活习惯：规律的作息和饮食，充足的睡眠，有助于维持身体的生理平衡，减少因生活方式不规律而引起的情绪波动。

（2）运动锻炼：适度的体育锻炼能够促使身体释放愉悦的激素，如内啡肽，有助于缓解紧张、焦虑和抑郁情绪。

（3）学会放松和冥想：学习冥想、深呼吸、渐进性肌肉松弛等放松技巧，有助于调整神经系统的紧张状态，有效地释放负面情绪，减轻身体和心理的压力。

（4）与人交往：保持良好的社交关系，参与喜欢的娱乐活动，与亲朋好友分享心情，增加情感支持。尤其对社区独居老人，鼓励其积极参加社区集体活动，有助于缓解孤独感，改善情绪状态。

（四）用药护理

1. 常用中药剂型给药护理 中药的剂型有多种，包括汤剂、丸剂、散剂、膏剂、煎剂、贴敷等形式。在对社区人群进行中药给药护理时，需要根据患者的具体情况和医嘱，有针对性地进行护理。

（1）汤剂：①准备好中药汤剂，确保药品的质量和剂量准确。②按医嘱的时间和剂量为患者煎煮中药。③告知患者用药的时间、方法和注意事项。④监测患者的用药反应，观察是否有不适症状。

（2）丸剂、散剂：①根据医嘱准确计算和准备中药丸剂或散剂的剂量。②确保患者正确理解用药方法，如是否需要嚼碎、空腹还是饭后服用等。③鼓励患者在服药时配合用水，帮助顺利吞咽药物。

（3）膏剂：①确保患者了解膏剂的使用方法，包括涂抹的部位、频率等。②指导患者在使用膏剂前清洁皮肤，并确保皮肤无损伤。③注意膏剂的用量，避免过度涂抹或使用过多。④观察患者是否对膏剂产生过敏反应，如红肿、瘙痒等。

（4）煎剂：①在煎剂之前，准确测量和计算中药的用量，保证药物的质量。②使用适当的容器和器具进行煎煮，确保煎煮过程的卫生和安全。③煎煮时注意火候和时间，防止药物损失或过度煎煮。④提醒患者在用药前等待药物冷却至适宜的温度。⑤教育患者正确使用煎剂的工具，如温热、保温容器等。

（5）贴敷：①清洁患者贴敷的部位，保持皮肤清洁。②准备好贴敷所需的药物和敷料，确保其安全和有效。③指导患者正确贴敷，注意贴敷的时间和频率。

2. 中医用药“八法”及护理 中医用药“八法”是指中药的八种基本运用方式，分别是泻、攻、温、补、清、燥、散、润。这八法是中医治疗原则的基础，也是中药应用的核心，每一种都有其独特的特点和适用范围，在运用“八法”时，护理同样重要。

（1）泻法

1）特点：通过泻泄作用，促使体内湿热、痰浊等有害物质排出。

2）护理要点：注意防止脱水，保持水分摄入。避免使用过于剧烈的泻药，以免伤及正气。

（2）攻法

1）特点：通过药物的攻击作用，消除病邪，疏通经络。

2）护理要点：对于虚弱体质者，避免用药过度。注意观察患者的反应，及时调整用药剂量。

（3）温法

1）特点：通过温热药物作用，暖化寒凉，活血通经。

2）护理要点：适用于寒凉症状者，特别是在寒冷季节。但要避免过度温热，以防伤及正气。

（4）补法

1）特点：通过滋补药物作用，增强机体的正气，调养脏腑。

2）护理要点：适用于阴虚火旺、气血不足者。需注意用药剂量和时间，防止过度补益。

（5）清法

1）特点：通过清热、解毒作用，清除体内的热邪毒素。

2）护理要点：适用于热症状的患者，如发热、口渴等。避免过度清凉，以免伤及正气。

（6）燥法

1）特点：通过燥湿、燥痰作用，排除湿浊。

2）护理要点：适于湿浊症状的患者，如湿疹、水肿等。防止过度燥热，以免伤及津液。

（7）散法

1）特点：通过散寒、散邪、散结作用，通畅气机。

2）护理要点：适于寒邪症状，如寒痹、风寒感冒等。避免过度散泄，以免伤及正气。

（8）润法

1）特点：通过润燥、滋润作用，调理体内津液。

2）护理要点：适于津液亏损的患者，如口干、便秘等。避免过度滋润，以防湿浊内生。

（五）病情观察

1. 病情观察的方法　望、闻、问、切四诊法是中医观察患者病情、收集资料的基本方法。护士需要有扎实的专业知识基础及临床评判性思维，及时观察发现患者病情变化，运用各种辨证的方法，分析资料，从而为疾病的判断及进一步的辨证施护提供依据。

2. 病情观察的内容

（1）一般状况：包括神色形态、头面、五官、四肢、皮肤、体温、脉搏、血压、呼吸、睡眠、饮食、排泄物、体重、大小便、妇女经带等。

（2）症状与体征：全面、准确、客观地观察描述当前症状与体征出现的时间、部位、性质、诱发因素及伴随症状等。

（3）舌象：主要观察舌苔与舌质，能直接客观地反映人体正气的盛衰，是辨别病邪性质、深浅，判断疾病转归和预后的重要依据。如气血旺盛者舌质红润，气血虚衰者则舌质淡白。如舌苔薄白多为疾病初期，病位在表，苔厚则病邪入里，病位较深。舌偏歪多为风邪，舌有瘀斑或瘀点则为瘀血等。

（4）脉象：主要指脉搏的强弱、深浅、节律形态，能反映全身脏腑功能、气血、阴阳情况。如浮脉，轻取即得，重按稍减而不空，如水上漂木的脉象。浮脉主表证，按之感觉有力的为表实证，按之感觉无力的属表虚证。多见于外感风寒或风热，或某些急性热病初期。沉脉则指脉位低沉，轻取不应指，重按始得的脉象。沉脉主里证，因病邪郁于里，气血内困，则脉沉而有力，为里实证，若脏腑虚弱，气血不充，脉气鼓动乏力，则脉沉而无力，为里虚证。

（5）各种排泄物：观察大小便、呕吐物、痰液、汗液、经带等排泄物的性状、量、色、次数的情况。如发热恶寒且无汗时，属表寒实证；发热恶风有汗的属表虚风热证；白日汗流不止，活动更甚者为自汗，属气虚阳虚、卫阳不固。睡眠时出汗而醒为盗汗，属阴虚。

（6）用药疗效：用药期间需遵守服药禁忌，并注意观察疗效、有无不良反应及毒副作用。严格执行查对制度，合理安排用药。

（7）情志变化：情志异常变化会影响疾病的转归，同时各种疾病也会引起相应的情绪变化。患者因自身脏腑气血功能失调，引起情志异常波动，进而又加剧脏腑气血功能失调，促使疾病加重。如高血压患者，若遇事恼怒，肝阳暴涨，血压可迅速升高，发生眩晕、神志不清、昏仆不语、半身不遂、口眼㖞斜等。因此护士应充分了解患者的精神状态及情绪变化。

（六）病后调护

病后调护即指大病初愈，虽症状好转，但真元大虚，气血未复，精神倦怠，余邪未清，脏腑功能尚未完全恢复者的调养和护理。若调护不当，病邪在体内复燃，则疾病复发。因此，在病证后期适当加强锻炼，做好四时气象护理，合理调配饮食，注意调畅情志，有益于疾病的康复。

1. 防止因风复病 新病初愈，真元尚虚，卫外防御功能低下，常易感受六淫之邪的侵袭而使疾病复发。因此，应随时为患者增减衣被，房间内切忌有穿堂风，不可打开窗门或靠近窗户睡觉，以防虚邪贼风的侵袭。

2. 防止因食复病 《素问·藏气法时论》中指出：“五谷为养，五果为助，五畜为益，五菜为充，气味合而服之，以补精益气”。各种食物中所含的营养成分各有不同，食物也有四气五味，因此食物调配遵循“谨和五味，寒热调和”的原则，有利于患者早日康复。

3. 防止因劳复病 大病初愈，如复有精神刺激或形体劳倦等，易引起疾病复发。因此应调整生活制度，做到轻微的体力劳动和脑力劳动相结合，消除疲劳，宁神养气，安心养病。

4. 防止因情复病 情志所伤，可使气血阴阳失调，脏腑功能紊乱。应指导患者调节情绪，保证心情舒畅。避免五志过极，以免因五志变化使脏腑失调，加重病情。

（七）体质调护

1. 体质的分类特征 体质是指个体在生命过程中，由遗传性和获得性因素所决定的，表现在形态结构、生理功能和心理活动方面综合的相对稳定的特性。人的体质包括“体”和“质”两部分。“体”，即指人的形体、身体，又可引申为躯体及其生理功能。“质”，即指人的特质、性质。

体质禀受于先天，得养于后天，贯穿于人的整个生命过程中。各种先、后天因素，如先天禀赋、后天环境、饮食、疾病、年龄、性别等各方面都对体质的形成产生影响。如父母的身体素质和体质特征影响子代体质特征，个体所处的家庭环境、经济条件、饮食习惯等都会影响脏腑的气血阴阳，从而形成各自独特的、相对稳定的体质特征。

正确认识体质差异性是辨证施护的重要前提。历代医家对体质进行了深入研究，并进行了多种不同分类，其中王琦的体质九分法应用较多。体质九分法是根据阴阳五行、脏腑盛衰、气机升降、经络通畅、气血顺逆、心理平衡、精气神合、人体形态、抗邪能力九个方面来划分人的体质类型的一种方法。具体包括以下九种基本类型。

（1）平和质：阴阳平衡，脏腑功能正常，气机运行顺畅，精气神充沛，形神兼备，身体健康。

（2）气虚质：气不足，脏腑功能相对较弱，容易疲劳乏力，气短懒言。

（3）阳虚质：阳虚阴盛，脏腑功能较弱，产热不足，容易畏寒怕冷，肌肉松弛。

（4）阴虚质：阴液不足，脏腑燥热，容易出现口干咽燥、盗汗等症状。

（5）痰湿质：体内水湿运化失常，痰湿内生，容易肥胖、胸闷、厌食。

（6）湿热质：湿热内蕴，脏腑功能亢进，容易出现面垢油光、口苦口臭等症状。

（7）血瘀质：血行不畅，血脉瘀阻，容易出现面色晦暗、舌质紫暗等症状。

（8）气郁质：气机郁滞不畅，容易出现情绪低落、心烦易怒等症状。

（9）特禀质：先天禀赋异常，容易出现过敏反应、哮喘等症状。

不同体质类型的人具有不同的生理特征和易患疾病，因此在预防和治疗疾病时，需要针对不同体质类型采取不同的调理方法和预防措施。同时，也可以根据体质九分法的理论来指导饮食调理、起居调理、运动调理等方面，以保持身体健康。

知识拓展

《黄帝内经》中不同体质分类

《黄帝内经》通过对个体形、色、体、态、神等各方面的观察，对体质差异进行了分类讨论，对体质进行了多种不同分类。

阴阳分类法中阴阳寒热三分法，将人划分为寒体、热体和众人三类；体质阴阳四分法，将体质分为重阳、重阳有阴、阴多阳少、阴阳和调四种类型。体态分类法中体型分类法（《灵枢·逆顺肥瘦》）将体质分为肥人、瘦人、壮人、肥瘦适中之人、壮士五种类型。此外还有脏腑分类法，包括体质五脏分类、体质六腑分类；人格体质分类法包括形志苦乐惊恐分类法、禀性刚柔勇怯分类法；体质地域分类法等多种分类。

2. 体质调护方法 王琦的体质九分法是一个全面、细致的体质分类方法，可以应用于指导日常生活中的饮食、起居、运动等方面，以保持身体健康。

（1）饮食调护：不同体质类型的人需要不同的饮食调理方法。根据体质选择合适的饮食，可以平衡身体内的阴阳气血，增强身体的免疫力。如平和质的人需要保持饮食平衡，气虚质的人可适量食用益气健脾的食物，阳虚质的人可适量食用温阳的食物，阴虚质的人则应多食用清淡的食物。

（2）起居调护：适当的起居调理可以维护身体的正常生理功能。气虚质的人应避免过度劳累，保证充足的睡眠时间；阳虚质的人应注意保暖，避免受寒；阴虚质的人则应保持室内湿润，避免过度干燥等。

（3）运动调护：适当的运动可以增强身体的免疫力，促进新陈代谢，不同体质类型的人也需要选择不同的运动方式。如平和质的人可以选择多种运动方式，气虚质的人适合进行缓慢的有氧运动，阳虚质的人适合进行适量的力量训练，阴虚质的人则适合进行轻度的有氧运动等。

(4) 情志调护：情志调护有助于脏腑气血通利。气郁质的人应保持心情舒畅，避免情绪低落；特禀质的人则应保持心态平和，避免情绪波动等。

二、中医养生保健

(一) 中医养生保健基本原则

人类的生命活动是非常复杂的活动，健康长寿不是靠一朝一夕的调摄就能实现，历代养生家都主张养生要因人、因时、因地制宜，综合辨证施养。中医养生保健历史悠久，方法多样。随着中医学理论体系的形成，中医养生保健也得到了不断地发展和完善，其基本原则有以下几个方面。

1. 顺应自然 中医认为，自然界的变化与人体健康密切相关。因此顺应自然，根据四季的气候变化、昼夜交替、地理环境等情况，合理调节饮食起居，保持人体与自然环境的和谐统一。例如，春季应注重调理肝气，夏季应注重调理心气，秋季应注重调理肺气，冬季应注重调理肾气。

2. 形神兼养 人的身体和精神是相互依存的，只有形神兼养才能保持身体健康。因此，中医养生保健注重调理身体的同时，也注重调养精神。例如，通过适当的运动、按摩、音乐、阅读等方式来愉悦心情、消除疲劳、增强体质。

3. 保精养气 精气是人体生命活动的根本动力。因此，中医强调保精养气，通过调节饮食、起居、运动等方面来保护和增强人体的精气。例如，饮食方面应注重营养均衡，起居方面应保持充足的睡眠和适当的运动，运动方面应选择适合自己的运动方式。

4. 调心养神 人的情绪和心理状态对身体健康有很大的影响。因此，中医强调情志调护，调心养神，通过调节情绪、保持心理平衡来促进身体健康。如可通过冥想、瑜伽等方法来放松身心、缓解压力。

5. 平衡脏腑 人体内部各个脏腑之间是相互依存、相互制约的。因此，中医养生保健强调平衡脏腑，通过调节饮食、起居等方面来保持各个脏腑功能的正常。例如，通过食用具有滋阴润燥、补血养心等功效的食物来调理心肺功能等。

6. 调和阴阳 以中医的阴阳消长平衡理论为指导，中医养生保健强调调和阴阳，通过调节饮食、起居等方面来平衡人体的阴阳之气。例如，食用温性食物来温阳散寒，食用滋阴食物来滋阴清热等。

(二) 常用中医养生保健方法

人在未病之时、患病之际、病愈之后，都有养生的必要。不同体质、不同性别、不同地区的人也都有各自适宜的养生方法。因此，中医养生保健的适用范围非常广泛。随着社会的发展、人类的进步，人们在追求生命延长的同时，也在不断追求更高的生存质量，具有广泛适应性的中医养生保健正引起人们的高度重视。中医养生保健方法包括起居养生、四时养生、精神养生、药物养生、情志养生、运动养生、经络养生等众多方面，此处简要介绍四时养生、精神养生、药物养生及经络养生。

1. 四时养生 自然界的气候变化对人体有重要影响，因此要根据春夏秋冬四季的特点，调整饮食起居。

春季是万物复苏的季节，人体阳气生发，适宜多吃些温性的食物，如韭菜、姜、葱等，以温阳散寒，促进气血运行。同时要早睡早起，多进行户外活动，舒展身体。夏季气温高，人体阳气旺盛，饮食应以清淡为主，多吃新鲜蔬菜、水果，以清热解暑，补充水分和营养。同时要保持室内空气流通，避免中暑。秋季气候干燥，人体容易受燥邪侵袭，应多吃滋阴润肺的食物，如百合、梨、藕等，以养阴清热，润燥生津。同时要注意保暖，早睡早起，保持室内湿度。冬季气温低，人体阳气内藏，应多吃温性食物，如羊肉、鸡肉等，以温阳散寒，补充能量。同时要注意保暖，保持室内温暖。

2. 精神养生　中医认为，精神状态对人体健康有重要影响。因此精神养生要注意调节情绪，保持心情舒畅，避免情绪波动和过度紧张。遇到挫折和困难时，要学会调节，保持乐观的心态。静心养神，保持心态平和，不要过度追求名利和物质享受。可以练习冥想、瑜伽等放松身心的活动，缓解压力。适度运动可以促进气血运行，增强体质，但不要过度运动，以免损耗气血。保持规律的作息时间，早睡早起，保证充足的睡眠时间。不要熬夜加班或过度疲劳。

3. 药物养生　药物养生是指在中医药理理论指导下，通过合理的药物调理来预防疾病，促进身体健康。使用药物养生要注意体质有个体差异，应根据自己的体质情况选择合适的药物。

适时用药，不同的季节和身体状况需要不同的药物调理。应根据具体情况适时用药，以达到最佳效果。药食同源，许多中草药既可以作为药物也可以作为食物来食用，可以根据自己的需要选择合适的药食同源的食物进行调理。另外，还需注意合理配伍，药物之间有相须、相使、相畏、相杀等关系，应根据药物的性质和作用进行合理配伍，以提高疗效并减少不良反应。

4. 经络养生　经络是人体内气血运行的通道，对身体健康有重要影响。经络养生主要是通过刺激经络上的穴位来调节气血运行和脏腑功能。可以采取按摩常见穴位如足三里、三阴交、合谷等，通过刺激穴位，可以调节气血运行和脏腑功能。针灸疗法可以通过刺激穴位来调节气血运行和脏腑功能。拔罐、刮痧可刺激经络上的穴位和肌肉组织。

三、社区重点人群中医保健

（一）社区围绝经期妇女中医保健

妇女中医保健源远流长，对保障妇女的身体健康起到了很大的作用。《素问·上古天真论》云：（女子）“七七任脉虚，太冲脉衰少，天癸竭，地道不通，故形坏而无子。”妇女到45～55岁，因肾气逐渐衰退，月经逐渐停止，绝经前期及绝经后期数年内称为围绝经期。

围绝经期妇女因肾气渐衰，冲任脉虚，阴阳不相协调，常伴心悸失眠、烦躁易怒、头晕耳鸣、烘热汗出等症，轻重因人而异，与生活环境、精神因素密切相关。因此做好围绝经期妇女保健，可以帮助其减轻症状，消除思想顾虑，保持精神舒畅。

1. 情志调护　妇女诸病与情志密切相关，尤其是过度的忧、怒、悲、恐，可导致阴阳失调，脏腑功能紊乱，百病丛生。忧思伤脾，脾气耗损则气血生化和统摄等功能受累，可致月经失调、闭经等。此外，情志不畅还可加重原有病症。因此，妇女保健应特别重视情志调护，经常观察情志变化，指导围绝经期妇女了解这一过程，积极对待，并采取说理疏导、移情相制、顺情从欲、气功调神等方法进行调节。

2. 饮食调护 饮食是精气津液气血的重要来源，是人体五脏六腑、四肢百骸濡养的源泉。围绝经期妇女多见肝肾阴虚甚或阴虚火旺，故适宜进食具有滋补肝肾、养血补血、滋阴降火作用的食物；忌食辛辣香燥、肥甘厚味及炸、烤、炒、爆等温热助火食品。肝肾阴虚者，宜食木耳、桑椹、山药、黑芝麻、甲鱼、淡菜等。阴虚阳亢者，宜食鸭肉、牡蛎、海参等。心肾不交者，宜食莲子肉、酸枣仁、百合等。脾肾阳虚者，宜食羊肉、栗子等。日常应多食新鲜蔬菜和水果、瘦肉、豆类食品，如芹菜、油菜、西红柿、胡萝卜、蘑菇、海带、红枣等，少食盐和糖，还可配合食用一些具有抗衰老作用的保健食品，如蜂王浆、花粉等。

3. 起居调护 围绝经期妇女肾气渐衰，易疲乏，故应劳逸结合，不宜过度操劳，预防脏腑气血功能紊乱所致的月经失调和肿瘤的发生。提倡适当锻炼身体，增强体质，保证充足睡眠和休息。指导围绝经期妇女坚持工作，增加社会交往，减少紧张忧虑。

4. 妇科普查 定期组织妇科普查，排除妇科肿瘤或早期发现肿瘤。对某些不明原因的症状不可忽视，须进一步检查，如阴道异常出血、外阴瘙痒、白带异常等。

5. 适当治疗 围绝经期妇女卵巢功能逐渐衰退，雌激素水平偏低，有缺钙倾向，应在医生指导下补充适量雌激素和钙片，防止骨质疏松和心血管疾病。适当服用活血化瘀类中药和补肾健身壮骨类中药，如心烦胸闷、乳胀明显者，可服逍遥丸；心悸不宁、失眠健忘者，可服柏子养心丸；少腹痛、经血过多者，可服云南白药；体弱无力、厌食者，可服更年安。

（二）社区老年人中医保健

随着年龄增长，老年人体质下降，对疾病的抵抗力降低，是社区保健的重点人群。全社会，尤其是社区医务工作者，都应尊重和关心老年人，为其创造良好的生活环境和社会环境。

1. 饮食调护

（1）通过发放中医食疗健康处方、宣传单，开设社区主题讲座，开展义务咨询活动等方式，如讲解三低饮食（低盐、低糖、低脂）、优质蛋白质饮食等，使社区老年人确立科学合理的饮食观念。普及科学饮食、中医饮食保健知识、食疗药膳等，有利于提高老年人免疫力和自我保健能力，预防疾病发生。

（2）通过对老年人饮食进行调研，分析饮食偏差及引起的不良后果，并根据目前健康情况调整饮食方案，以有效促进老年人健康。牛奶、蜂蜜、黑芝麻、山药、莲子、豆制品等宜多食，老年人可根据自身情况选择。

（3）四时饮食调养：①春季宜多食蔬菜，如菠菜、芹菜、春笋、荠菜等。②夏季宜多食新鲜水果，如西瓜、番茄、菠萝等；其他清凉生津食品，如金银花、菊花、鲜芦根、绿豆、冬瓜、苦瓜、黄瓜、生菜、豆芽等均可酌情食用，以清热祛暑。③长夏宜选用茯苓、藿香、山药、莲子、薏苡仁、扁豆、丝瓜等利湿健脾之品，不宜进食滋腻碍胃的食物。④秋季宜食用濡润滋阴之品以保护阴津，如沙参、麦冬、阿胶、甘草等。⑤冬季宜选用温补之品，如生姜、肉桂、羊肉等。

2. 情志调护

（1）在社区宣传情绪对健康的影响等知识，强化老年人精神调适的意识，如适当锻炼、张弛有度等。

（2）开展谈心、心理疏导、心理咨询等活动，预防老年人孤独心理，达到心理平衡。

（3）做好老年人精神保健工作，指导其保持稳定情绪，怡情养性，面对现实，正确处理好家庭、社会和疾病等方面的关系，保持心身平衡，达到健康长寿的目的。

3. 起居调护

（1）大力宣传“预防从日常生活做起”的观念，做到科学健身，克服不良生活习惯，建立健康生活方式，合理安排时间，劳逸结合。

（2）宣传并提倡进行有计划、有针对性的身体锻炼。通过科学合理的锻炼，使精神、情绪、阴阳气血保持相对平衡状态。指导老年人参加体育锻炼，但要遵循因人而异、适时适量、循序渐进和持之以恒的原则。

（3）根据老年人个体情况，介绍并指导其进行中国传统养生健身法，如太极拳、太极剑、五禽戏、八段锦等，使老年人采取适合自己体质的保健养生运动，促进健康。

（4）老年人养生十二宜：发宜常梳，目宜常运，耳宜常搓，津宜常咽，肩宜常耸，臂宜常伸，腹宜常摩，腰宜常捂，肛宜常收，腿宜常曲，足宜常按，心宜常静。

知识拓展

五行音乐养生

音乐养生是中医养生的一个组成部分，是运用音乐（主要是五行音乐）来调剂人们的精神生活，改善人们的精神状态，从而起到预防、治疗某些心理情志疾病的作用。

五行音乐是将中国传统医学中阴阳五行、天地人合一的理论与音乐结合，由音乐、中医界等的专家合作设计、创作，精心录制而成。中医五行木、火、土、金、水，对应的五音是角、徵、宫、商、羽，对应的五声是呼、笑、歌、哭、呻，对应的五脏是肝、心、脾、肺、肾。五种调式的音乐因选用的主音不同，旋律和配器不同，所发出的声波与其场质不一样，故对脏腑及情志的作用也各有所异。如属“土”的宫调音乐，可助脾健运，安神宁心，对食欲缺乏、情志异常有纠正的作用；“金”乐能振奋人心，善治急躁，发泄悲观情绪；“木”乐生发舒展，既能发散抑郁，又能平抑怒狂；“火”乐可畅快情怀，通调血脉，抖擞精神；“水”乐发人遐想，启迪心灵，能促进生长发育。

本章小结

思考题

1. 简述中医护理的基本特点。

2. 如何指导社区人群进行艾灸？

3. 简述针对社区老年人养生保健的内容。

更多练习

（张敏锐）

参考文献

[1] 安力彬，陆红．妇产科护理学 [M]．7 版．北京：人民卫生出版社，2022.

[2] 包家明．护理健康促进与健康教育 [M]．2 版．浙江：浙江大学出版社，2020.

[3] 蔡先莲．现代社区护理技术与实践 [M]．广东：汕头大学出版社，2019.

[4] 陈佩仪．中医护理学基础 [M]．2 版．北京：人民卫生出版社，2017.

[5] 冯辉，唐四元．社区护理学 [M]．长沙：中南大学出版社，2017.

[6] 龚婕宁．中医四时养生学 [M]．北京：人民卫生出版社，2019.

[7] 何国平，赵秋利．社区护理理论与实践 [M]．2 版．北京：人民卫生出版社，2018.

[8] 姜丽萍．社区护理学 [M]．5 版．北京：人民卫生出版社，2021.

[9] 蒋运兰，王芳．中医护理理论与实践精编 [M]．北京：人民卫生出版社，2021.

[10] 李乐之，路潜．外科护理学 [M]．7 版．北京：人民卫生出版社，2021.

[11] 李兴广，张慧敏．中医基础理论速记歌诀 [M]．北京：化学工业出版社，2016.

[12] 李玉红．社区护理学 [M]．2 版．北京：中国医药科技出版社，2022.

[13] 刘楠，李卡．康复护理学 [M]．北京：人民卫生出版社，2022.

[14] 刘哲宁，杨芳宇．精神科护理学 [M]．5 版．北京：人民卫生出版社，2022.

[15] 沈翠珍，王诗源．社区护理学 [M]．4 版．北京：中国中医药出版社，2021.

[16] 史丽萍，何富乐．中医药膳食养学 [M]．北京：人民卫生出版社，2020.

[17] 孙红，尚少梅．老年长期照护规范与指导 [M]．北京：人民卫生出版社，2018.

[18] 孙理军．中医体质理论研究进展 [M]．北京：中国中医药出版社，2021.

[19] 孙秋华．中医护理学 [M]．5 版．北京：人民卫生出版社，2022.

[20] 涂英，沈翠珍．社区护理学 [M]．3 版．北京：人民卫生出版社，2018.

[21] 王爱红，张先庚．社区护理学 [M]．3 版．北京：人民卫生出版社，2021.

[22] 王利群，刘琼玲．社区护理学 [M]．北京：科学出版社，2017.

[23] 王玉龙．康复功能评定学 [M]．3 版．北京：人民卫生出版社，2018.

[24] 徐国辉．社区护理学 [M]．4 版．北京：人民卫生出版社，2019.

[25] 燕铁斌，尹安春．康复护理学 [M]．4 版．北京：人民卫生出版社，2017.

[26] 于翠香．全科医学社区护理 [M]．广州：中山大学出版社，2022.

[27] 张群，秦素霞．社区护理学 [M]．2 版．成都：四川大学出版社，2019.

[28] 张振香，张伟宏，梅永霞．社区护理理论与实践（思政版）[M]．郑州：郑州大学出版社，2022.

[29] 中国血脂管理指南修订联合专家委员会．中国血脂管理指南（2023 年）[J]．中华心血管病杂志，2023，51（3）：221－255.

[30] 中华预防医学会．中国女性乳腺癌筛查标准（T/CPMA 014－2020）[J]．中华肿瘤杂志，2021，43（1）：8－15.